国家卫生健康委员会"十四五"规划教材
全国高等职业教育专科教材

供护理、助产专业用

生理学

第3版

主　编　杨桂染　王　腾
副主编　潘　丽　张承玉　肖　骞
编　者　(以姓氏笔画为序)

王　媛（渭南职业技术学院）　　　何巧玉（河南护理职业学院）

王　腾（大庆医学高等专科学校）　张　鹏（宜春职业技术学院）

刘　娜（沧州医学高等专科学校）　张丽勇（白城医学高等专科学校）

刘慧博（锡林郭勒职业学院）　　　张承玉（天津医学高等专科学校）

汤小秀（昆明卫生职业学院）　　　范　超（长沙卫生职业学院）

许秀娟（江西医学高等专科学校）　周　华（安徽医学高等专科学校）

李新爱（济南护理职业学院）　　　郭　丽（临汾职业技术学院）

杨　坦（南阳医学高等专科学校）　黄维琳（安徽中医药高等专科学校）

杨志宏（唐山职业技术学院）　　　路　艳（承德医学院附属医院）

杨桂染（沧州医学高等专科学校）　潘　丽（广州卫生职业技术学院）

肖　骞（四川卫生康复职业学院）

新形态教材

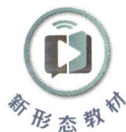

人民卫生出版社
·北京·

图书在版编目（CIP）数据

生理学 / 杨桂染，王腾主编. -- 3 版. -- 北京：
人民卫生出版社，2025.5（2025.9重印）. --（高等
职业教育专科护理类专业教材）. -- ISBN 978-7-117
-37338-8

Ⅰ. R33

中国国家版本馆 CIP 数据核字第 2025KD4355 号

人卫智网	www.ipmph.com	医学教育、学术、考试、健康、
		购书智慧智能综合服务平台
人卫官网	www.pmph.com	人卫官方资讯发布平台

生理学
Shenglixue
第 3 版

主　　编：杨桂染　王　腾
出版发行：人民卫生出版社（中继线 010-59780011）
地　　址：北京市朝阳区潘家园南里 19 号
邮　　编：100021
E - mail：pmph @ pmph.com
购书热线：010-59787592　010-59787584　010-65264830
印　　刷：人卫印务（北京）有限公司
经　　销：新华书店
开　　本：850×1168　1/16　　印张：12
字　　数：339 千字
版　　次：2014 年 8 月第 1 版　　2025 年 5 月第 3 版
印　　次：2025 年 9 月第 3 次印刷
标准书号：ISBN 978-7-117-37338-8
定　　价：49.00 元
打击盗版举报电话：010-59787491　E-mail：WQ @ pmph.com
质量问题联系电话：010-59787234　E-mail：zhiliang @ pmph.com
数字融合服务电话：4001118166　E-mail：zengzhi @ pmph.com

　　高等职业教育专科护理类专业教材是由原卫生部教材小公室依据原国家教育委员会"面向 21 世纪高等教育教学内容和课程体系改革"课题研究成果规划并组织全国高等医药院校专家编写的"面向 21 世纪课程教材"。本套教材是我国高等职业教育专科护理类专业的第一套规划教材,于 1999 年出版后,分别于 2005 年、2012 年和 2017 年进行了修订。

　　随着《国家职业教育改革实施方案》《关于深化现代职业教育体系建设改革的意见》《关于加快医学教育创新发展的指导意见》等文件的实施,我国卫生健康职业教育迈入高质量发展的新阶段。为更好地发挥教材作为新时代护理类专业技术技能人才培养的重要支撑作用,在全国卫生健康职业教育教学指导委员会指导下,经广泛调研启动了第五轮修订工作。

　　第五轮修订以习近平新时代中国特色社会主义思想为指导,全面落实党的二十大精神,紧紧围绕立德树人根本任务,以打造"培根铸魂、启智增慧"的精品教材为目标,满足服务健康中国和积极应对人口老龄化国家战略对高素质护理类专业技术技能人才的培养需求。本轮修订重点:

　　1. 强化全流程管理。履行"尺寸教材、国之大者"职责,成立由行业、院校等参与的第五届教材建设评审委员会,在加强顶层设计的同时,积极协同和发挥多方面力量。严格执行人民卫生出版社关于医学教材修订编写的系列管理规定,加强编写人员资质审核,强化编写人员培训和编写全流程管理。

　　2. 秉承三基五性。本轮修订秉承医学教材编写的优良传统,以专业教学标准等为依据,基于护理类专业学生需要掌握的基本理论、基本知识和基本技能精选素材,体现思想性、科学性、先进性、启发性和适用性,注重理论与实践相结合,适应"三教"改革的需要。各教材传承白求恩精神、红医精神、伟大抗疫精神等,弘扬"敬佑生命、救死扶伤、甘于奉献、大爱无疆"的崇高精神,契合以人的健康为中心的优质护理服务理念,强调团队合作和个性化服务,注重人文关怀。

　　3. 顺应数字化转型。进入数字时代,国家大力推进教育数字化转型,探索智慧教育。近年来,医学技术飞速发展,包括电子病历、远程监护、智能医疗设备等的普及,护理在技术、理念、模式等方面发生了显著的变化。本轮修订整合优质数字资源,形成更多可听、可视、可练、可互动的数字资源,通过教学课件、思维导图、线上练习等引导学生主动学习和思考,提升护理类专业师生的数字化技能和数字素养。

　　第五轮教材全部为新形态教材,探索开发了活页式教材《助产综合实训》,供高等职业教育专科护理类专业选用。

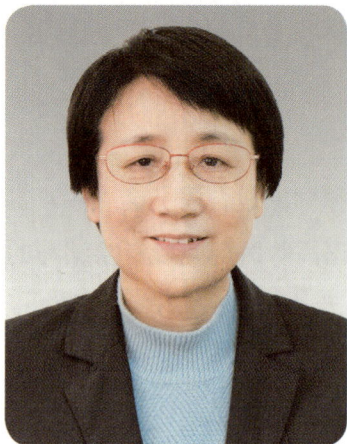

杨桂染

教授

现任沧州医学高等专科学校医学技术系主任。国家职业教育专业教学资源库子项目主持人，高等职业学校专业教学标准修订工作专家组成员，河北省高等职业教育高级"双师型"教师，河北省精品在线开放课程主持人。主编规划教材6部，发表论文30余篇。获河北省教育科研成果奖一等奖1项、二等奖1项，河北省中医药学会科技进步奖二等奖2项，河北省教学成果奖三等奖2项。

千里之行，始于足下！生理学是一门重要的医学基础课程，是同学们进入医学殿堂的必经之门。同学们要认真学好生理学，坚持德技双修，在医学之路上迈好第一步，为后续医学课程的学习和临床护理工作奠定坚实的基础。

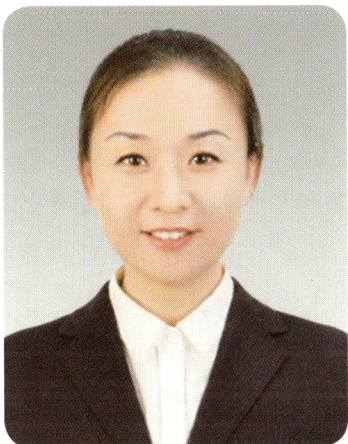

王 腾

教授

　　现任大庆医学高等专科学校基础医学部书记。从事生理学、人体解剖生理学、正常人体功能等课程教学25年。参与编写规划教材13部，发表学术论文20余篇。主持及参与省（市）级科教研课题27项，获黑龙江省卫生健康委员会一等奖2项、二等奖2项，国家级实用新型专利2项。获大庆市"优秀志愿者""优秀党务工作者""巾帼建功先进个人"等多项荣誉。

　　生理学是一门"判生命之美，析生命之理"的学科，它向我们阐明充满活力的、动态变化的生命过程。同学们，让我们一起探索，一起努力，一起在生理学的世界中体验生命之美，探寻生命的奥秘。

生理学是研究生物体生命活动规律的科学,是护理、助产专业必修的一门重要的基础课程。为进一步提高卫生健康职业教育护理类专业人才培养质量,在全国卫生健康职业教育教学指导委员会专家指导下,我们对《生理学》(第2版)进行了修订。本次修订认真落实党的二十大精神进教材相关要求,紧紧围绕立德树人根本任务,以培养学生职业素养为抓手,将知识传授、技能培养与价值引领相统一,对教材内容进行整体优化。

全书共十二章,包括绪论、细胞的基本功能、血液、血液循环、呼吸、消化和吸收、能量代谢与体温、肾脏的排泄功能、感觉器官的功能、神经系统的功能、内分泌和生殖。本教材根据学生成长规律和特点,精选教材内容,与护士执业资格考试衔接更加紧密。在正文中增加了"重点提示""温故知新""与后续知识的联系",针对重点、难点内容等在正文后设有"思考与练习"和"练习题";在"情景导入"模块中,提出相应的思考题,引导学生积极探索,培养学生独立获取信息、分析与解决问题的能力;在"知识拓展"模块中,体现生理学研究的新发现、新进展,方便学生在掌握基本知识和基本技能的同时了解生理学研究的前沿动态。本次修订丰富和完善了数字化教学资源,增加了思维导图,以引导学生梳理思维,把握重点内容,培养临床思维能力。

本教材主要供高等职业教育专科护理、助产专业使用。

教材在修订编写过程中参考了大量的资料,得到了各参编院校的大力支持,在此表示诚挚的谢意!

由于时间紧迫,加之编写水平所限,教材中难免出现疏漏和不妥之处,恳请广大师生批评指正!

教学大纲
(参考)

杨桂染　王　腾

2025年4月

第一章 │ 绪 论

学习目标

知识目标：

1.掌握生命活动的基本特征,内环境、稳态的概念及生理意义,人体生理功能调节的方式、特点;

2.熟悉反馈的概念、分类及意义;

3.了解生理学的研究内容、研究方法及在医学课程中的地位。

能力目标：

1.能运用辩证唯物主义观点认识生命活动现象;

2.能熟练掌握各种实验器材的使用方法,熟悉《实验动物管理条例》。

素质目标：

1.培养学生的整体观及环境保护意识,树立人与自然和谐统一的观念;

2.培养学生严谨的科学态度和勇于创新的精神;

3.养成良好的生活习惯,做好个人身体健康管理。

人的生命是宝贵的,每个人只有一次生命。因此,每个人都应该懂得珍爱生命。生理学就是关于生命的科学。

情景导入

林某,46岁,某公司管理人员,平时工作紧张,忙于应酬。近几个月来,常常感觉疲乏无力、失眠多梦、烦躁易怒、注意力不集中、记忆力减退。经检查,林某的体重指数为 $26kg/m^2$。医生认为林某处于"亚健康"状态。医生向林某讲解了不良生活方式对健康的影响,并建议其改变生活方式、适当运动、调整心态、舒缓心情。林某遵从了医生的建议,坚持户外活动,规律生活,身体出现明显好转。

请思考：

1.林某身体出现异常的原因是什么?

2.环境变化对机体有何影响?

第一节　生理学概述

一、生理学的研究对象及任务

生理学(physiology)是生物科学的分支,是研究机体正常生命活动规律的科学。机体指的是生物体,是自然界中有生命物体的总称。根据研究对象不同生理学可分为动物生理学、植物生理学、人体生理学等。本书主要介绍的是人体生理学。人体生理学主要研究正常人体及其各部分的功能,包括各种正常的生命现象、活动规律、产生机制及机体内、外环境变化对这些功能活动的影响和机体所进行的相应调节,阐述各种生理功能在整体生命活动中的意义。

二、生理学的研究方法

生理学是一门理论性和实践性很强的科学,其每个认识或结论均从实验中获得。

(一)生理学的实验方法

动物实验通常分为急性实验和慢性实验两类。急性实验是以动物活体标本或完整动物为实验对象,人为控制实验条件,对特定的生理活动进行观察研究。急性实验可分为急性在体实验和急性离体实验。急性动物实验影响因素单一、易于控制、周期短,但结果局限,不一定能代表自然条件下整体活动情况。慢性实验是在动物完整、清醒状态下进行,通常为了特定的实验目的,需要事先给动物进行必要的处理,待其康复后进行实验,整个周期较长并可反复进行。慢性动物实验影响因素复杂,其结果比较接近机体整体状态。但动物研究始终不能代替人体研究,对人体生命活动规律的认识仍需以人体为研究对象。

生理学实验研究必须恪守科学伦理道德,早期的人体生理学研究主要是调查和记录人体一些生理参数资料,如身高、体重、血压、心率等。随着放射性核素示踪技术、色谱 - 质谱技术、磁共振技术、基因芯片技术等多种新技术的应用,以及信息论、控制论、系统论等现代科学理论和方法的出现,使人体生理学的研究更深入、更全面、更符合临床实际。

知识拓展

近代生理学的奠基人

1628 年,英国医生威廉·哈维(William Harvey)首次应用动物实验的方法,第一次科学地阐明了血液循环的途径和规律,并发表了著名的《关于动物心脏与血液运动的解剖研究》。这是历史上第一部基于实验证据的生理学著作,在生理学发展史上起到了里程碑的作用。恩格斯在自然辩证法中这样写道:"哈维由于发现了血液循环而把生理学确立为一门科学"。威廉·哈维被公认为近代生理学的奠基人。

北京协和医院生理学系林可胜教授早期从事消化生理的研究,发现进食脂肪可抑制胃液分泌,认为这是由于血液传递了一种激素——"肠抑胃素"所致,这一发现成为了消化生理的经典性成果。"肠抑胃素"是中国人发现的第一个激素,林可胜教授被公认为中国近代生理学的奠基人。

(二)生理学的认识层次

人体的结构和功能极其复杂,需要从三个不同的层次加以研究,即整体层面、器官和系统层面、细胞和分子层面。早期的生理学研究主要是对人体器官和系统功能活动进行研究,着重阐明各器官和系统的功能活动规律及影响因素。然而,人体各个器官的功能都是由所含细胞的特性决定的,而各种细胞的生理特性又取决于所含物质分子的组成及其理化特性。因此,要揭开人体及其各器官功能的奥秘,需深入到细胞和分子水平。人体是一个完整的统一体,各种功能活动相互联系、相互影响、相互协调,并与周围环境相适应。因此,要从整体层面研究人体功能的整体性和综合性。只有这样,才能对人体的功能有全面、完整的认识。

三、生理学与医学的关系

疾病和健康都是生命的表现形式。各种疾病都是正常生命活动发生量变和质变的结果。只有全面掌握人体的正常功能活动规律，才能正确认识疾病的发生、发展，从而掌握防治疾病、促进康复的理论和技能，并进一步提出保持和增进健康、提高生命质量的措施。医学中关于疾病的理论研究都是以生理学知识为基础。随着医学实践的发展，又为生理学提出新课题、新任务，不断丰富和发展生理学理论。因此，生理学是一门重要的医学基础课程，是病理学、药理学以及后续专业课程的基础，起着承前启后的作用。

第二节　人体与环境

人体的一切生命活动都是在一定的环境中进行的，脱离适宜环境，人体将无法生存。

一、人体与外环境

自然界是人体赖以生存的环境，称为外环境，包括自然环境和社会环境。人体的生命活动不仅受自然环境的影响，还受到社会心理因素的影响。如今，由社会心理因素导致疾病的情况明显增多，所以要特别注意人的社会性。外环境千变万化，这些变化都会对人体产生不同的刺激，人体也不断地做出反应，来适应外环境的变化。如气温降低时，皮肤血管收缩，减少散热量，甚至还会通过寒战来增加产热量；而气温升高时，则皮肤血管扩张，汗腺活动增强，增加散热量。人体不仅能被动适应环境，还能客观认识环境、主动改造环境。如气温过低时，人体还可采取增加衣着、建造房屋、安装取暖设备等措施，以保持在寒冷环境中的体热平衡。随着科学技术及社会经济的发展，人类赖以生存的自然环境不断受到破坏，如环境污染、植被破坏、水土流失、生态失衡等。因此，人体作为生态系统的重要组成部分，既要依赖环境、适应环境，又要不断地影响环境、改善环境，以保持人与自然的和谐统一，促进社会经济的可持续发展。

二、内环境及其稳态

（一）人体的内环境

人体的绝大多数细胞并不直接与外环境相接触，而是生活在体内的液体环境中。人体内的液体总称为体液，成人体液总量约占体重的 60%，其中，约 2/3 存在于细胞内，称为细胞内液；约 1/3 存在于细胞外，称为细胞外液，包括血浆、组织液、淋巴液、房水和脑脊液等。细胞外液就是细胞直接生活的液体环境，细胞代谢所需的营养直接由细胞外液提供，细胞的代谢产物也首先排到细胞外液中。生理学中把体内细胞直接生存的环境称为**内环境**(internal environment)。内环境是细胞进行新陈代谢的场所，对细胞的生存以及维持细胞的生理功能十分重要。

（二）稳态

外环境的各种因素是经常发生变化的，而内环境的各种理化因素（如温度、酸碱度、渗透压及各种化学成分的浓度等）总是相对稳定的。例如，外环境的温度有春夏秋冬的变化，但人体的体温总是维持在 37℃ 左右。这种内环境的理化性质保持相对稳定的状态称为内环境**稳态**(homeostasis)。稳态是机体维持正常生命活动的必要条件。需要指出的是，在机体的生存过程中，稳态总是受到双重干扰：一方面受外环境多种因素变化的影响，如气温的升高和降低可影响体温；另一方面受体内细胞代谢活动的影响，如细胞的新陈代谢会使内环境中 O_2 和营养物质减少，CO_2 和代谢产物增多等，其结果是内环境的稳态发生变化。而实际情况是，体内各个器官、细胞本身的代谢虽然不断地在扰乱和破坏内环境的稳态，但同时其各自的功能活动又维持稳态。例如，呼吸器官通过呼吸运动

补充 O_2 和排出 CO_2；消化器官通过消化和吸收补充营养物质；泌尿器官通过生成尿液排出各种代谢废物等。因此，稳态是一种动态平衡，机体的正常生命活动正是在稳态的不断破坏和恢复过程中得以维持和进行的。如果内环境的稳态不能维持，疾病就会随之发生，甚至危及生命。

从广泛意义上讲，稳态的概念已不是专指内环境理化性质的动态平衡，也可泛指机体各个层次水平功能状态的相对稳定。

> **重点提示**
>
> 内环境的概念，稳态的概念和意义

第三节　生命活动的基本特征

人们通过对生命现象的研究发现，机体在具有各自特殊的生命现象同时还具有一些共同特征，称为生命的基本特征，如新陈代谢、兴奋性、适应性和生殖等。本节重点介绍新陈代谢和兴奋性。

一、新陈代谢

新陈代谢（metabolism）是指机体与周围环境之间不断地进行物质交换和能量交换，以实现自我更新的过程。它包括合成代谢（同化作用）和分解代谢（异化作用）两个方面。合成代谢是指机体不断从外界摄取营养物质，并将其合成、转化为自身的物质，同时储存能量的过程；分解代谢是指机体不断分解自身的物质，同时释放能量供生命活动的需要，并将其分解产物排出体外的过程。因此，新陈代谢又包含着物质代谢和能量代谢两个密不可分的过程。

新陈代谢是生命活动最基本的特征，机体的一切生命活动都是在新陈代谢的基础上实现的，新陈代谢一旦停止，生命也就随之终结。

二、兴奋性

兴奋性（excitability）是指组织或细胞接受刺激产生反应的能力或特性。

（一）刺激与反应

能被组织或细胞感受到的内外环境变化称为**刺激**（stimulus）。刺激的种类很多，按其性质可分为：①物理性刺激：如声、光、电、机械、温度、放射线等。②化学性刺激：如酸、碱、药物等。③生物性刺激：如细菌、病毒、寄生虫等。④社会心理性刺激：如语言、文字、情绪等。

机体接受刺激后所产生的一切变化称为**反应**（reaction）。将受到刺激后能迅速产生某种特定生理反应的组织称为可兴奋组织。例如，骨骼肌受外力牵拉后引起收缩；外界气温升高后，汗腺分泌汗液等。不同的组织对刺激发生反应的形式不同，归纳起来有两种基本表现形式，即**兴奋**（excitation）和**抑制**（inhibition）。兴奋是指机体接受刺激后，由相对静止变为活动状态或活动由弱变强。如电刺激动物的交感神经，可引起动物心跳加快，就是一种兴奋反应。抑制是指机体接受刺激后，由活动变为相对静止状态或活动由强变弱。如电刺激动物的迷走神经，引起动物心跳减慢，就是一种抑制反应。

组织或细胞接受刺激后产生兴奋反应还是抑制反应，主要取决于刺激的质和量以及机体所处的功能状态。相同的功能状态，刺激的强弱不同，反应可以不同。例如，疼痛刺激可引起心跳加强、呼吸加快、血压升高等，这是中枢兴奋反应的表现；但过度剧烈的疼痛则引起心跳减慢、呼吸变慢、血压降低，甚至意识丧失，这是抑制反应的表现。当机体的功能状态不同时，同样的刺激，亦可引起不同的反应。例如，饥饿和饱食的人，对食物的反应截然不同。

（二）衡量细胞兴奋性的指标

实验证明，任何刺激要引起组织或细胞产生反应必须具备三个条件，即足够的刺激强度、足够的刺激持续时间和一定的强度 - 时间变化率（单位时间内强度变化的幅度）。在生理学实验和医学实践中,电刺激是常用的刺激方法,因为电刺激的刺激强度、持续时间和强度-时间变化率均容易控制,而且对细胞损伤较小。如果将刺激持续时间、强度-时间变化率固定不变,刺激必须达到一定的强度,才能引起组织或细胞产生反应。这种能引起组织或细胞产生反应的最小刺激强度,称为阈强度,简称**阈值**(threshold)。刺激强度等于阈值的刺激称为阈刺激;强度大于阈值的刺激称为阈上刺激;强度小于阈值的刺激称为阈下刺激。阈值通常可作为衡量组织细胞兴奋性高低的指标,它与兴奋性是反变关系,即阈值增大说明组织细胞的兴奋性下降,阈值减小说明组织细胞的兴奋性升高。

各种刺激只有作用在具有兴奋性的活体上,才会产生反应,说明兴奋性是反应产生的基础。机体对各种刺激做出适当的反应是一种普遍的生命现象,是机体生存的必要条件。

三、适应性

机体所处的环境时刻在发生着变化,如气压、温度、湿度等在不同季节中的差别很大。人类在长期进化的过程中,建立了一套通过自我调节来适应环境改变的反应方式。机体这种随着环境变化不断调整自身生理功能活动的过程称为适应。机体根据内、外环境变化调整体内各种活动,以适应变化的能力称为适应性。适应分为生理性适应和行为性适应。适应能力是机体应对环境变化的一种生存能力。

四、生殖

生物体发育成熟后,能够产生与自己相似的子代个体,这种功能称为**生殖**(reproduction)。任何生物个体的寿命都是有限的,只有通过生殖活动产生新的个体才能使生命得以延续,种族得以繁衍。

> **重点提示**
>
> 生命活动的基本特征;新陈代谢、兴奋性、阈值的概念;反应的表现形式;阈值与兴奋性的关系

第四节 人体功能的调节

人体功能的调节是指人体对内、外环境变化所做出的适应性反应。在生理情况下,人体通过各细胞、器官和系统功能活动的相互协调与配合,构成一个统一的整体,以适应各种内、外环境的变化,维持机体内环境的稳态。

一、人体功能的调节方式

人体对各种功能活动进行调节的方式主要有三种:神经调节、体液调节和自身调节。

(一)神经调节

神经调节(neural regulations)是指通过神经系统的活动对机体生理功能进行的调节。神经调节的基本方式是**反射**(reflex)。反射是指在中枢神经系统的参与下,机体对刺激产生的规律性应答。反射活动的结构基础是**反射弧**(reflex arc)。反射弧由五个基本部分组成,即感受器、传入神经、中枢、传出神经和效应器(图1-1)。例如,当手无意触及火焰时,火的热刺激作用于皮肤,皮肤的痛觉和温度觉感受器将痛和热的刺激转换为神经冲动,沿传入神经传至中枢,中枢经过分析处理后发出指令,通过传出神经传至相应的肌肉(效应器),使这些肌肉有舒有缩,协调配合,完成缩手动作。每一种反射的完成,都有赖于其反射弧结构和功能的完整。反射弧的五个组成部分中,任何一个环节受到破坏或出现功能障碍,都将导致这一反射消失。

反射的种类很多,按其形成过程,可分为非条件反射和条件反射两类。非条件反射和条件反射的形成条件、特点及意义见表1-1。

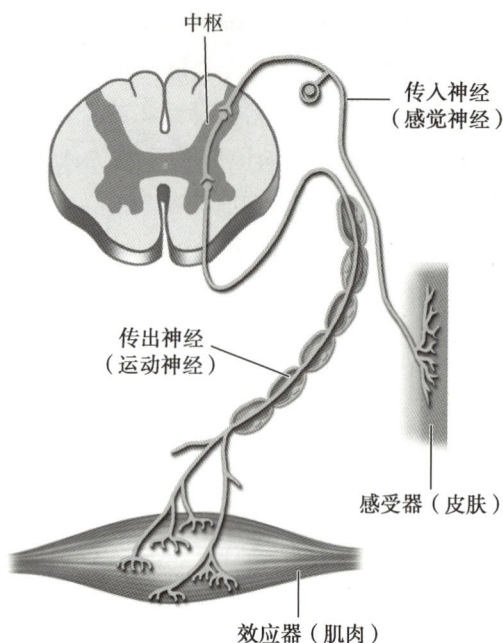

图 1-1　反射弧组成示意图

标注：
- 中枢
- 传入神经（感觉神经）
- 传出神经（运动神经）
- 感受器（皮肤）
- 效应器（肌肉）

ER 1-3
反射的结构
基础和反射
过程

表 1-1　非条件反射和条件反射的比较

	反射分类	
	非条件反射	条件反射
形成	先天遗传，种族共有	后天在一定条件下形成
举例	吸吮反射、膝跳反射等	"望梅止渴"等
神经联系	有恒定、稳固的反射弧联系	有易变、暂时性的反射弧联系
中枢	通常在低级中枢	通常在高级中枢
意义	数量有限，适应性弱	数量无限，适应性强

　　人体的一切活动，就其本质来说，都属于反射活动。只要感受器感受到内、外环境的变化，人体就可通过相应的神经反射，对内、外环境的变化产生恰当的应答，以适应环境的变化，维持内环境的稳态。因此，神经调节是机体最主要的调节方式，具有调节迅速、精细而准确、作用时间短暂等特点。

(二) 体液调节

　　体液调节(humoral regulations)是指体液中的化学物质通过体液途径对机体功能进行的调节。参与体液调节的化学物质主要是内分泌腺或内分泌细胞分泌的激素，如甲状腺激素、胰岛素、生长激素、肾上腺皮质激素等；也可以是组织细胞产生的代谢产物，如 CO_2、H^+ 等。体液中的这些化学物质可借助血液循环、淋巴液循环和组织液循环等体液途径作用于相应的组织细胞发挥调节作用。与神经调节相比较，体液调节的特点是调节速度较慢、作用范围较广、持续时间较长。

　　人体内大多数内分泌腺或内分泌细胞接受神经系统的支配，在这种情况下，体液调节便成为神经调节反射弧的传出部分，是反射传出通路的一种延伸，称为神经 - 体液调节。例如，肾上腺髓质受交感神经节前纤维支配，交感神经兴奋时，一方面可通过神经纤维直接作用于心脏、血管和其他内脏器官，另一方面可引起肾上腺髓质分泌肾上腺素和去甲肾上腺素增多，从而使神经和体液因素共同参与机体的调节活动。

ER 1-4
体液调节的
方式

(三) 自身调节

自身调节(autoregulation)是指体内的某些组织细胞不依赖于神经和体液因素的作用,自身对刺激产生的一种适应性反应。例如,人体血压在 70~180mmHg 范围内变动时,肾血流量的调节属于自身调节。其特点是调节范围局限,幅度较小,灵敏度较低,但对维持某些组织细胞功能的相对稳定具有一定作用。

上述三种调节方式各有作用特点,但又相互联系,密切配合,以保证人体生理功能活动的正常进行。

二、人体功能调节的反馈控制

研究发现,人体功能活动的三种调节都具有自动化的特点,与现代控制论的原理相似。从控制论的角度来看,体内存在着数以千计的自动控制系统。自动控制系统的基本特点是控制部分与受控部分之间存在着双向的信息联系,形成一个闭合式环路。在人体内,通常将反射中枢或内分泌腺等看作是控制部分,而将效应器或靶细胞看作是受控部分。控制部分发出的指令作为控制信息送达受控部分改变其功能活动,而受控部分也能够将其活动的状况作为反馈信息送回到控制部分,使控制部分能不断地根据反馈信息来纠正和调整自己的活动,从而实现自动精确的调节(图 1-2)。这种由受控部分发出信息反过来影响控制部分活动的过程称为**反馈**(feedback)。人体经过指令控制与反馈不断往返的相互调节,使反应更准确、更完善,达到最佳效果。可见,反馈是机体自动控制系统的关键环节,贯穿于机体各种功能活动的调节过程。根据反馈信息产生的作用不同,可将反馈分为负反馈和正反馈两类。

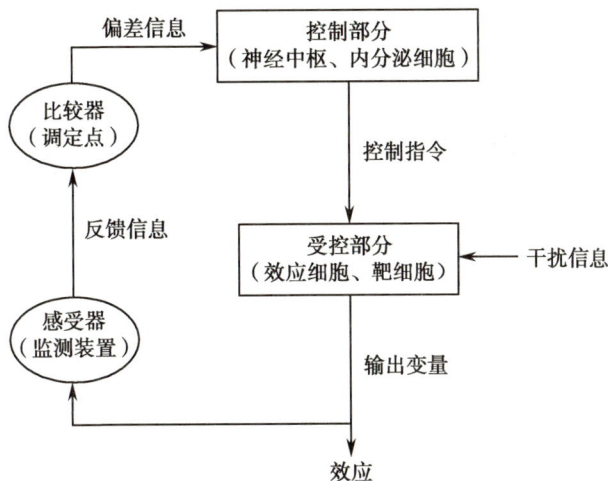

图 1-2　生理功能的反馈控制示意图

(一) 负反馈

反馈信息与控制信息作用相反的反馈称为**负反馈**(negative feedback)。也就是说,当某种生理活动过强时,通过这种反馈控制可使该生理活动减弱;而当某种生理活动过弱时,又可反过来引起该生理活动增强。例如,在生理状态下,机体的动脉血压保持在相对稳定的水平。如果某种原因引起心脏的收缩活动加强、心率加快,血管收缩,使动脉血压高于正常时,体内的压力感受器就会检测到这种变化,并将这种信息反馈到心血管中枢,使心血管中枢的活动发生改变,导致心脏的收缩活动减弱、心率减慢,血管舒张,使升高的血压降到正常水平。反之,如果动脉血压低于正常,则通过负反馈机制使血压回升到正常范围。由此可见,负反馈的意义在于维持机体各种生理功能的相对稳定。在人体生理功能活动的反馈控制中,负反馈最为多见。内环境的稳态,主要是通过负反馈控制实现的。

（二）正反馈

反馈信息与控制信息作用相同的反馈称为**正反馈**(positive feedback)。例如，当膀胱中尿液充盈到一定程度时，可刺激膀胱壁的牵张感受器发出神经冲动，经传入神经到达排尿中枢，中枢发出控制信息，使膀胱逼尿肌收缩，内括约肌舒张。当尿液流经后尿道时，又可刺激尿道感受器，产生的反馈信息送回到排尿中枢并加强其活动，导致膀胱逼尿肌进一步收缩，促进尿液的排出，此过程不断反复，直到膀胱内的尿液完全排出为止。由此可见，正反馈的意义在于促使某些生理活动一旦发动，就迅速加强，直到其生理过程完成为止。正反馈在体内较少，除上述排尿反射的例子外，还有排便、分娩与血液凝固等过程。

（郭　丽）

思考与练习

临床工作中，护士在给病人肌内注射时，要做到态度和蔼与"两快一慢"。"两快一慢"即进针快、出针快、注药慢。

请思考：

1. 护士给病人肌内注射时，为什么要做到态度和蔼？
2. 在肌内注射时，为何要"两快一慢"？

ER 1-5

练习题

第二章 | 细胞的基本功能

ER 2-1 教学课件　ER 2-2 思维导图

细胞是人体最基本的结构和功能单位，人体的各种生理活动都是建立在细胞功能活动基础上的。人体细胞有两百多种，分布在不同的部位，执行特定的功能。但也有许多基本的功能活动是共有的。本章主要介绍细胞膜的基本功能、细胞的跨膜信号转导功能、细胞的生物电活动和肌细胞的收缩功能。

温故知新

细胞的结构，细胞膜的组成

情景导入

欧阳是护理专业大一的学生，促使她选择学医的原因是家中有患病的亲人。她的妈妈1年前无明显诱因出现双眼睑下垂，晨轻暮重，不伴复视。近 1 个月以来，症状明显加重，伴有咀嚼无力，胸闷憋气，四肢乏力。经医院检查确诊为重症肌无力。看到亲人遭受的痛苦，欧阳下定决心，立志学好医护知识，为家人和病人减轻痛苦。

请思考：

1. 肌肉活动过程中有哪些电现象？是如何产生的？

2. 骨骼肌是如何收缩的？哪些因素可以影响肌肉收缩？

第一节　细胞膜的基本功能

细胞膜是分隔细胞质与细胞周围环境的一层膜结构，主要由脂质、蛋白质和少量的糖类物质组成。关于这些化学物质的排列形式，1972年Singer和Nicholson提出的液态镶嵌模型学说认为，细胞膜以液态的脂质双分子层为基架，其间镶嵌着许多具有不同结构和功能的蛋白质，在膜外侧，部分镶嵌蛋白和脂质还连接着糖链（图2-1）。

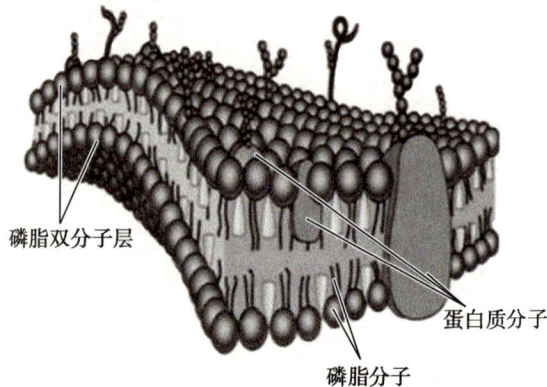

磷脂双分子层

蛋白质分子

磷脂分子

图 2-1　细胞膜的液态镶嵌模型示意图

一、细胞膜的物质转运功能

细胞在新陈代谢的过程中，不断有各种物质通过细胞膜进出细胞。对于理化性质不同的物质，细胞膜有不同的转运方式。

（一）单纯扩散

单纯扩散（simple diffusion）是指脂溶性小分子物质从膜的高浓度一侧向低浓度一侧转运的过程。由于脂溶性小分子物质能迅速溶解于脂质双分子层中，可以通过脂质分子之间的间隙进行扩散，只要细胞膜两侧存在浓度差，即可实现跨膜转运，属于单纯的物理扩散现象。其特点是不需要膜蛋白的帮助，也不消耗能量。如O_2、CO_2、N_2、乙醇、甘油、尿素等物质都是以单纯扩散的方式进行转运的。

（二）易化扩散

易化扩散（facilitated diffusion）是指非脂溶性的小分子物质或带电离子，在膜蛋白的帮助下，从膜的高浓度一侧向低浓度一侧转运的过程。这种转运方式虽然也是顺浓度差转运，不消耗能量，但此类物质很难溶于脂质双分子层中，所以它们必须借助细胞膜上特殊蛋白质的帮助才能实现跨膜转运。根据参与的膜蛋白不同将易化扩散分为两种类型。

1. 经载体易化扩散　水溶性小分子物质借助载体蛋白（简称载体）顺浓度差进行跨膜转运的方式。载体蛋白贯穿于脂质双分子层，其上具有结合位点，当它与被转运物质在膜的高浓度一侧结合后，发生构象改变，把物质转运到膜的低浓度一侧，而后载体与被转运物质分离，完成跨膜转运（图2-2）。以这种方式转运的物质有葡萄糖、氨基酸等。

经载体易化扩散的特点：①结构特异性：一种载体只能选择性地与具有特定化学结构的物质结合。②饱和现象：由于膜上载体及载体结合位点的数目是有限的，当被转运物质占据全部载体后，无论被转运物质的浓度如何增加，单位时间内载体转运该物质的量不再增加，即达到饱和。③竞争性抑制：化学结构相似的两种物质经同一载体转运时出现的相互竞争现象，表现为一种物质的转运增多时，另一种物质的转运量就会减少。

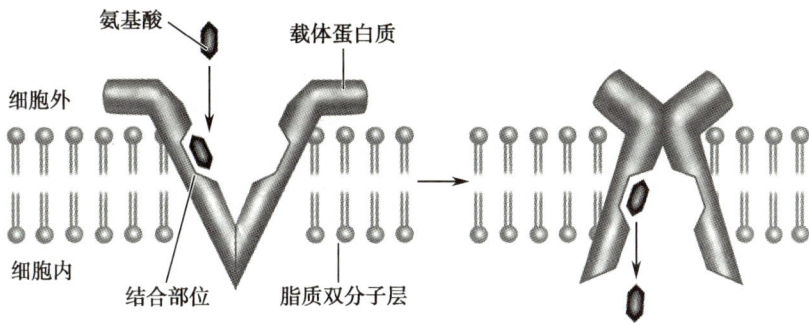

图 2-2　经载体易化扩散示意图

2. 经通道易化扩散　各种带电离子借助于通道蛋白顺浓度差进行跨膜转运的方式。因通道蛋白转运的几乎都是离子，因此也称离子通道。离子通道贯穿细胞膜的脂质双分子层，中央有亲水性孔道。通道开放时，离子可以快速地经孔道由膜的高浓度一侧移向低浓度一侧；关闭时，即使膜两侧存在浓度差，离子也不能通过（图 2-3）。如 Na^+、K^+、Ca^{2+}、Cl^- 等的顺浓度差转运，都是采用此种方式。

经通道易化扩散的特点：①离子选择性：每种通道只对一种或几种离子有较大的通透性，对其他离子通透性极小或不通透。如 K^+ 通道对 K^+ 和 Na^+ 都有通透性，但对 K^+ 的通透性比对 Na^+ 大 1 000 倍。根据通道对离子的选择性，通道分为 Na^+ 通道、K^+ 通道、Ca^{2+} 通道等。②门控性：离子通道的开放和关闭，是由通道内"闸门"样结构来控制的，故通道又被称为门控通道。根据引起"闸门"开闭的因素不同，可把通道分成不同的类型。由细胞膜两侧的电位差变化引起开闭的通道称为电压门控通道，如神经元上的 Na^+ 通道；受环境中某些化学物质的影响而开闭的通道称为化学门控通道，如骨骼肌终板膜上的离子通道；由机械刺激引起开闭的通道称为机械门控通道，在耳蜗基底膜毛细胞、动脉血管平滑肌细胞上均存在此种通道。

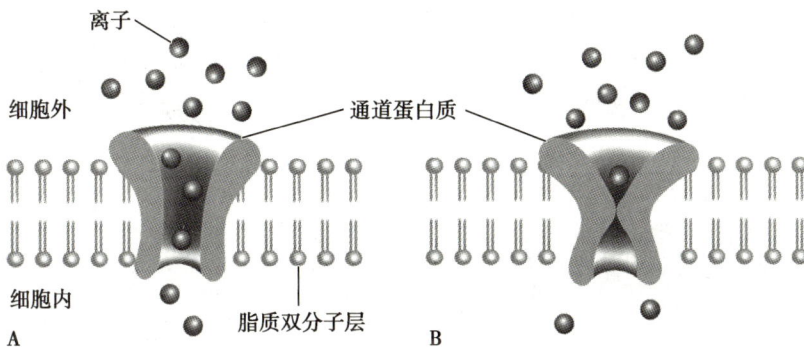

图 2-3　经通道易化扩散示意图
A. 通道开放；B. 通道关闭。

ER 2-3

离子通道的
门控特性

（三）主动转运

主动转运（active transport）是指小分子物质或离子在膜蛋白的帮助下，由细胞代谢提供能量而进行的逆浓度差和 / 或电位差转运的过程。根据能量的来源不同，主动转运可分为原发性主动转运和继发性主动转运。

1. 原发性主动转运　是指细胞直接利用代谢产生的能量进行主动转运的过程。原发性主动转运的底物通常是离子，故介导这一过程的膜蛋白或载体被称为离子泵。离子泵的化学本质是 ATP 酶，可将细胞内的 ATP 水解为 ADP，同时释放能量用于完成离子逆浓度差和 / 或电位差转运。离子泵的种类很多，一般以它们转运的离子种类命名，如同时转运 K^+ 和 Na^+ 的钠 - 钾泵。

钠 - 钾泵是哺乳动物细胞膜中普遍存在的离子泵,简称钠泵。当细胞外 K^+ 浓度升高或细胞内 Na^+ 浓度升高时,细胞膜上的钠泵被激活,分解 ATP 产生能量,用于逆浓度差将细胞内的 Na^+ 移至细胞外和将细胞外的 K^+ 移入细胞内,从而形成并维持细胞外高 Na^+、细胞内高 K^+ 的生理状态。钠泵每分解 1 分子 ATP,可将 3 个 Na^+ 移出胞外,同时将 2 个 K^+ 移入胞内(图 2-4)。钠泵活动具有重要的生理意义:①由钠泵活动造成的细胞内高 K^+ 是细胞内许多代谢反应的必要条件,如核糖体合成蛋白质就需要高 K^+ 的环境。②钠泵活动造成的膜内外 K^+、Na^+ 的浓度差,是神经、肌肉等可兴奋细胞产生电活动,维持细胞兴奋性的基础。③钠泵活动形成的细胞外高 Na^+ 可为继发性主动转运提供势能储备。

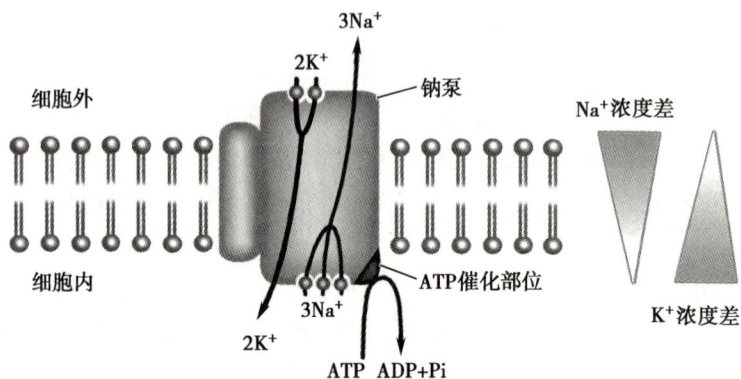

图 2-4 钠泵主动转运示意图

2. 继发性主动转运 某些物质进行主动转运时,所需的能量不直接来自 ATP 分解,而是利用原发性主动转运建立起来的 Na^+ 或 H^+ 的浓度梯度,在 Na^+ 或 H^+ 顺浓度梯度扩散的同时,使其他物质逆浓度梯度和 / 或电位梯度转运。这种间接利用 ATP 能量的主动转运过程称为继发性主动转运(图 2-5)。继发性主动转运的载体蛋白需要同时结合两种或两种以上的分子或离子才能发生构象改变。根据物质的转运方向,继发性主动转运可分为同向转运和逆向转运。若被转运的分子或离子都向同一方向转运,称为同向转运,如肾小管上皮细胞转运葡萄糖、氨基酸等物质;反之,被转运的分子或离子向相反方向转运,被称为逆向转运,如心肌细胞上的 Na^+-Ca^{2+} 交换。

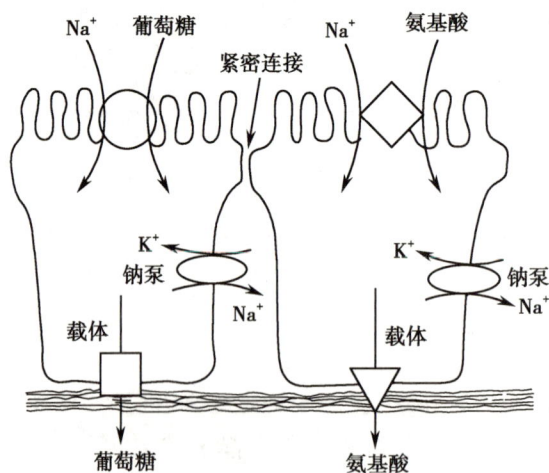

图 2-5 继发性主动转运示意图

(四) 膜泡运输

大分子物质和颗粒物质进出细胞并不是直接通过细胞膜,而是由膜包围形成囊泡,通过膜包裹、膜融合、膜离断等一系列过程完成转运,因此被称为膜泡运输。膜泡运输是一个主动过程,故需要消耗能量也需要更多的蛋白质参与。膜泡运输包括出胞和入胞两种形式（图2-6）。

1. 出胞　出胞（exocytosis）是指大分子物质从细胞内排至细胞外的过程。如内分泌细胞分泌激素、消化腺细胞分泌消化酶、神经末梢释放神经递质等均属于出胞。通常这些物质是在细胞内粗面内质网的核糖体上合成，再转移至高尔基复合体加工成分泌囊泡。出胞时，囊泡逐渐向细胞膜移动，并与细胞膜发生融合、破裂，最后将囊泡内的物质排出细胞，囊泡膜则融合成为细胞膜的一部分。

2. 入胞　入胞（endocytosis）是指大分子物质或物质团块从细胞外进入细胞内的过程。这些物质入胞时，首先与细胞膜互相识别、接触，然后引起该处的细胞膜发生内陷或伸出伪足将其包裹，经膜融合、离断后进入细胞内，形成囊泡。进入细胞的囊泡随即被溶酶体处理。如果进入细胞的物质是固态（细菌、死亡细胞或组织碎片等），称为吞噬。吞噬只发生在一些特殊的细胞，如巨噬细胞、中性粒细胞等。如果进入细胞的物质是液态，则称为吞饮。吞饮可发生于体内所有的细胞，是多数大分子物质如蛋白质分子进入细胞的唯一途径。

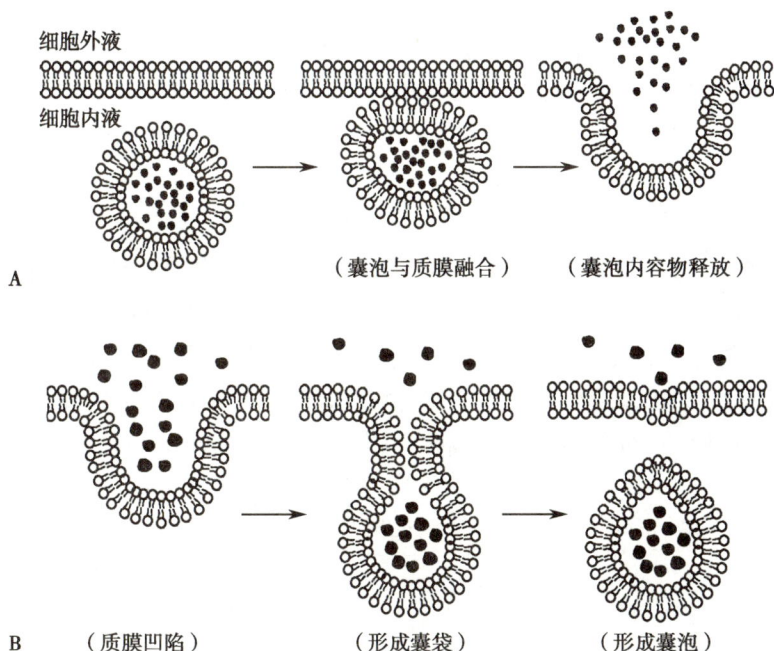

细胞外液　细胞内液

（囊泡与质膜融合）　（囊泡内容物释放）

A

（质膜凹陷）　（形成囊袋）　（形成囊泡）

B

图2-6　膜泡运输示意图
A. 出胞过程；B. 入胞过程。

> **重点提示**
> 细胞膜的物质转运功能

二、细胞膜的受体功能

存在于细胞膜或细胞内能与某些化学物质（统称配体）特异结合，并引起特定生理效应的特殊蛋白质，称为**受体**（receptor）。按照其存在的部位不同，可分为细胞膜受体、细胞质受体和细胞核受体。与受体发生特异性结合的活性物质称为**配体**（ligand）。配体的种类较多，除激素、神经递质外，还包括某些药物和毒物。本章仅讨论细胞膜受体。

（一）细胞膜受体的结构与功能

完整的膜受体可分为三个部分：一是分辨部，位于膜的外表面，具有识别与结合配体的功能；二是效应部，位于膜的内表面，在受体与配体结合后被激活产生相应的生物效应；三是跨膜部。受体的功能是：①识别与结合：受体能识别配体并与之相结合。②转发信息：受体与配体结合和激活后能引起细胞内产生一系列生化反应和生理效应。

（二）细胞膜受体的类型与特点

根据受体的分子结构、信号传递方式和效应性质等，可将膜受体分为G蛋白耦联受体、离子通道受体、酶活性受体。其中，G蛋白耦联受体是目前发现的最为广泛的膜受体。

细胞膜受体的特点：①特异性：特定的受体只能与特定的配体结合，产生特定效应。②饱和性：因受体数量有限，与配体结合的能力也有限，当配体达到某一浓度时，其最大结合值不再随配体浓度增加而增大，存在饱和性。③可逆性：受体与配体是以非共价键形式结合的，其结合是可逆的。

与后续知识的联系

药物分子的跨膜转运

第二节　细胞的跨膜信号转导功能

人体是由多种细胞构成的有机整体。机体既要实现自身复杂的功能，又要适应内外环境的变化，细胞之间就必须有完善的信息联系，即具有信号转导功能。能在细胞间传递信息的物质称为信号分子，如激素、细胞因子、神经递质等，也包括一些物理的信号，如光、电、机械牵张等。这些信号分子通常要与细胞的受体结合后才能发挥作用。根据膜受体类型的不同，细胞跨膜信号转导途径可分为G蛋白耦联受体介导的信号转导、离子通道型受体介导的信号转导和酶联型受体介导的信号转导三种方式。

一、G蛋白耦联受体介导的信号转导

G蛋白耦联受体是存在于细胞膜上的一种蛋白质，由于这类受体要通过G蛋白才能发挥作用，因此称为G蛋白耦联受体。G蛋白耦联受体与信号分子结合后，可激活细胞膜上的G蛋白（鸟苷酸结合蛋白），进而激活G蛋白效应器酶（如腺苷酸环化酶），G蛋白效应器酶再催化某些物质（如ATP）产生第二信使，如环-磷酸腺苷（cAMP）。第二信使在细胞内可以激活相应的蛋白激酶（如蛋白激酶A），激活的蛋白激酶再使其底物功能蛋白（如离子通道、受体等）发生磷酸化，从而调节细胞功能，实现信号转导作用（图2-7）。

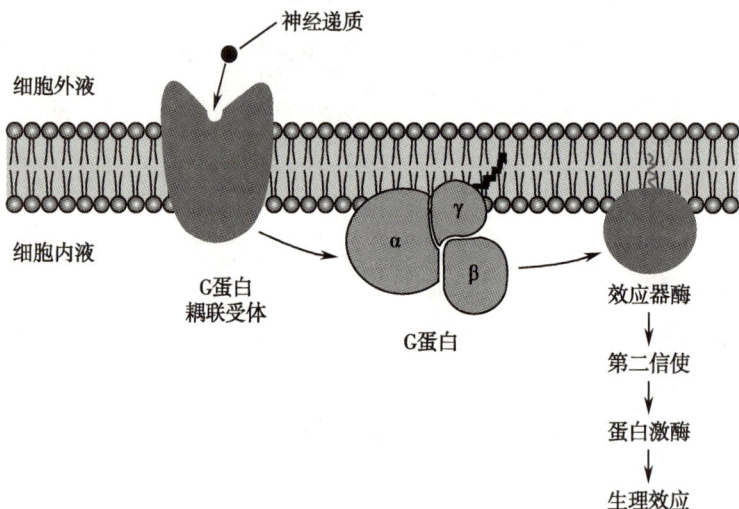

图2-7　G蛋白耦联受体介导的信号转导示意图

二、离子通道型受体介导的信号转导

有些细胞膜上的化学门控离子通道本身就具有受体作用，因此，将细胞膜上的这类离子通道称离子通道型受体，它们的配体主要是神经递质。当神经递质与这类受体结合后，可使离子通道打开或关闭从而改变膜的通透性，实现化学信号的跨膜转导，这种途径称为离子通道型受体介导

的信号转导。对这种跨膜信号转导方式的研究，最早是从对运动神经纤维末梢释放的乙酰胆碱（acetylcholine，ACh）如何引起所支配的骨骼肌细胞兴奋开始的（详见本章第四节）。

三、酶联型受体介导的信号转导

酶联型受体是细胞膜上一些既有受体作用又有酶活性的蛋白质，此类受体的膜外侧有与配体发生特异性结合的位点，膜内侧具有催化酶的作用，通过双重作用来完成信号转导功能。如酪氨酸激酶受体分子的膜内侧部分本身具有酪氨酸激酶活性，当受体的膜外侧部分与配体结合后便可引起受体分子的膜内侧酪氨酸激酶的活化，继而触发各种信号蛋白沿不同路径进行信号转导。体内大部分的生长因子如表皮生长因子、肝细胞生长因子等和一些肽类激素（如胰岛素）就是通过这种方式完成信号转导的。

细胞的跨膜信号转导途径是目前生命科学研究的热点之一。事实上，体内信号分子种类繁多，细胞多种多样，它们之间的信号转导也极其复杂，至今有许多问题尚不清楚，仍有待进一步研究。

> **与后续知识的联系**
> 药物与受体的作用

第三节　细胞的生物电活动

细胞的生命活动过程都伴有电现象，称为生物电。生物电是一种普遍存在又十分重要的生命现象，它与细胞的兴奋、抑制以及兴奋的传导密切相关。临床诊断用的心电图、脑电图、肌电图等都以生物电为基础，记录并分析组织细胞电活动的变化，对许多疾病的诊断具有重要的价值。由于生物电发生在细胞膜的两侧，故又称跨膜电位，简称膜电位。其主要表现形式为安静状态时的静息电位和兴奋状态时的动作电位。

一、静息电位

（一）静息电位的概念

静息电位（resting potential，RP）是指安静状态时存在于细胞膜两侧的电位差。静息电位的记录方法见图 2-8。当两个测量电极都位于细胞膜外表面时，示波器荧光屏上的光点在零位线上做横向扫描，说明细胞膜外表面任意两点之间没有电流流动，即不存在电位差。当把测量电极中的一个置于细胞膜的外表面，另一个电极缓慢地刺入膜内时，示波器荧光屏上的光点突然从零电位向下移位，并停留在一个相对稳定的水平上。这表明细胞膜内外存在电位差，且膜内电位较膜外低。如规定膜外电位为 0，则膜内电位为负值，即"内负外正"。人体细胞的静息电位一般在 $-100 \sim -10\text{mV}$ 之间，例如，人的红细胞约为 -10mV，哺乳类动物的骨骼肌细胞为 -90mV，神经细胞为 -70mV 等。这里的"−"与数学上的含义不同，它只表示膜内的电位比膜外低。大多数细胞的静息电位是一种稳定的直流电位，只要细胞未受到外来刺激而且保持正常的新陈代谢，静息电位就稳定在某一相对恒定的水平。膜内电位的负值增大，称为静息电位增大，例如从 -70mV 变化到 -90mV；反之，则称为静息电位减小。生理学中把细胞在安静状态下所保持的膜外带正电、膜内带负电的状态称为**极化**（polarization），是细胞处于静息状态的标志；静息电位增大的过程或状态称为**超极化**（hyperpolarization），超极化的作用是使细胞的兴奋性降低；静息电位减小的过程或状态称为**去极化**（depolarization）；去极化至零电位后若进

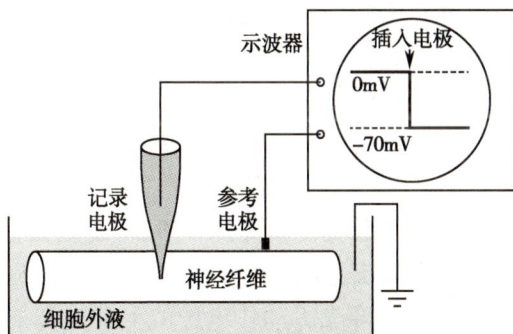

图 2-8　静息电位测定示意图

一步变为正值,呈现膜外带负电,膜内带正电的状态,则称为**反极化**(reverse polarization);细胞膜去极化或反极化后再向静息电位方向恢复的过程,称为**复极化**(repolarization)。

(二) 静息电位的产生机制

目前,生物电的产生机制采用"离子流学说"来解释。该学说认为,生物电的产生是由于带电离子进行跨膜扩散形成的。产生离子扩散的前提条件有两个:一是细胞膜内外离子的分布不均衡(表2-1);二是在不同状态下,细胞膜对不同离子的通透性不同。

表 2-1　哺乳动物骨骼肌细胞内、外主要离子的分布及扩散趋势

主要离子	离子浓度 /(mmol·L^{-1})		细胞膜内外浓度比	扩散趋势
	细胞内	细胞外		
Na$^+$	12	145	1:12	内流
K$^+$	155	4	39:1	外流
Cl$^-$	4	120	1:30	内流
A$^-$	155	—	—	外流

正常情况下,细胞内 K$^+$ 浓度高于细胞外,细胞外 Na$^+$ 浓度高于细胞内。当细胞处于静息状态时,细胞膜对 K$^+$ 的通透性较大,对 Na$^+$ 的通透性很小,对有机负离子(A$^-$)几乎无通透性。故 K$^+$ 顺着浓度差向细胞外扩散,同时由于正负电荷的相互吸引,膜内的 A$^-$ 随 K$^+$ 一同向膜外移动,但因膜对 A$^-$ 几乎不通透而被阻隔在膜内。随着 K$^+$ 不断向膜外扩散,膜外正电荷增多而电位上升,膜内因负电荷相对增多而电位下降,膜的两侧则出现了内负外正的电位差,此时的电场力会阻止带正电荷的 K$^+$ 继续外流。当 K$^+$ 外流的动力(细胞膜两侧 K$^+$ 浓度差)和阻止 K$^+$ 外流的电场力相等时,K$^+$ 的净扩散量为零,膜内外电位差保持在一个相对稳定的数值。因此,静息电位主要是由 K$^+$ 外流所形成的电 - 化学平衡电位,又称 K$^+$ 平衡电位。准确地说,静息电位接近于 K$^+$ 平衡电位,但不等于 K$^+$ 平衡电位,这是因为静息状态时细胞膜对 Na$^+$ 也有一定的通透性,Na$^+$ 内流抵消了一部分 K$^+$ 外流所形成的膜内负电位。通常静息电位略低于 K$^+$ 平衡电位。

ER 2-4

静息电位的
产生机制

此外,钠泵的活动本身具有生电作用,每次活动时将 3 个 Na$^+$ 泵出细胞,仅将 2 个 K$^+$ 泵入细胞,也造成细胞内负电位,因此钠泵的活动在一定程度上也参与了静息电位的形成。从以上看来,静息电位的产生主要是 K$^+$ 外流形成的,也有少量的 Na$^+$ 内流和钠泵的生电作用参与。

重点提示

静息电位的概念及
产生机制

二、动作电位

(一) 动作电位的概念

动作电位(action potential,AP)是指细胞受到有效刺激后,在静息电位基础上发生的一次快速的可扩布性的电位变化。动作电位是膜电位的一个连续变化过程,而不是一个稳定的电位差,一旦在细胞膜某一部位产生,就会迅速传遍整个细胞膜。动作电位是可兴奋细胞兴奋的标志。

下面以神经轴突为例,用微电极细胞内记录法,简要叙述动作电位的变化过程(图2-9)。当细胞受到一个有效刺激时,在静息电位的基础上受刺激局部的细胞膜会立即爆发一次快速而连续的电位变化。膜电位首先从 −70mV 逐渐去极化到阈电位水平,此后迅速去极化至 +30mV,形成动作电位的上升支,上升支时间很短,大约 0.5ms;随后膜电位迅速复极化至接近静息电位水平,形成动作电位的下降支。动作电位的上升支和下降支共同形成尖锋状的电位变化,称为锋电位。锋电位之后膜电位并不是立即下降到静息电位水平,而是经历了一个微小而缓慢的波动过程,称为后电

位。后电位的时程较长，只有在后电位结束后，膜电位才能完全恢复到静息电位水平。

（二）动作电位的产生机制

动作电位也是由带电离子跨膜流动形成的。由表 2-1 可知，细胞外液 Na^+ 浓度比细胞内液约高 12 倍，因此，Na^+ 有从细胞外向细胞内扩散的趋势。当细胞受到刺激时，细胞膜对 Na^+ 的通透性发生改变。首先是受刺激局部细胞膜的 Na^+ 通道少量开放，Na^+ 顺浓度差和电位差开始少量内流，使膜内电位负值逐渐减小，即产生去极化。当去极化使膜内电位负值减小到一定程度时，便引起膜上大量电压门控 Na^+ 通道开放，Na^+ 的通透性短时间内突然增大，此时在浓度差和电位差的驱动下，细胞外 Na^+ 大量、快速内流，使细胞内正电荷迅速增加，造成膜内负电位迅速消失，直至继续内流的 Na^+ 使膜电位发生逆转，形成了内正外负的反极化状态，从而形成了动作电位的上升支。

图 2-9　动作电位模式图

ab：膜电位逐步去极化到达阈电位水平；bcd：锋电位；bc：锋电位上升支；cd：锋电位下降支；de：负后电位；ef：正后电位。

随着 Na^+ 内流，阻止 Na^+ 内流的电场力逐步增大，当促使 Na^+ 内流的浓度差和阻止 Na^+ 内流的电场力相等时，膜电位达到一个新的平衡点，这就是 Na^+ 的电 - 化学平衡电位。在此过程中，Na^+ 通道开放的时间仅万分之几秒，随后 Na^+ 通道关闭，Na^+ 内流停止。因此，动作电位的上升支是 Na^+ 内流所形成的电 - 化学平衡电位，也称 Na^+ 平衡电位。与此同时，电压门控 K^+ 通道开放，K^+ 迅速外流，膜内电位快速下降，直至膜电位基本恢复到静息电位水平，形成动作电位的下降支。

在动作电位之后，膜电位虽然恢复到静息电位水平，但膜内、外离子的浓度和分布尚未恢复。细胞内 Na^+ 浓度有所升高，细胞外 K^+ 浓度有所升高，这种细胞内、外离子浓度的改变，使钠泵被激活，将流入细胞内的 Na^+ 泵出，流出细胞外的 K^+ 泵回细胞内，恢复静息状态时细胞膜内、外离子的正常浓度和分布，为下一次兴奋做好准备。

重点提示

动作电位的概念及产生机制

（三）动作电位的特点

动作电位具有以下特点：①"全或无"现象。细胞膜受到刺激发生去极化，一旦达到阈电位，动作电位就会立即产生且达到最大值，即使再增加刺激的强度，动作电位的幅度也不会随之增大。也就是说，动作电位要么不产生（无），一旦产生即达最大幅度（全）。②脉冲式。相邻的两个动作电位之间总有一定的时间间隔，连续多个动作电位不会发生融合。③不衰减性传导。动作电位在细胞膜上某一点产生后，可沿细胞膜向周围传导，其幅度和波形不会因传导距离的增加而减小。

可兴奋细胞在兴奋时有不同的外在表现形式，如肌细胞收缩、腺细胞分泌、神经细胞传导神经冲动。但是它们都有一个共同的、本质性的内在变化，就是在受刺激后必然产生动作电位。因此，可以说动作电位是细胞兴奋的同义语。只有当细胞产生了动作电位，才能说细胞发生了兴奋。由此可以把兴奋性的概念表述为细胞接受刺激后产生动作电位的能力。

（四）动作电位的引起与传导

1. 动作电位的引起　刺激作用于细胞可引起动作电位，但不是任何刺激都可引发动作电位。当细胞受到一个阈刺激或阈上刺激时，可使膜电位去极化达到某一临界值，此时，细胞膜上 Na^+ 通道大量开放，Na^+ 大量内流，从而爆发动作电位。这个能使膜上 Na^+ 通道大量开放，触发动作电位的临界膜电位值称为**阈电位**（threshold potential，TP）。静息电位去极化达到阈电位是产生动作电位的必要条件。阈电位的数值一般比静息电位小 10~20mV。

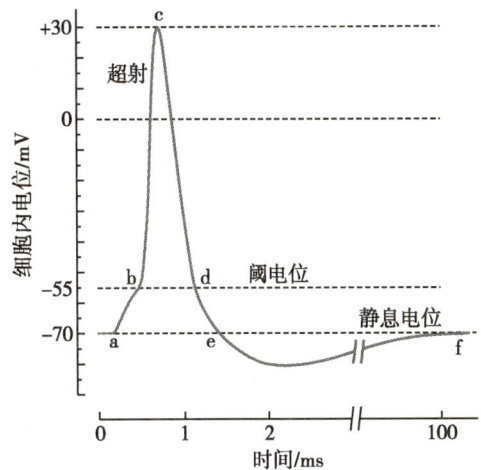

2.动作电位的传导 动作电位传导的机制可用"局部电流学说"来解释。以无髓神经纤维为例（图 2-10A），当细胞膜的某一处受刺激而兴奋时，兴奋部位的细胞膜发生反极化，即膜外为负、膜内为正；而邻近的未兴奋部位，仍处于膜外为正、膜内为负的状态，这样在兴奋部位和邻近未兴奋部位之间便出现了电位差，因此会产生由正电位向负电位的电荷移动，形成局部电流。局部电流流动的方向是：膜内正电荷由兴奋部位流向未兴奋部位；膜外正电荷由未兴奋部位流向兴奋部位，形成局部电流环路。这一局部电流的作用是使邻近未兴奋部位膜发生去极化，当去极化达到阈电位水平时，触发动作电位，使它转变为新的兴奋点，如此沿着细胞膜连续进行，就表现为动作电位在整个神经纤维上的传导，称为神经冲动。动作电位在无髓神经纤维的传导是从兴奋点依次传遍整个细胞的，因此传导速度较慢。但在有髓神经纤维，由于髓鞘具有电绝缘性，局部电流只能在郎飞结之间形成，呈跳跃式传导（图 2-10B）。因此，有髓神经纤维的传导速度比无髓神经纤维快得多。

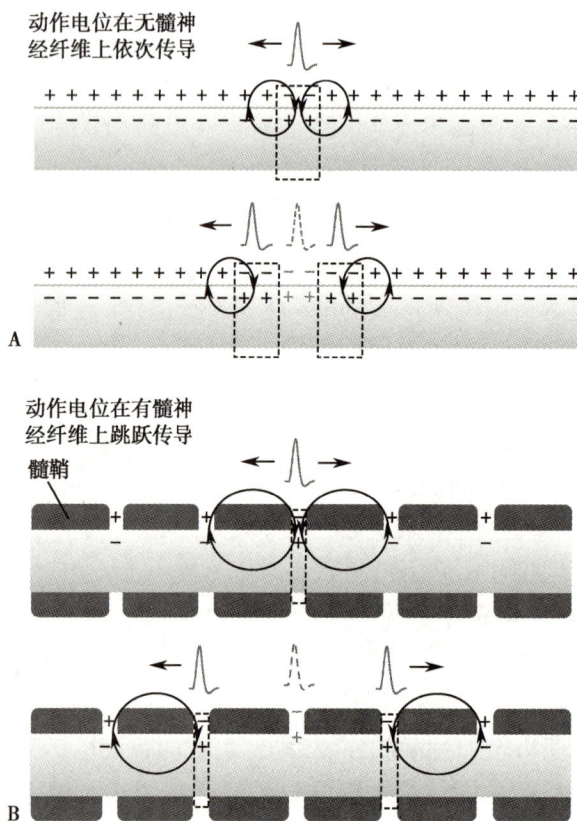

动作电位在无髓神经纤维上依次传导

A

动作电位在有髓神经纤维上跳跃传导
髓鞘

B

图 2-10 动作电位在神经纤维上的传导

重点提示

阈电位的概念

三、局部电位

一次阈下刺激虽不能触发动作电位，但可使受刺激局部细胞膜的 Na^+ 通道开放，导致少量的 Na^+ 内流，产生局部去极化。这种受刺激后膜局部出现的微小去极化称为**局部电位**（local potential），也称局部兴奋（图 2-11）。局部电位的特点是：①电位幅度小，呈衰减性传导。即局部电位的幅值随传播距离的增加而减小，直至消失，因而不能远距离传导。②没有"全或无"现象。局部电位的幅值可以随阈下刺激的增强而增大。③可以总和。一次阈下刺激只能引起一个局部电位，不能产生动作电位。如果多个局部电位在时间上或空间上叠加起来，就可能使膜的去极化达到阈电位水平，从而引发动作电位。因此，动作电位可由一次阈刺激或阈上刺激引起，也可由多个阈下刺激的局部电位总和引发。

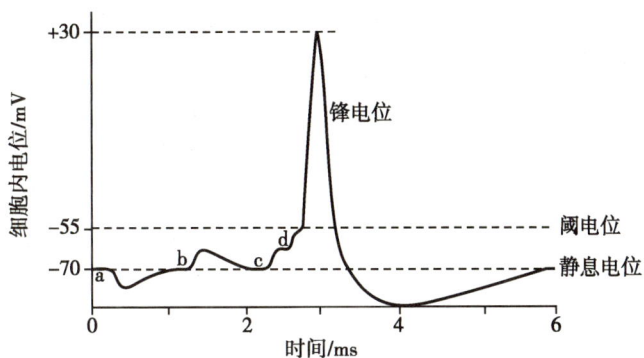

图 2-11　局部兴奋及其总和效应示意图

a、b 阈下刺激引起的去极化达不到阈电位，只引起局部电位，不能产生动作电位；c、d 均为阈下刺激，但 d 在 c 引起局部电位时给予，c 和 d 发生时间性总和，达到阈电位，产生动作电位。

知识拓展

影响离子通道的药物

离子通道是细胞电活动的分子基础，目前，已有大量影响离子通道的药物广泛应用于临床。例如，普鲁卡因是 Na^+ 通道阻滞药，通过阻滞 Na^+ 通道来阻止动作电位的产生和传导；苯妥英钠是通过抑制电压门控 Na^+ 通道和 Ca^{2+} 通道来抑制神经元放电，从而治疗癫痫发作；优降糖是通过阻滞胰岛 β 细胞的 K^+ 通道，使膜发生去极化，从而增加 Ca^{2+} 通道的开放速率和 Ca^{2+} 内流，促进胰岛素释放；地西泮（安定）是通过促使 Cl^- 通道开放，增加 Cl^- 内流使突触后神经元超极化而发挥中枢抑制作用。

第四节　肌细胞的收缩功能

机体各种形式的运动都是通过肌细胞的收缩和舒张活动实现的。人体内肌细胞有三种类型即骨骼肌、心肌和平滑肌。不同的肌细胞在结构和功能上虽有不同，但其收缩的机制基本相似。本节主要以骨骼肌为例讨论肌细胞的收缩功能。

一、神经 - 肌肉接头处兴奋传递

在完整的机体内，骨骼肌的活动是在神经系统的控制下完成的。支配骨骼肌的神经是躯体运动神经，躯体运动神经纤维与骨骼肌细胞之间相接触的部位，称为**神经 - 肌肉接头**（neuromuscular junction）。

（一）神经 - 肌肉接头处的基本结构

骨骼肌神经 - 肌肉接头是躯体运动神经纤维在接近骨骼肌细胞时失去髓鞘，轴突末梢部位膨大并嵌入到肌细胞膜的凹陷中形成的，由接头前膜、接头后膜和接头间隙三部分组成（图 2-12）。接头前膜是神经轴突末梢膜的一部分，内含许多囊泡，每个囊泡中大约有 1 万个 ACh 分子。接头后膜又称终板膜，是与接头前膜相对应的肌细胞膜，后膜上有 N_2 型 ACh 受体阳离子通道，在其外表面还分布有乙酰胆碱酯酶，能分解 ACh。接头前膜与接头后膜之间有一个充满细胞外液的间隔，称接头间隙。

(二)神经-肌肉接头处的兴奋传递过程

骨骼肌神经-肌肉接头的兴奋传递过程具有电-化学-电传递的特点。当运动神经接受刺激产生动作电位(电信号),并沿神经纤维传至轴突末梢后,接头前膜发生去极化,触发前膜上电压门控性 Ca^{2+} 通道开放,Ca^{2+} 顺浓度差由细胞外进入轴突末梢,使末梢内 Ca^{2+} 浓度升高,进而触发囊泡向接头前膜移动,与接头前膜发生融合并破裂,通过出胞作用将 ACh"倾囊"释放到接头间隙(化学信号),再由 ACh 激活终板膜上的 N_2 型 ACh 受体阳离子通道,使 Na^+ 内流(主要),导致终板膜发生去极化反应(电信号),称为终板电位(end-plate potential,EPP)。EPP 属于局部电位,可以通过电紧张的方式向周围扩布,刺激邻近的普通肌膜(非终板膜)的电压门控钠离子通道开放,引起 Na^+ 内流和普通肌膜的去极化,当去极化达到阈电位时则爆发动作电位并传至整个肌细胞膜。ACh 在释放后的几毫秒内即被乙酰胆碱酯酶分解,使终板膜恢复到可接受新兴奋传递的状态,因此,一次神经冲动仅引起一次肌细胞兴奋,表现为一对一的关系。

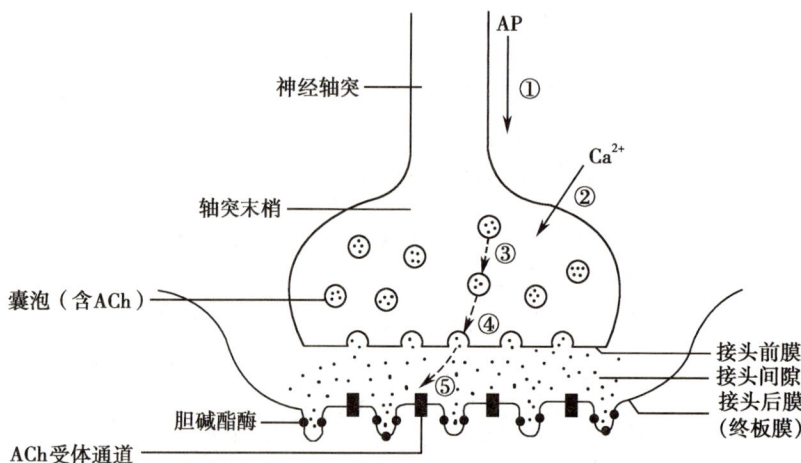

图 2-12 神经-肌肉接头处的结构及兴奋传递过程示意图

ER 2-6

神经-肌肉接头兴奋传递的过程

(三)神经-肌肉接头处兴奋传递的特点

神经-肌肉接头处的兴奋传递与动作电位在神经纤维上的传导不同,它有以下特点:①单向传递。兴奋只能由接头前膜传给接头后膜,不能反传,这是因为 ACh 只存在于神经轴突末梢的囊泡中,而胆碱受体只存在于接头后膜上。②时间延搁。神经-肌肉接头的兴奋传递过程复杂,步骤较多,故耗时较长,大约需要 0.5~1.0ms。③易受环境变化及药物的影响。细胞外液中的离子浓度改变、pH 变化、药物等均能影响神经-肌肉接头的兴奋传递。例如,有机磷农药中毒时,有机磷使胆碱酯酶磷酰化而丧失活性,使之失去分解 ACh 的能力,造成接头间隙处 ACh 大量堆积,导致肌细胞持续兴奋和收缩,出现肌肉震颤。筒箭毒碱和 α-银环蛇蛇毒能与 ACh 竞争受体,阻止 ACh 与受体结合,阻断了神经-肌肉接头处的兴奋传递,使肌肉失去收缩能力,因此临床上常用作肌肉松弛药。重症肌无力是因为患者自身免疫性抗体破坏了终板膜上的乙酰胆碱受体,导致神经-肌肉接头传递功能障碍,影响骨骼肌的收缩。

知识拓展

神经肌肉生理学研究的先驱者——冯德培

冯德培(1907—1995),神经生理学家,中国科学院院士,神经-肌肉接头研究领域国际公认的先驱者之一,中国生理学、神经生物学的主要推动者之一。他在神经-肌肉接头生理学、神经与肌肉间营养性相互关系等方面取得了开创性的成果。他是一位忠诚的爱国者,早年在国外已卓有成绩，但他毅然回国，艰苦创业，致力于推动、发展中国生理学的研究，他曾说过"一个有理想、有抱负的中国科学家，不愿寄人篱下，要自己创业，英雄用武之地在中国。"

二、骨骼肌的收缩机制

（一）骨骼肌的微细结构

骨骼肌细胞在结构上最突出的特点是含大量的肌原纤维和丰富的肌管系统，且其排列高度规则有序。

1. 肌原纤维和肌节 肌细胞内含有上千条直径 $1\sim2\mu m$ 的肌原纤维，纵贯肌细胞全长。在显微镜下，每条肌原纤维的长轴都呈现规则的明、暗相间的节段，分别称为明带和暗带。暗带的中央有一段相对透明的区域，称为 H 带，它的长短随肌肉所处状态的不同而变化；在 H 带的中央，有一条横向的暗线，称为 M 线；明带中央也有一条横向的暗线，称为 Z 线。肌原纤维上相邻两条 Z 线之间的区域称为肌节，是肌肉收缩和舒张的最基本单位，它包含一个位于中间部分的暗带和两侧各 1/2 的明带（图 2-13）。在电镜下观察，肌原纤维由排列规则的粗肌丝和细肌丝组成，故呈现出明带和暗带交替的横纹。

重点提示

骨骼肌神经 - 肌肉接头处兴奋传递的过程及特点

与后续知识的联系

骨骼肌松弛药，神经 - 肌肉接头疾病，有机磷农药中毒

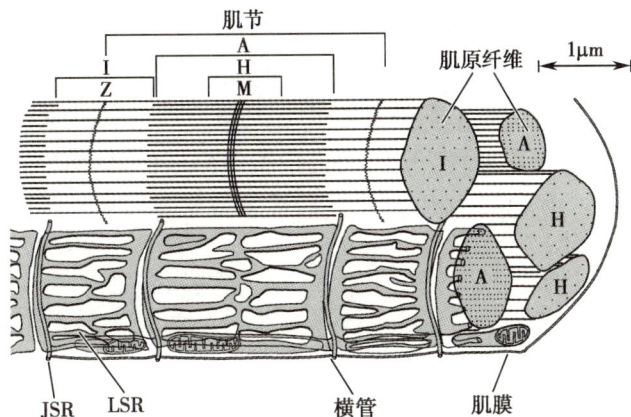

图 2-13　骨骼肌细胞的肌原纤维和肌管系统模式图
JSR：连接肌质网；LSR：纵行肌质网；A：暗带；H：暗带中的 H 带；
I：明带；M：M 线；Z：明带中的 Z 线。

2. 肌管系统 肌管系统指包绕在每一条肌原纤维周围的膜性囊管状结构，由来源和功能都不相同的两套独立的管道系统组成。其中一套是走行方向和肌原纤维垂直的管道，称为横管或 T 管，是肌膜在 Z 线附近向内凹陷并向细胞深部延伸形成的，横管腔内的液体与细胞外液相通。当肌膜兴奋时，动作电位可沿着横管传入肌细胞内部。另一套是走行方向与肌原纤维平行的管道，称为纵管，也称肌质网。纵管主要包绕每个肌节的中间部分，在接近肌节两端的横管时管腔膨大，形成终池，内存有大量 Ca^{2+}。肌质网膜上有钙泵，可逆着浓度差将胞质中的 Ca^{2+} 转运至肌质网并储存在终池；终池膜上有钙释放通道，由于终池内的 Ca^{2+} 浓度比胞质中高数千至上万倍，因而该通道开放时可引起 Ca^{2+} 向胞质内释放。每一横管和它两侧的终池组成三联管。三联管是兴奋 - 收缩耦联的关键部位。

（二）骨骼肌的收缩机制

1. 肌丝的分子组成 粗肌丝主要由肌球蛋白（又称肌凝蛋白）组成。每一个肌球蛋白又分为头

部和杆状部（图 2-14A）。杆状部相互聚合朝向 M 线，形成粗肌丝的主干；头部则有规律地突出在 M 线两侧的粗肌丝主干表面，形成横桥（图 2-14B）。横桥在肌丝滑行过程中有重要作用：一是具有 ATP 酶的活性，激活后可分解 ATP 获得能量，供肌肉收缩使用；二是在一定的条件下，横桥可以和细肌丝上相应的位点进行可逆性结合，并连续摆动，牵引细肌丝向暗带中央滑行。

细肌丝主要由肌动蛋白（又称肌纤蛋白）、原肌球蛋白和肌钙蛋白组成（图 2-14C）。肌动蛋白是细肌丝的主干，是由两列球形肌动蛋白单体聚合而成的双螺旋结构，其上排列着许多与横桥结合的位点。原肌球蛋白也呈双螺旋状，与肌动蛋白并行，当肌肉舒张时，原肌球蛋白正好覆盖在肌动蛋白和横桥之间的结合位点上。肌钙蛋白有 C、T、I 三个亚单位，C 亚单位具有 Ca^{2+} 结合位点，与 Ca^{2+} 有很高的亲和性；T 亚单位的作用是把肌钙蛋白连接在原肌球蛋白上；I 亚单位的作用是把 C 亚单位与 Ca^{2+} 结合的信息传给原肌球蛋白，使后者的构型和位置发生变化。

可见，原肌球蛋白和肌钙蛋白并不直接参与肌丝的滑行，但它们对肌肉收缩过程起着重要的调控作用，称为调节蛋白；肌球蛋白和肌动蛋白是直接参加肌丝滑行的蛋白，称为收缩蛋白。

2. 肌丝滑行学说　关于骨骼肌收缩的机制目前公认的是 Huxley 提出的肌丝滑行学说。该学说认为，肌细胞收缩时，肌原纤维的缩短并不是由于肌丝本身的缩短或卷曲，而是细肌丝向粗肌丝之间滑行的结果。这一理论最直接的证据是：肌肉收缩时暗带长度不变，明带缩短，H 带变窄，暗带中粗肌丝和细肌丝重叠部分增加，相邻的 Z 线互相靠近，肌节缩短。

3. 肌丝的滑行过程　当肌细胞胞质中 Ca^{2+} 的浓度增加约 100 倍左右时，Ca^{2+} 与肌钙蛋白的 C 亚单位结合，引起其构象改变，通过 I 亚单位把这一信息传递给原肌球蛋白，使后者的构型改变并发生移位，暴露横桥和肌动蛋白的结合位点，于是横桥和肌动蛋白结合。此时横桥的 ATP 酶被激活，分解 ATP，释放能量。在 ATP 供能的情况下，横桥发生摆动，拖动细肌丝向粗肌丝 M 线方向滑行，肌节缩短，肌细胞收缩（图 2-15）。当肌细胞胞质中的 Ca^{2+} 浓度降低时，Ca^{2+} 与肌钙蛋白分离，肌钙蛋白恢复静息时的构象，原肌球蛋白复位，将肌动蛋白上与横桥的结合位点掩盖起来，细肌丝滑出，肌节恢复原长度，肌肉舒张。由此可见，在肌肉的收缩和舒张过程中 Ca^{2+} 发挥着非常重要的作用。

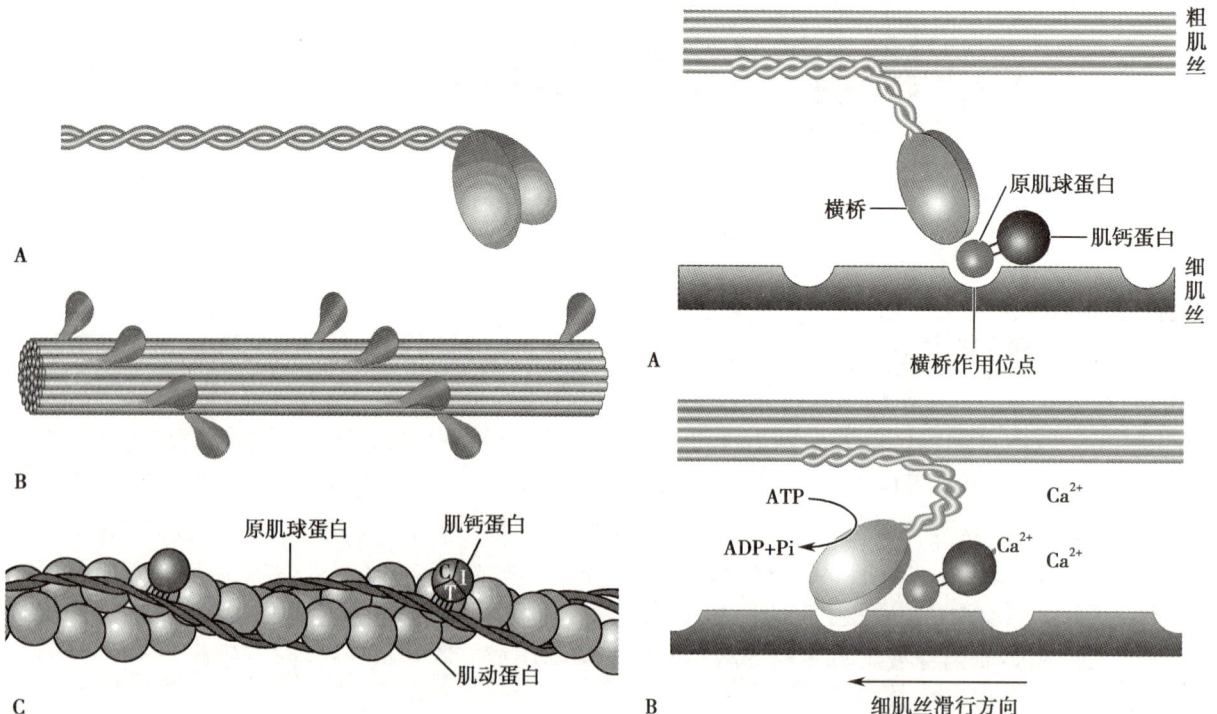

图 2-14　肌丝分子组成示意图
A. 肌球蛋白；B. 粗肌丝；C. 细肌丝。

图 2-15　肌丝滑行示意图
A. 肌肉舒张；B. 肌肉收缩。

三、骨骼肌的兴奋－收缩耦联

当肌细胞兴奋时，首先肌细胞膜产生动作电位，然后才能触发肌细胞的机械性收缩。将肌细胞的动作电位与机械性收缩联系起来的中介过程称为**兴奋－收缩耦联**（excitation-contraction coupling）。

当肌细胞膜兴奋时，产生的动作电位沿凹入细胞内部的横管膜传导，深入到三联管结构，引起终池膜的钙通道开放，Ca^{2+} 顺浓度差由终池进入胞质，导致胞质中的 Ca^{2+} 浓度升高，促使 Ca^{2+} 与肌钙蛋白结合，并触发肌丝滑行，引起肌肉收缩。待肌细胞兴奋结束，释放到胞质中的 Ca^{2+} 可激活肌质网膜上的钙泵，它是一种 Ca^{2+} 依赖式 ATP 酶，可分解 ATP 释放能量，利用此能量逆浓度差可将胞质中的 Ca^{2+} 重新摄入终池储存，于是胞质中 Ca^{2+} 浓度降低，Ca^{2+} 与肌钙蛋白分离，细肌丝从粗肌丝中滑出，引起肌肉舒张。

综上所述，骨骼肌的兴奋-收缩耦联过程包括四个基本步骤：①肌细胞膜的动作电位经横管系统传到三联管。②终池对 Ca^{2+} 的释放。③ Ca^{2+} 触发肌丝滑行。④终池对 Ca^{2+} 的回收。在这一过程中，Ca^{2+} 在细胞质中的浓度变化是肌肉收缩和舒张的关键因素，因此称为耦联因子。如果缺少 Ca^{2+}，即使肌细胞膜可以产生动作电位，但因为失去了 Ca^{2+} 的耦联作用，肌细胞也不会收缩，这种现象称为兴奋-收缩脱耦联。

ER 2-7
肌丝滑行

ER 2-8
兴奋－收缩耦联

重点提示

骨骼肌兴奋-收缩耦联

四、骨骼肌的收缩形式及影响因素

（一）骨骼肌的收缩形式

1. 等长收缩与等张收缩 骨骼肌收缩时，只表现为张力增加而无长度的缩短，这种收缩形式称为**等长收缩**（isometric contraction）。其主要意义是产生肌张力克服阻力，维持人体的位置和姿势。例如人站立时对抗重力、维持姿势而产生的肌肉收缩主要是等长收缩。而当肌肉收缩时只有长度的缩短而无张力的变化称为**等张收缩**（isotonic contraction）。如提起重物的过程中，肌肉缩短了，重物发生移位，但肌肉的张力并没有改变。最常见的收缩形式是先等长收缩增加张力，当张力足以克服阻力时，才发生等张收缩而出现肌肉缩短。

2. 单收缩与强直收缩 当肌肉受到一个有效刺激时，引发一次动作电位，从而出现一次收缩和舒张，这种收缩形式称为**单收缩**（single contraction）。如果有效刺激的频率过低，每一个新的刺激到来时，前一个刺激引起的收缩和舒张过程已经结束，这时就会产生一连串的单收缩。当肌肉受到连续的有效刺激时，可引起肌肉收缩的融合称为**强直收缩**（tetanus）。强直收缩又分为不完全强直收缩和完全强直收缩（图 2-16）。前者是指肌肉受到连续的有效刺激时，如果每一个新刺激落在前一次收缩的舒张期，那么在第一次收缩的舒张期还没有完结时就会发生第二次收缩，这种情况记录的曲线呈锯齿状，称为不完全强直收缩；后者是指如果刺激频率继续增加，每一个新刺激落在前

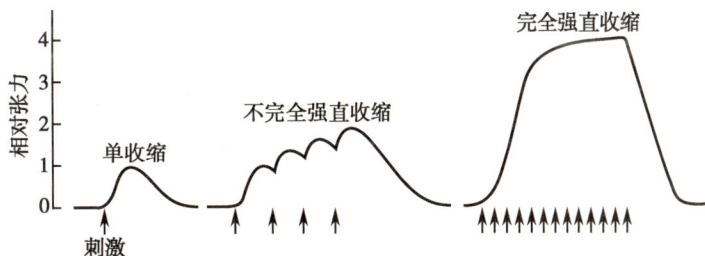

图 2-16 单收缩与强直收缩示意图

一次收缩的收缩期内,这时记录的收缩曲线完全融合,形成一条平滑的收缩曲线,称为完全强直收缩。完全强直收缩产生的肌张力可达单收缩的3~4倍。

在生理情况下,支配骨骼肌的躯体运动神经总是发放连续的冲动,所以骨骼肌的收缩几乎都是完全强直收缩。即使在安静状态下,运动神经也经常发放较低频率的冲动,使骨骼肌产生一定程度的强直收缩,这种微弱而持续的收缩称为肌紧张。

(二)影响骨骼肌收缩的主要因素

影响骨骼肌收缩的主要因素有前负荷、后负荷和肌肉收缩能力。前负荷和后负荷是外部作用于骨骼肌的力,而肌肉的收缩能力则是骨骼肌自身内在的功能状态。

1. 前负荷　肌肉收缩前所承受的负荷,称为**前负荷**(preload)。前负荷使肌肉在收缩前处于某种被拉长的状态,此时肌肉的长度称为初长度。对一块肌肉来说,初长度和前负荷密切相关。当其他条件不变时,在一定范围内,肌肉的前负荷增加,肌肉初长度随之增加,肌肉收缩产生的张力也随之增大。但当前负荷增加超过一定限度时,再增加前负荷,反而使肌张力变小。这个产生最大张力的肌肉初长度称为**最适初长度**(optimal initial length),此时的前负荷称为最适前负荷。肌肉在最适初长度时的收缩张力最大,收缩效果最佳。在整体情况下,肌肉一般处于最适初长度状态,以利于产生最大的收缩张力。

2. 后负荷　肌肉开始收缩后所遇到的负荷或阻力,称为**后负荷**(afterload)。肌肉在有后负荷的情况下进行收缩,开始只表现为张力增加,当张力增大到超过后负荷时才开始出现长度缩短,后负荷也随之发生移位。后负荷越大,肌肉在缩短前产生的张力越大,肌肉长度缩短出现的越晚,缩短的程度越小。

3. 肌肉收缩能力　与前负荷和后负荷无关的肌肉本身的功能状态和内在特性,称为肌肉收缩能力,主要取决于兴奋-收缩耦联过程中细胞质中的 Ca^{2+} 浓度、横桥的 ATP 酶活性等因素。因此,凡能够影响上述因素的体内外环境变化均能影响肌肉的收缩效果。如缺 O_2、酸中毒、肌肉中的能源物质缺乏以及兴奋-收缩脱耦联、肌细胞内蛋白质或横桥功能的改变等均可降低肌肉的收缩能力;而 Ca^{2+}、咖啡因、肾上腺素和类固醇激素等均可提高肌肉的收缩能力。

ER 2-9

坐骨神经-腓肠肌电刺激收缩原理

（刘慧博　范超）

思考与练习

1. 局部电位与动作电位的不同点是什么?

2. 重症肌无力是由于神经-肌肉接头传递功能障碍引起的,神经-肌肉接头兴奋传递的过程是怎样的?有哪些特点?

ER 2-10

练习题

第三章 | 血 液

教学课件

思维导图

学习目标

知识目标:

1. 掌握血液的组成,血浆渗透压的分类、形成和生理作用,各类血细胞的正常值及功能,红细胞的生成部位和成熟条件,血液凝固的基本过程,ABO 血型的分型依据和输血原则;

2. 熟悉血液的理化特性,红细胞的生理特性,红细胞生成的调节因素,生理性止血,生理性抗凝物质;

3. 了解纤维蛋白溶解,Rh 血型系统,交叉配血试验。

能力目标:

1. 能运用本章知识解释临床上常见贫血、血小板减少性紫癜和血友病的原因;

2. 能解释输液时各类不同渗透压溶液对血细胞形态的影响;

3. 能熟练运用玻片法鉴定 ABO 血型。

素质目标:

1. 增强学生安全意识,培养严谨细致和一丝不苟的工作作风;

2. 培养学生无私奉献、互帮互助的精神和对社会的责任感。

血液(blood)是存在于心血管系统内循环流动的流体组织,其基本功能是运输。一方面,血液将 O_2、营养物质和激素运送到各器官、组织和细胞;另一方面,血液又将 CO_2 和其他代谢终产物运送到排泄器官排出体外。同时血液还具有防御、保护和缓冲功能。

第一节　血液的组成和理化特性

一、血液的组成

血液由血浆和血细胞组成。将一定量的血液与抗凝剂混匀,置于比容管中,离心后血液分为三层(图 3-1):上层淡黄色液体为血浆,占全血总容积的 55%~60%;下层为深红色的红细胞;二者之间有一薄层白色不透明的白细胞和血小板。

(一)血细胞

血细胞可分为**红细胞**(red blood cell, RBC)、**白细胞**(white blood cell, WBC)和**血小板**(platelet, PLT)三类。其中,红细胞的数量最多,白细胞最少。

血细胞在全血中所占的容积百分比称为**血细胞比容**(hematocrit, HCT)。正常成年男性的血细胞比容为 40%~50%,成年女性为 37%~48%,新生儿约为 55%。贫血患者血细胞比容降低;严重呕吐、腹泻或大面积烧伤患者,血细胞比容升高。

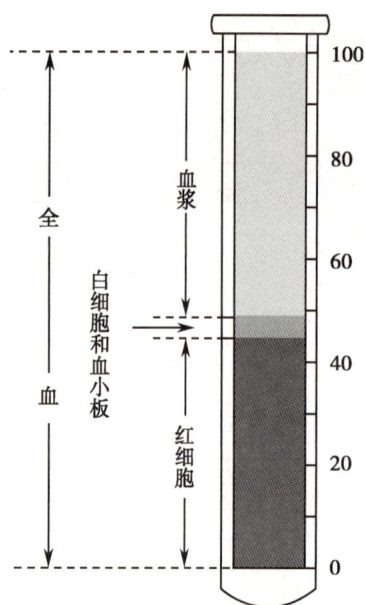

图 3-1　血液的组成示意图

（血浆 | 白细胞和血小板 | 红细胞 | 全 | 血）

重点提示

血液的组成、血细胞比容

（二）血浆

血浆的主要成分是水，占血浆总量的 91%~92%；溶质占 8%~9%，主要有血浆蛋白、无机盐、非蛋白有机物、激素及气体等。

1. 血浆蛋白　血浆蛋白是血浆中多种蛋白质的总称。用盐析法可将血浆蛋白分为白蛋白、球蛋白、纤维蛋白原三类，用电泳法又进一步将球蛋白分为 α_1、α_2、β、γ- 球蛋白。正常成人的血浆蛋白含量为 65~85g/L，其中白蛋白为 40~48g/L，球蛋白 15~30g/L，纤维蛋白原为 2~4g/L，白蛋白 / 球蛋白（A/G）的比值为 1.5~2.5：1。除 γ- 球蛋白来自于浆细胞外，白蛋白、大多数球蛋白和纤维蛋白原主要由肝脏产生。当肝功能障碍时，常引起 A/G 比值下降，甚至倒置。

血浆蛋白的主要功能是：①形成血浆胶体渗透压，维持血管内外水平衡和正常的血容量。②与甲状腺激素、肾上腺皮质激素、性激素等可逆性结合，使血浆中的这些激素不会很快地经肾脏排出，从而使它们在血浆中的浓度保持相对稳定。③作为载体运输脂质、离子、维生素、代谢废物以及一些异物（包括药物）等低分子物质。④参与血液凝固、抗凝和纤溶等生理过程。⑤抵御病原微生物（如病毒、细菌、真菌等）的入侵。⑥营养功能。

2. 无机盐　血浆中的无机盐主要以离子形式存在，正离子以 Na^+ 为主，还有 K^+、Ca^{2+}、Mg^{2+} 等；负离子以 Cl^- 为主，还有 HCO_3^-、HPO_4^{2-}、SO_4^{2-} 等。它们的主要功能是形成血浆晶体渗透压，维持水、电解质以及酸碱平衡，同时可以保持神经、肌肉的正常兴奋性等。

知识拓展

成人高脂血症的食养原则及建议

根据营养科学理论、中医理论和目前膳食相关慢性病科学研究文献证据，在专家组共同讨论、建立共识的基础上，对高脂血症人群的日常食养提出 8 条原则和建议，包括：①吃动平衡，保持健康体重；②调控脂肪，少油烹饪；③食物多样，蛋白质和膳食纤维摄入充足；④少盐控糖，戒烟限酒；⑤因人制宜，辨证施膳；⑥因时制宜，分季调理；⑦因地制宜，合理搭配；⑧会看会选，科学食养，适量食用食药物质。

二、血液的理化特性

（一）血液的颜色

血液的颜色主要取决于红细胞内**血红蛋白**（hemoglobin，Hb）的颜色。动脉血因红细胞中含氧合血红蛋白（HbO_2）较多而呈鲜红色；静脉血因红细胞中含去氧 Hb 较多而呈暗红色；血浆因含有微量的胆红素而呈淡黄色。空腹时，血浆清澈透明；进餐后，尤其是摄入较多的脂类食物，大量乳糜微粒吸收入血，使血液变得混浊。因此，临床做某些血液检测时，一般要求空腹采血，以避免食物成分对测定结果产生影响。

（二）血液的比重

正常人全血比重为 1.050~1.060，其高低主要取决于红细胞数量，血液中红细胞数量越多则血液比重越大。血浆的比重为 1.025~1.030，主要取决于血浆蛋白的含量，血浆蛋白含量越高则血浆比重越大。

（三）血液的黏度

液体的黏度来源于液体内部分子或颗粒间的摩擦。如果以水的黏度为 1，则全血的相对黏度为 4~5，其高低主要取决于血细胞的数量；血浆的相对黏度为 1.6~2.4（温度为 37℃时），主要取决于血浆蛋白的含量。血液的黏度是形成血流阻力的重要因素之一。

（四）血浆渗透压

渗透现象是指被半透膜隔开的两种不同浓度的溶液，水分子从低浓度溶液一侧通过半透膜向高浓度溶液一侧扩散的现象。渗透现象产生的动力是溶液所固有的渗透压。**渗透压**（osmotic pressure）是指溶液所具有的吸引和保留水分子的能力。其高低取决于溶液中溶质颗粒（分子或离子）数目的多少，而与溶质的种类和颗粒的大小无关。渗透压通常以 mOsm/（kg·H_2O）、mmHg（毫米汞柱）、kPa（千帕）作为单位。

> **重点提示**
>
> 血浆渗透压的分类、形成及作用

1. **血浆渗透压的形成及正常值** 正常人的血浆渗透压约为 300mOsm/（kg·H_2O），即 300mmol/L，相当于 5 790mmHg（770kPa）。血浆渗透压由两部分组成：①血浆**晶体渗透压**（crystal osmotic pressure）由血浆中 NaCl、葡萄糖、尿素等小分子晶体物质形成，其中 80% 来自于 NaCl。晶体物质分子量小，溶质颗粒数目较多，渗透压大，约占血浆总渗透压的 99.6%。②血浆**胶体渗透压**（colloid osmotic pressure）由血浆蛋白等大分子物质形成。正常值约为 1.3mmol/L，相当于 25mmHg（3.3kPa），其数值约占血浆总渗透压的 0.4%。在血浆蛋白中，白蛋白的分子量小，其分子数量远多于其他血浆蛋白，故血浆胶体渗透压的 75%~80% 来自白蛋白。若血浆中白蛋白的数量减少，即使其他蛋白增加而保持血浆蛋白总量不变，血浆胶体渗透压也将明显降低。

> **重点提示**
>
> 等渗溶液的概念及临床上常用的两种等渗溶液

在临床和生理实验中使用的各种溶液，其渗透压与血浆渗透压相等称为等渗溶液，如 0.9% 的 NaCl 溶液（又称生理盐水）和 5% 的葡萄糖溶液，红细胞悬浮于其中时可保持大小和形态正常。渗透压高于或低于血浆渗透压的溶液分别称为高渗或低渗溶液。

> **知识拓展**
>
> ### 等渗溶液与等张溶液
>
> 并非每种物质的等渗溶液都能使悬浮于其中的红细胞保持正常形态和大小，如 1.9% 的尿素溶液虽然是等渗溶液，但红细胞置于其中后，立即发生溶血。这是因为尿素分子能以单

纯扩散的方式进入红细胞，导致红细胞内渗透压增高，水进入细胞，结果使红细胞肿胀破裂而发生溶血。一般把能使悬浮于其中的红细胞保持正常形态和大小的溶液称为等张溶液。等张溶液是由不能自由通过细胞膜的溶质所形成的等渗溶液。NaCl 不易通过红细胞膜，故 0.9% NaCl 溶液既是等渗溶液，也是等张溶液；而尿素能自由进入红细胞，故 1.9% 尿素溶液虽是等渗溶液，却不是等张溶液。

2. 血浆渗透压的生理作用 细胞膜和毛细血管壁是两种不同性质的生物半透膜，对晶体溶质和胶体溶质的通透性不同，由此也决定了血浆晶体渗透压和胶体渗透压作用的差异。

(1) **血浆晶体渗透压的作用**：细胞膜允许水分子自由通过，不允许蛋白质自由通过，血浆中大部分晶体物质不易通过。正常情况下，细胞膜内、外的总渗透压相等。当血浆晶体渗透压降低时，细胞内液渗透压相对增高，吸引水分进入红细胞，使红细胞膨胀，甚至破裂。红细胞膜破裂血红蛋白逸出的现象称为**溶血**（hemolysis）。反之，当血浆晶体渗透压升高时，将红细胞内的水分大量吸出，红细胞发生脱水、皱缩。因此，血浆晶体渗透压对调节细胞内外水的平衡、维持血细胞的正常形态起着重要作用（图 3-2）。

(2) **血浆胶体渗透压的作用**：水和晶体物质可以自由通过毛细血管壁，故血浆和组织液的晶体渗透压基本相等。血浆蛋白不易通过毛细血管壁，当血浆蛋白浓度发生变化时将引起毛细血管两侧胶体渗透压的改变，从而影响毛细血管两侧水的平衡。因此，血浆胶体渗透压虽然很低，但在调节血管内、外水的平衡和维持正常的血浆容量中起着重要作用（图 3-2）。

肝、肾等疾病可引起血浆蛋白（主要是白蛋白）含量减少，血浆胶体渗透压降低，使组织液回流减少而滞留于组织间隙，引起组织水肿。

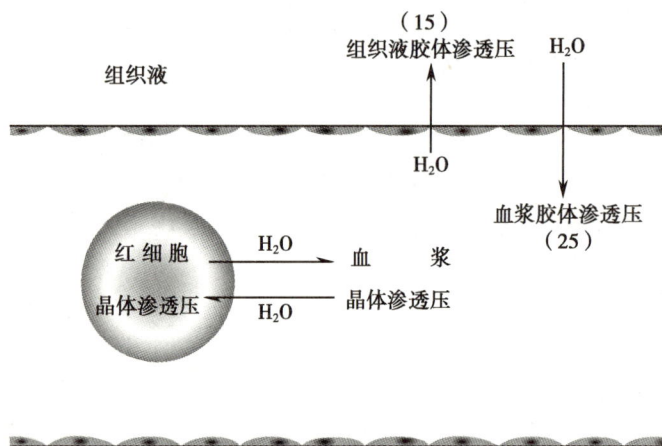

图 3-2 血浆晶体渗透压与血浆胶体渗透压作用示意图

（五）血浆酸碱度

正常人血浆 pH 为 7.35~7.45。血浆 pH 低于 7.35 称为酸中毒；高于 7.45 称为碱中毒。如果血浆 pH 低于 6.9 或高于 7.8，将危及生命。

血浆 pH 的相对恒定有赖于血液内的缓冲物质，以及肺和肾的正常功能。血浆中的缓冲物质主要包括 $NaHCO_3/H_2CO_3$、蛋白质钠盐/蛋白质、Na_2HPO_4/NaH_2PO_4 三对缓冲对，其中以 $NaHCO_3/H_2CO_3$ 最为重要。红细胞内还有血红蛋白钾盐/血红蛋白、氧合血红蛋白钾盐/氧合血红蛋白、K_2HPO_4/KH_2PO_4、$KHCO_3/H_2CO_3$ 等缓冲对，参与维持血浆 pH 的相对恒定。此外，肺和肾通过排出体内过多的酸或碱对维持血浆 pH 的相对恒定也具有重要意义。

情景导入

　　赵女士,40岁,平素月经量较多,近日来总觉得倦怠无力,时有头晕,视物昏花。医生检查发现其面色苍白,毛发干脱,指甲脆裂,唇甲色淡。抽血检查发现 RBC 3.3×10^{12}/L,Hb 82g/L,平均红细胞体积及平均红细胞血红蛋白浓度降低,血清铁蛋白及血清铁降低,网织红细胞正常。初步诊断为"缺铁性贫血"。

　　请思考:
　　1. 该患者缺铁性贫血最可能的病因是什么?
　　2. 为什么贫血时患者会出现上述症状?

<h2 style="text-align:center">第二节　血　细　胞</h2>

一、红细胞

(一)红细胞的数量和功能

　　正常成熟红细胞无核,呈双凹圆碟形。我国成年男性红细胞的数量为$(4.0~5.5) \times 10^{12}$/L,成年女性为$(3.5~5.0) \times 10^{12}$/L。红细胞内的蛋白质主要是血红蛋白(Hb)。我国成年男性 Hb 浓度为120~160g/L,成年女性为110~150g/L。正常人的红细胞数量和 Hb 浓度不仅有性别差异,还可因年龄、生活环境和机体功能状态不同而有所差异。例如,儿童低于成年人(新生儿高于成年人);高原居民高于平原居民;妊娠后期因血浆量增多而导致红细胞数量和 Hb 浓度相对减少。血液中红细胞数量和/或 Hb 浓度低于正常,则称为**贫血**(anemia)。

　　红细胞的主要功能是运输 O_2 和 CO_2,并对血液酸碱度的变化起缓冲作用。这些功能都是由红细胞内的 Hb 来完成的。一旦红细胞破裂,Hb 逸出,则红细胞将会丧失以上功能。

(二)红细胞的生理特性

　　红细胞具有可塑变形性、悬浮稳定性和渗透脆性,这些特性都与红细胞的双凹圆碟形有关。

　　1. 可塑变形性　正常红细胞在外力作用下具有可逆性卷曲变形的能力或特性称为**可塑变形性**(plastic deformation)。红细胞在全身血管中循环运行时,须经过变形才能通过口径比它小的毛细血管和血窦孔隙(图 3-3)。可塑变形性是红细胞生存所需的最重要的特性。当红细胞的形态改变、红细胞内黏度增大或红细胞膜的弹性降低时,均会使红细胞的变形能力降低。

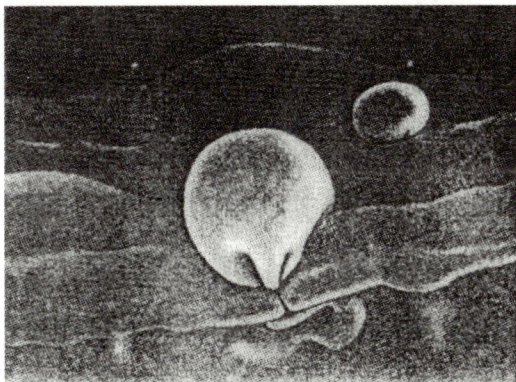

图 3-3　红细胞挤过脾窦的内皮细胞裂隙(大鼠)

2. **悬浮稳定性**　红细胞相对稳定地悬浮于血浆中而不易下沉的特性称为悬浮稳定性（suspension stability）。临床上，将盛有抗凝血的血沉管垂直静置，观察第 1 小时末红细胞下沉的距离称为**红细胞沉降率**（erythrocyte sedimentation rate，ESR），简称血沉。用魏氏法检测，正常成年男性 ESR 为 0~15mm/h，成年女性为 0~20mm/h。

生理情况如月经期、妊娠期，病理情况如活动性肺结核、风湿热、肿瘤等，红细胞彼此能较快地以凹面相贴，称为红细胞**叠连**（rouleaux formation）。决定红细胞叠连快慢的因素取决于血浆成分的变化。通常血浆中纤维蛋白原、球蛋白和胆固醇的含量增高时，可加速红细胞叠连，使血沉加快；血浆中白蛋白、卵磷脂的含量增多时则可抑制叠连发生，使血沉减慢。

红细胞沉降率

3. **渗透脆性**　红细胞在低渗盐溶液中抵抗膜破裂的特性称为红细胞**渗透脆性**（osmotic fragility）。红细胞在 0.9% NaCl 溶液中可保持正常形态和大小。置于 0.6%~0.8% NaCl 溶液中，红细胞会膨胀变形但并不破裂；当 NaCl 浓度降至 0.42% 时，部分红细胞开始破裂而发生溶血；当 NaCl 浓度降至 0.35% 时，则红细胞全部破裂溶血。这说明红细胞对低渗盐溶液具有一定的抵抗力。衰老的红细胞对低渗盐溶液的抵抗力低，即脆性高；而新生红细胞的抵抗力高，即脆性低。某些疾病可影响红细胞的脆性，如遗传性球形红细胞增多症的患者，红细胞的脆性变大。

> **重点提示**
> 红细胞的生理特性

（三）红细胞的生成与破坏

1. 红细胞的生成

（1）**生成部位**：在成年人，红骨髓是生成红细胞的唯一场所。红骨髓内的造血干细胞在特定条件下分化为红系定向祖细胞，再经过原红细胞、早幼红细胞、中幼红细胞、晚幼红细胞和网织红细胞阶段，最后成为成熟的红细胞。当骨髓受到放射线（X 线、γ 射线）、某些化学物质（苯、氯霉素类抗生素和抗癌药）等理化因素的作用，骨髓的造血功能受到抑制，全血细胞减少，称为再生障碍性贫血。

（2）**生成原料**：红细胞的主要成分是 Hb，合成 Hb 的主要原料是铁和蛋白质。成人每天需要 20~30mg 的铁用于红细胞生成。铁的来源有两部分，95% 来自于体内衰老红细胞破坏后释放出来的"内源性铁"，可供骨髓造血时重复利用；其余 5% 的"外源性铁"由食物提供，人体每天仅需从食物中吸收大约 1~2mg 的铁以补充排泄的铁，故一般不会造成铁缺乏。婴幼儿、孕妇、哺乳期妇女等对铁的需求量相对增多，当铁的摄入不足或吸收障碍，或长期慢性失血以致机体缺铁时，可使 Hb 合成减少，红细胞体积减小，颜色变淡，引起小细胞低色素性贫血，即缺铁性贫血。

（3）**成熟因子**：在红细胞分裂和生长成熟过程中，必须不断合成新的 DNA。叶酸和维生素 B_{12} 是合成 DNA 所需的重要辅酶。

叶酸在体内须转化成四氢叶酸后，才能参与 DNA 的合成。叶酸的转化需要维生素 B_{12} 的参与。维生素 B_{12} 缺乏时，叶酸的利用率下降，可引起叶酸的相对不足。因此，缺乏叶酸或维生素 B_{12} 时，DNA 合成障碍引起细胞核发育异常，幼红细胞分裂减慢，核浆发育不平衡，红细胞体积增大，导致巨幼细胞贫血。正常情况下，食物中叶酸和维生素 B_{12} 的含量能满足红细胞生成的需要，而维生素 B_{12} 的吸收需要内因子的参与。当胃大部分切除或胃的壁细胞损伤时，或体内产生抗内因子抗体，均可因内因子缺乏、维生素 B_{12} 吸收障碍而引起巨幼细胞贫血。

> **重点提示**
> 再生障碍性贫血、缺铁性贫血、巨幼细胞贫血的产生原因

（4）**红细胞生成的调节**：红细胞的生成主要受促红细胞生成素和雄激素的调节。

1）**促红细胞生成素**（erythropoietin，EPO）：EPO 是一种由肾合成的糖蛋白，主要作用是促进

晚期红系祖细胞增殖、分化以及骨髓释放网织红细胞。组织缺氧是促进 EPO 分泌的生理性刺激因素。任何引起肾氧供不足的因素，如贫血、缺氧或肾血流减少，均可促进 EPO 的合成与分泌，使血浆 EPO 含量增加。高原居民、长期从事体力劳动或体育锻炼的人、心肺疾病的患者等，红细胞数量较多，就是由于组织缺氧刺激肾合成 EPO 增加所致。双肾实质严重破坏的晚期肾病患者常因缺乏 EPO 而发生肾性贫血。目前临床上已将重组的人 EPO 应用于促进贫血患者红细胞生成。

2) **雄激素**：雄激素主要通过刺激 EPO 的产生而间接促进红细胞生成。雄激素也可直接刺激骨髓，促进红细胞生成。因此，成年男性红细胞数量高于女性。

此外，糖皮质激素、甲状腺激素和生长激素等也可促进红细胞生成。

2. **红细胞的破坏**　正常人红细胞的平均寿命为 120 天。每天约有 0.8% 的衰老红细胞被破坏。衰老红细胞的变形能力减退，脆性增大，难以通过微小的孔隙，容易滞留于脾和骨髓中而被巨噬细胞所吞噬，称为血管外破坏。巨噬细胞吞噬红细胞后，将 Hb 消化，释出铁、氨基酸和胆红素，其中铁和氨基酸可被重新利用，而胆红素则由肝排入胆汁，最后排出体外。脾功能亢进时，红细胞破坏增加，可引起脾性贫血。此外，还有 10% 的衰老红细胞在血管中受机械冲击而破损，称为血管内破坏。血管内破坏所释放的 Hb 立即与血浆中的触珠蛋白结合，进而被肝摄取。当血管内的红细胞大量破坏，血浆中 Hb 浓度过高而超出触珠蛋白的结合能力时，未能与触珠蛋白结合的 Hb 将由肾排出，临床上称为"血红蛋白尿"。

与后续知识的联系

1. 常见贫血的病因及治疗原则
2. 血红蛋白尿的病因及表现

二、白细胞

（一）白细胞的分类和正常值

白细胞为无色、有核的细胞，在血液中一般呈球形。正常成人白细胞总数为 $(4.0\sim10.0)\times10^9/L$，男女无明显差异，白细胞总数可因年龄和机体处于不同功能状态而发生变化。依据白细胞胞质中有无特殊的嗜色颗粒，可将其分为粒细胞和无粒细胞两大类。粒细胞按所含嗜色颗粒特性的不同，又分为中性粒细胞、嗜酸性粒细胞和嗜碱性粒细胞。无粒细胞包括单核细胞和淋巴细胞。各类白细胞在白细胞总数中的百分比，称为白细胞分类计数（表3-1）。

表 3-1　我国健康成人血液中各类白细胞的百分比和主要功能

分类名称	百分比	主要功能
中性粒细胞	50%~70%	吞噬细菌（尤其是入侵的化脓性细菌）、清除衰老的红细胞和形成抗原－抗体复合物等
嗜酸性粒细胞	0.5%~5%	限制过敏反应，参与对蠕虫的免疫反应
嗜碱性粒细胞	0~1%	释放组胺等，参与过敏反应；释放肝素，参与抗凝过程
单核细胞	3%~8%	吞噬各种病原微生物、衰老及死亡的细胞；识别和杀伤肿瘤细胞；参与激活淋巴细胞的特异性免疫功能
淋巴细胞	20%~40%	参与免疫反应

（二）白细胞的功能

白细胞参与机体的防御和免疫功能。白细胞所具有的变形、游走、趋化、吞噬和分泌等特性是执行防御功能的生理基础。

1. **中性粒细胞**　中性粒细胞的主要功能是吞噬和杀灭入侵的细菌，特别是化脓性细菌。此外，中性粒细胞还可吞噬和清除衰老的红细胞及抗原－抗体复合物等。中性粒细胞的变形游走能力和吞噬活性都很强，当细菌入侵时，中性粒细胞在炎症区域的趋化因子吸引下，渗出游走到病灶处，进行吞噬和杀灭活动。当中性粒细胞吞噬多个细菌后，其本身即解体，释放的各种溶酶体酶又可溶解周围组织而形成脓液。临床上白细胞总数及中性粒细胞百分比增高,常提示有细菌感染。当血液中的中性粒细胞数减少到1.0×10^9/L时,机体的抵抗力明显降低,容易发生感染。

2. 嗜酸性粒细胞　嗜酸性粒细胞的主要功能是限制肥大细胞和嗜碱性粒细胞在I型超敏反应中的作用,同时还参与对蠕虫的免疫反应。在机体发生过敏反应或蠕虫感染时,常伴有嗜酸性粒细胞数增多。

3. 嗜碱性粒细胞　嗜碱性粒细胞的胞质中存在较大的碱性染色颗粒,内含肝素、组胺、过敏性慢反应物质和嗜酸性粒细胞趋化因子A等。肝素具有很强的抗凝血作用,有利于保持血管的通畅;组胺和过敏性慢反应物质能使毛细血管壁通透性增加,引起局部充血水肿,并可使支气管平滑肌收缩,从而引起荨麻疹、哮喘等过敏反应;嗜酸性粒细胞趋化因子A能吸引嗜酸性粒细胞聚集于局部,以限制嗜碱性粒细胞在过敏反应中的作用。

4. 单核细胞　单核细胞在血液中吞噬能力较弱,当它穿出毛细血管壁进入组织后,发育成巨噬细胞,吞噬能力大大增强,可吞噬更多、更大的细菌和颗粒。单核细胞与器官组织内的巨噬细胞共同构成单核吞噬细胞系统,其主要功能包括:①吞噬并杀灭侵入机体的微生物,如病毒、疟原虫、真菌、结核分枝杆菌等。②清除衰老的红细胞、血小板和坏死组织及变性的血浆蛋白。③可有效地加工处理并提呈抗原,参与特异性免疫应答的诱导和调节。④识别和杀伤肿瘤细胞。⑤合成和释放多种细胞因子,如集落刺激因子、白细胞介素、肿瘤坏死因子、干扰素等,参与对其他细胞活动的调控。

5. 淋巴细胞　淋巴细胞在免疫应答反应过程中起核心作用。根据细胞生长发育过程、细胞表面标志和功能的不同,可将淋巴细胞分成T淋巴细胞、B淋巴细胞和自然杀伤细胞三大类。T淋巴细胞在胸腺内发育成熟,主要参与细胞免疫;B淋巴细胞在骨髓内分化成熟,主要参与体液免疫;自然杀伤细胞可以直接杀伤肿瘤细胞、被病毒及胞内病原体感染的细胞,构成机体天然免疫的重要防线。

> **重点提示**
>
> 白细胞的正常值及其主要功能

三、血小板

血小板是骨髓中成熟的巨核细胞裂解脱落下来的具有生物活性的小块胞质,体积小,无细胞核,呈双面微凸的圆盘状,直径为$2 \sim 3 \mu m$。正常成人的血小板数量为$(100 \sim 300) \times 10^9$/L。血小板数量可有一定的波动,通常妇女月经期血小板减少,妊娠、进食、运动及缺氧可使血小板增多。血小板数量超过$1\,000 \times 10^9$/L,称为血小板过多,易发生血栓;血小板数量低于50×10^9/L,毛细血管壁脆性增加,皮肤和黏膜下易出现瘀点,甚至大块紫癜,称为血小板减少性紫癜。

> **重点提示**
>
> 血小板减少性紫癜的产生原因

(一)血小板的生理特性

1. 黏附　血小板与非血小板表面的黏着称为血小板黏附。血小板并不能黏附于正常内皮细胞的表面,当血管内皮细胞受损时,血小板即可黏附在内皮下组织(主要是胶原纤维)上,这是血小板发挥作用的开始。

2. 聚集　血小板之间相互黏着称为血小板聚集。该过程需要纤维蛋白原、Ca^{2+}及血小板膜上糖蛋白IIb(GPIIb)和IIIa(GPIIIa)的参与。血小板的聚集通常先后出现两个时相:第一聚集时相发生迅速,也能迅速解聚,为可逆性聚集;第二聚集时相发生缓慢,不能解聚,为不可逆性聚集。

3. 释放　血小板受刺激后,将储存在颗粒内的物质排出的过程称为释放。释放的物质主要有ADP、ATP、5-HT、Ca^{2+}、纤维蛋白原等。ADP、5-HT等能促进血小板聚集,形成血小板止血栓,堵塞血管破裂口。

4. 吸附　血小板表面可吸附血浆中多种凝血因子。当血管内皮破损时，随着血小板黏附和聚集在破损处，吸附大量凝血因子，使局部凝血因子的浓度升高，有利于血液凝固和生理性止血。

5. 收缩　血小板内的收缩蛋白具有收缩功能，可使血凝块回缩变硬，牢固地封住血管破损处，巩固止血过程。

（二）血小板的生理功能

1. 参与生理性止血　生理性止血是指小血管损伤，血液从小血管内流出，数分钟后出血自行停止的现象。用针刺破耳垂或指尖，测定从血液自然流出到自然停止所需的时间，称为**出血时间**（bleeding time，BT）。正常人不超过 9 分钟（模板法）。血小板明显减少或功能异常时，生理性止血功能减退，可有出血倾向。

血小板的黏附聚集

生理性止血主要包括血管收缩、血小板止血栓形成和血液凝固三个过程：①受损血管局部收缩，使局部血流减少。②血小板黏附、聚集于血管破损处，形成血小板止血栓堵塞破口，实现初步止血（图 3-4）。③血管受损启动凝血系统，在受损局部迅速发生血液凝固，使血浆中可溶性的纤维蛋白原转变为不溶性的纤维蛋白，并交织成网，称二期止血。最后，局部纤维组织增生，并长入血凝块，达到永久性止血。

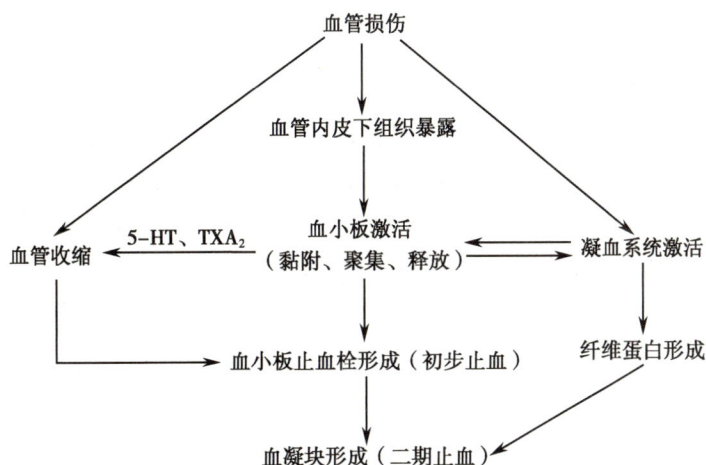

图 3-4　生理性止血过程示意图
5-HT: 5-羟色胺；TXA_2: 血栓烷 A_2。

生理性止血

2. 促进血液凝固　血小板含有许多与凝血过程有关的因子，统称为血小板因子（PF）。血小板因子能加快凝血酶原激活速度，促进凝血过程的发生。

3. 维持毛细血管壁的完整性　血小板能黏附于毛细血管壁以填补血管内皮细胞脱落留下的空隙，并与内皮细胞融合，促进内皮细胞的修复，从而维持毛细血管壁的完整性。

血小板融入血管内皮

重点提示

血小板的生理功能

第三节　血液凝固与纤维蛋白溶解

一、血液凝固

血液凝固（blood coagulation）是指血液由流动的液体状态变成不能流动的凝胶状态的过程。其实质是血浆中可溶性纤维蛋白原转变成不溶性的纤维蛋白，纤维蛋白交织成网，网罗血细胞及血液中的其他成分形成血凝块。血液凝固是一系列循序发生的复杂酶促反应过程。

（一）凝血因子

血浆与组织中直接参与血液凝固的物质，称为**凝血因子**（blood coagulation factor）。目前已知的凝血因子主要有14种，根据国际命名法按照发现的先后顺序用罗马数字进行编号的有12种（表3-2），即凝血因子Ⅰ~ⅩⅢ（简称FⅠ~FⅩⅢ，其中FⅥ是血浆中活化的FⅤa，已不再视为一个独立的凝血因子）。此外，还有前激肽释放酶、高分子量激肽原等。

表3-2　根据国际命名法编号的凝血因子

因子	同义名	合成部位	因子	同义名	合成部位
Ⅰ	纤维蛋白原	肝细胞	Ⅷ	抗血友病因子	肝细胞
Ⅱ	凝血酶原	肝细胞（＊）	Ⅸ	血浆凝血活酶	肝细胞（＊）
Ⅲ	组织因子	内皮细胞和其他细胞	Ⅹ	斯图亚特因子	肝细胞（＊）
Ⅳ	钙离子		Ⅺ	血浆凝血活酶前质	肝细胞
Ⅴ	前加速素易变因子	内皮细胞和血小板	Ⅻ	接触因子	肝细胞
Ⅶ	前转变素稳定因子	肝细胞（＊）	ⅩⅢ	纤维蛋白稳定因子	肝细胞和血小板

说明：（＊）代表该凝血因子在肝脏合成时需要维生素K的参与。

凝血因子具有如下特征：①除FⅢ（组织因子）外，其他凝血因子均存在于血浆中。②除FⅣ（Ca^{2+}）是离子外，其余的凝血因子都是蛋白质。③大多数凝血因子以无活性的酶原形式存在，在参与凝血的过程中被激活后才具有酶的活性，激活后的凝血因子通常在其右下角用字母"a"标记，如FⅨa、FⅩa。④多数凝血因子在肝脏合成，其中FⅡ、FⅦ、FⅨ、FⅩ的合成需要维生素K参与，故它们又称为依赖维生素K的凝血因子。若肝脏病变或维生素K缺乏，会导致凝血因子合成减少，凝血功能障碍而发生出血倾向。⑤FⅡ、FⅦ、FⅨ、FⅩ、FⅪ、FⅫ和FⅩⅢ在凝血中起酶促作用，FⅢ、FⅤ、FⅧ和高分子量激肽原起辅因子的作用，能提高相应凝血因子的激活速度。

> **重点提示**
> 凝血因子的特点

（二）血液凝固的过程

血液凝固过程分为三个基本步骤：①凝血酶原激活物的形成。②凝血酶的形成。③纤维蛋白的形成（图3-5）。

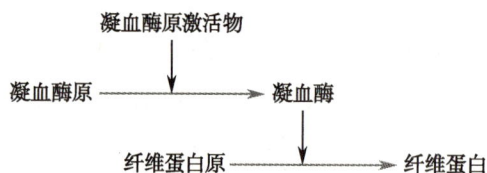

图3-5　血液凝固的基本步骤
⟶催化作用；⟶变化方向。

1.凝血酶原激活物的形成　凝血酶原激活物由FⅩa、FⅤ、Ca^{2+}和PF_3组成。根据FⅩ的激活过程不同，可分为内源性凝血途径和外源性凝血途径（图3-6）。两条途径的主要区别在于启动方式和参与的凝血因子有所不同，但两条途径中的某些凝血因子可以相互激活，故两者间相互密切联系，并不各自完全独立。

（1）**内源性凝血途径**：是指参与凝血的因子全部来自血液，因血液接触胶原等异物表面而启动凝血过程。在机体内，当血管损伤时，FⅫ与内膜下的胶原纤维接触而被激活为FⅫa。FⅫa再激活FⅪ成为FⅪa，在Ca^{2+}存在的情况下可激活FⅨ生成FⅨa。FⅨa、FⅧ、Ca^{2+}和PF_3形成因子Ⅹ酶复合物，可进一步将FⅩ激活为FⅩa。在此过程中，FⅧ作为辅因子，可使FⅨa对FⅩ的激活速度提高 20 万倍。缺乏 FⅧ时，患者凝血速度非常缓慢，微小的创伤也会出血不止，临床上称为血友病 A。缺乏 FⅨ、FⅩⅠ，分别称为血友病 B 和血友病 C。

（2）**外源性凝血途径**：是指由血液之外的**组织因子**（tissue factor，TF）

重点提示

血友病的病因

与血液接触而启动的凝血过程，又称组织因子途径。当组织损伤、血管破裂时，受损组织释放组织因子扩散入血液中，后者与血浆中的 Ca^{2+}、FⅦ结合形成复合物，该复合物能将 FⅩ激活为 FⅩa。由于外源性凝血途径所涉及的因子及反应步骤均较少，因此活化生成 FⅩa 的速度比内源性凝血途径快。

由内源性和外源性凝血途径所生成的 FⅩa，在 Ca^{2+} 存在的情况下可与 FⅤ在 PF_3 提供的磷脂表面上形成凝血酶原激活物，进而激活凝血酶原。

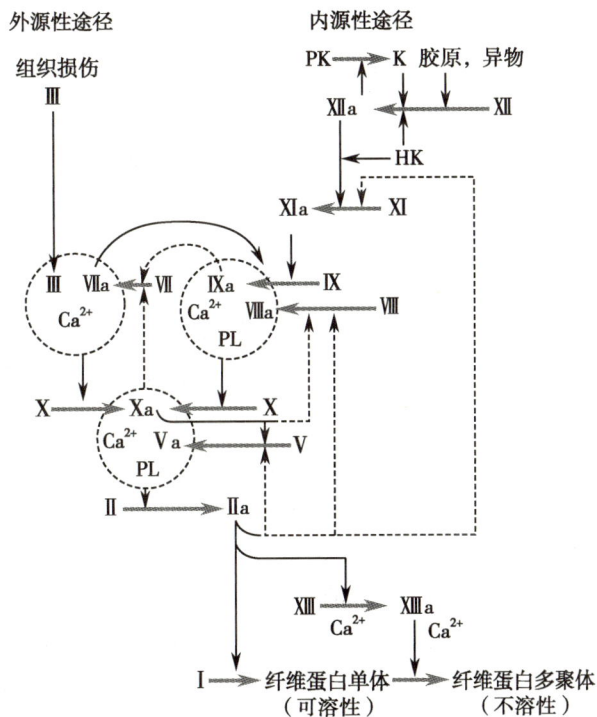

图 3-6　凝血过程示意图

——▶ 催化作用；⇢⇢⇢ 变化方向；……▶ 正反馈促进。

PL：磷脂；PK：前激肽释放酶；K：激肽释放酶；HK：高分子激肽原。

2. 凝血酶的形成　凝血酶原激活物可激活凝血酶原，使之成为具有活性的凝血酶。凝血酶原激活物中的 FⅤ为辅因子，可使 FⅩa 激活凝血酶原的速度提高 10 000 倍。

3. 纤维蛋白的形成　凝血酶的主要作用是使纤维蛋白原转变成纤维蛋白单体。同时，在 Ca^{2+} 作用下，凝血酶能将 FⅩⅢ激活生成 FⅩⅢa，在 Ca^{2+} 参与下，FⅩⅢa 可使纤维蛋白单体聚合成不溶性的纤维蛋白多聚体，后者交织成网，网罗血细胞形成血凝块。

血液凝固后 1~2 小时，血凝块逐渐回缩，析出淡黄色的液体，称为**血清**（serum）。由于在凝血过程中一些凝血因子被消耗，因此，血清与血浆的主要区别是血清中没有纤维蛋白原和 FⅡ、FⅤ、FⅧ、FⅩⅢ等凝血因子，但增加了少量凝血过程中由血小板释放的物质。

在生理性凝血过程中，同时启动内源性凝血途径和外源性凝血途径，两者不能截然分开。目前认为，外源性凝血途径在体内生理性凝血反应的启动中起关键性作用，组织因子是生理性凝血反应过程的启动物，而内源性凝血途径对凝血过程的维持和巩固起重要作用。应该强调的是：①凝血过程是一种正反馈，每步酶促反应都有放大效应，一旦触发，就会迅速连续进行，形成"瀑布"样反应链,直到完成为止。②Ca^{2+}(FIV)在多个凝血环节上起促凝血作用,因此,在临床上可用于促凝血(加Ca^{2+})或抗凝血(除去Ca^{2+})。

重点提示

血清与血浆的主要区别

(三)生理性抗凝物质

正常情况下,血管内的血液能保持流体状态而不发生凝固,是多种因素共同作用的结果,包括循环血液的稀释作用、血管内皮光滑完整、纤维蛋白的吸附、单核细胞的吞噬、血浆中含有多种抗凝物质及纤溶系统的作用等。

1. 抗凝血酶Ⅲ 抗凝血酶Ⅲ是肝细胞和血管内皮细胞分泌的一种丝氨酸蛋白酶抑制物,能与凝血酶结合形成复合物而使其失活,还能封闭$FVII$、$FIXa$、FXa、$FXIa$、$FXIIa$的活性中心,使这些因子失活达到抗凝作用。在缺乏肝素的情况下,抗凝血酶Ⅲ的直接抗凝作用慢而弱,但它与肝素结合后,其抗凝作用可增强2 000倍。

2. 蛋白质C系统 蛋白质C由肝脏合成,其合成依赖维生素K的参与。其在血浆中以酶原形式存在,凝血酶在凝血酶调节蛋白的辅助下可激活蛋白质C,后者可水解灭活$FVIIIa$和FVa,抑制FX和凝血酶原的激活。活化的蛋白质C还有促进纤维蛋白溶解的作用。

3. 组织因子途径抑制物 组织因子途径抑制物(tissue factor pathway inhibitor,TFPI)是一种糖蛋白,主要由血管内皮细胞产生,其作用是直接抑制FXa的活性。在Ca^{2+}存在时,TFPI结合FXa后再结合$FVIIa$-组织因子复合物,从而发挥抑制外源性凝血途径的作用。目前认为,TFPI是体内主要的生理性抗凝物质。

4. 肝素 肝素是一种酸性黏多糖,主要由肥大细胞和嗜碱性粒细胞产生。肺、心、肝、肌肉等组织中含量丰富,生理情况下血浆中含量甚微。肝素主要通过增强抗凝血酶Ⅲ的活性而发挥间接抗凝作用。此外,肝素还可刺激血管内皮细胞释放TFPI,故肝素在体内的抗凝作用强于体外。

与后续知识的联系

抗凝血药肝素的药理机制

重点提示

抗凝血酶Ⅲ和肝素的生理作用

(四)促凝与抗凝措施

临床工作中常常需要采取各种措施保持血液不发生凝固或加速血液凝固。

1. 促凝措施

(1)**提供粗糙异物表面**:如临床上常用纱布或明胶海绵等压迫止血,就是利用粗糙表面可以激活$FXII$和血小板,进而促进血液凝固。

(2)**适当提高温度**:如外科手术中常用温热的盐水纱布止血,原因在于适当加温(一般不超过40℃)可提高各种凝血酶的活性使凝血反应加速,从而加快血液凝固。

(3)**促进凝血因子合成**:由于FII、$FVII$、FIX、FX的合成依赖维生素K的参与,某些手术前给患者补充适量维生素K,可促进肝脏合成这些凝血因子,以加速血液凝固,防止手术时大出血。

2. 抗凝措施

(1)临床上广泛采用肝素进行体内、体外抗凝,用于防治血栓的形成,如静脉留置针的封针液、弥散性血管内凝血的治疗等。

(2)枸橼酸钠可与血浆中的Ca^{2+}结合,形成稳定的可溶性络合物,除去血浆中游离的Ca^{2+},使血液不能凝固,而且少量枸橼酸钠毒性很小,不会对机体造成影响,所以临床上常采用枸橼酸钠作为抗凝剂,储存血液。

重点提示

枸橼酸钠的抗凝机制

(3)适当降低温度可抑制酶促反应,并能防止血液变质,所以储存血液应在低温环境(2~6℃)。

二、纤维蛋白溶解

纤维蛋白在纤维蛋白溶解酶的作用下,被分解液化的过程称为纤维蛋白溶解,简称纤溶。纤溶系统主要包括纤维蛋白溶解酶原(简称纤溶酶原)、纤溶酶、纤溶酶原激活物与纤溶抑制物。纤溶过程可分为纤溶酶原的激活与纤维蛋白降解两个基本阶段(图 3-7)。

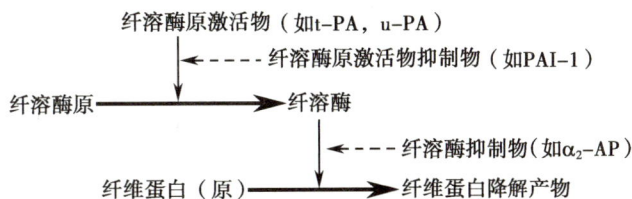

纤溶酶原激活物(如t-PA,u-PA)
         ↓ ◄ - - - - 纤溶酶原激活物抑制物(如PAI-1)
纤溶酶原 ──────→ 纤溶酶
                    ↑ ◄ - - - 纤溶酶抑制物(如α₂-AP)
纤维蛋白(原) ──────→ 纤维蛋白降解产物

图 3-7　纤维蛋白溶解过程示意图

──→ 催化作用;　──→ 变化方向;　……→ 抑制作用。

(一)纤溶酶原的激活

纤溶酶原主要在肝脏、骨髓和嗜酸性粒细胞合成。纤溶酶原无活性,需在激活物作用下,生成有活性的纤溶酶。其激活物主要有组织型纤溶酶原激活物(tissue-type plasminogen activator,t-PA)和尿激酶型纤溶酶原激活物(urokinase-type plasminogen activator,u-PA)。t-PA 是血液中主要的内源性纤溶酶原激活物,当血管内出现血凝块时,t-PA、纤溶酶原与纤维蛋白结合后,使 t-PA 对纤溶酶原的亲和力大大增强,激活效应增强 1 000 倍。重组人组织型纤溶酶原激活物已作为溶栓药广泛应用于临床血栓栓塞的治疗。u-PA 是仅次于 t-PA 的生理性纤溶酶原激活物,其主要功能是溶解血管外蛋白。

(二)纤维蛋白的降解

纤溶酶是一种活性很强的蛋白酶,它可将纤维蛋白和纤维蛋白原分解为可溶性小肽,称为纤维蛋白降解产物。这些降解产物通常不再发生凝固,其中一部分还具有抗凝血作用。

(三)纤溶抑制物

体内有多种物质可抑制纤溶系统的活性,主要有纤溶酶原激活物抑制物 -1(plasminogen activator inhibitor type-1,PAI-1)和 α₂- 抗纤溶酶(α₂-antiplasmin,α₂-AP)。PAI-1 主要由血管内皮细胞产生,通过与 t-PA 和 u-PA 结合而使之灭活。α₂-AP 主要由肝脏产生,通过与纤溶酶结合成复合物而抑制其活性。

凝血与纤溶是两个既对立又统一的功能系统,两者之间保持动态平衡,使人体在出血时既能有效地止血,又能防止血凝块堵塞血管,保持血流畅通。在血管内,如果凝血作用大于纤溶,就易发生血栓;反之,就会造成出血倾向。

> **与后续知识的联系**
>
> 溶栓药的药理机制

第四节　血量、血型与输血原则

一、血量

血量(blood volume)是指人体内血液的总量。正常成人血量占体重的 7%~8%,即每千克体重有 70~80ml 血液。全身血液的大部分在心血管内快速循环流动,称为循环血量;小部分滞留在肝、脾、肺、腹腔静脉和皮下静脉丛内,流动缓慢,称为储存血量。在运动或大出血等情况下,储存血

> **重点提示**
>
> 正常成人的血量

量可被动员出来,以补充循环血量。

正常成人血量始终保持相对稳定。一般认为成人一次失血量不超过正常血量的 10%,机体可通过心脏活动增强、血管收缩、储存血量释放、肝脏合成血浆蛋白加速、骨髓造血功能加强等来代偿,使生命活动维持在正常状态。若一次失血量达正常血量的 20% 时,人体功能将难以代偿,会出现血压下降、眩晕等症状。一次失血量达正常血量的 30% 以上时,可危及生命,应立即进行抢救。

二、血型

血型(blood group)是指血细胞膜上特异性抗原的类型。除红细胞外,白细胞、血小板和组织细胞也存在特异性抗原。一般所说的血型是指红细胞血型,目前已发现 35 个不同的红细胞血型系统,其中,与临床关系最密切的是 ABO 血型系统和 Rh 血型系统。

(一)ABO 血型系统

1. ABO 血型的分型 ABO 血型系统有两种不同的抗原,分别是 A 抗原和 B 抗原。根据红细胞膜上 A 抗原和 B 抗原的有无,可将 ABO 血型分为四种,即 A 型、B 型、AB 型、O 型。凡红细胞膜上只含有 A 抗原者称为 A 型,只含有 B 抗原者称为 B 型,同时含有 A 抗原和 B 抗原者称为 AB 型,A 抗原和 B 抗原均无者称为 O 型。血浆中含有与上述抗原对应的两种天然抗体,分别是抗 A 抗体和抗 B 抗体。天然抗体主要是 IgM,分子量大,不能通过胎盘。不同血型的人的血清中含有不同的抗体,但不含有与自身红细胞抗原相对应的抗体(表 3-3)。

表 3-3　ABO 血型系统中的抗原和抗体

血型	红细胞膜上的抗原	血清中的抗体
A 型	A	抗 B
B 型	B	抗 A
AB 型	A 和 B	无
O 型	无	抗 A 和抗 B

2. 凝集反应 当红细胞膜上的抗原和与其相对应的抗体相遇时,会使红细胞彼此聚集在一起,形成一簇簇不规则的红细胞团,称为红细胞凝集反应。红细胞凝集的本质是抗原 - 抗体反应。凝集反应一旦发生,在补体的参与下,可引起红细胞破裂,发生溶血。

3. ABO 血型的鉴定 临床工作或实验中依据红细胞凝集反应的原理,进行 ABO 血型的鉴定。用已知的标准血清(含抗体)与待鉴定的红细胞(含抗原)相混合,根据发生凝集反应的结果,判定被检测红细胞膜上所含抗原的类型,从而确定其 ABO 血型。目前发现 A 型抗原含有 A1、A2 两种亚型,因此 ABO 血型鉴定或输血时,应注意亚型的存在。

> **重点提示**
>
> ABO 血型的分型依据和血型鉴定

> **知识拓展**
>
> #### ABO 血型的发现
>
> 卡尔·兰德斯坦纳(Karl Landsteiner,1868—1943)是奥地利维也纳大学的著名医学家。1900 年他在 22 位同事的正常血液中发现红细胞和血浆之间能够发生"反应",即某些人的血浆能够促使另一些人的红细胞凝集。兰德斯坦纳发表于 1901 年的这篇论文成为人类血型分类研究的基础。1972 年经国际会议确认血型有 A、B、O 和 AB 四种类型,标志着现代血型系统

理论的正式诞生。1930年兰德斯坦纳获得诺贝尔生理学或医学奖，表彰他在ABO血型系统研究中的杰出贡献。2001年国际卫生组织等将每年的6月14日（兰德斯坦纳诞辰日）确立为"世界献血日"。

献血是一项重要的公益活动，它不仅是一种责任和义务，更是一种荣誉和奉献精神。我们每一个人都应该行动起来，为献血事业贡献一份力量。

（二）Rh血型系统

1. Rh血型的抗原与分型　　Rh抗原是人类红细胞膜上存在的另一类抗原，因最先发现于恒河猴（Rhesus monkey）的红细胞而得名。已发现的50多种Rh抗原中，与临床关系密切的是C、c、D、E、e五种，其中D抗原的抗原性最强，故临床上通常将红细胞上含有D抗原者称为Rh阳性；而红细胞上缺乏D抗原者称为Rh阴性。

2. Rh血型系统的分布　　我国汉族和其他大多数民族的人群中，Rh阳性者约占99%，Rh阴性者仅约1%。但在有些少数民族的人群中，Rh阴性者比例较高，如塔塔尔族约为15.8%，苗族约为12.3%，布依族和乌孜别克族约为8.7%。

3. Rh血型抗体的特点　　人类血清中不存在抗Rh的天然抗体，只有当Rh阴性者接受Rh阳性者的血液后，才会通过体液免疫产生抗Rh的免疫性抗体。Rh血型系统的抗体主要是IgG，分子量较小，能通过胎盘。

4. Rh血型系统的临床意义

（1）**输血方面**：Rh阴性受血者第一次接受Rh阳性血液后，一般不产生明显的输血反应，但在第二次或多次输入Rh阳性的血液时，即可发生抗原-抗体反应，导致红细胞凝集而发生溶血。

（2）**母婴血型不合**：当Rh阴性的孕妇怀有Rh阳性的胎儿时，在妊娠晚期或分娩时胎儿的红细胞进入母体，刺激母体产生抗D抗体。在第二次妊娠时，母体内的抗D抗体可进入Rh阳性胎儿体内而引起新生儿溶血。若在Rh阴性母亲生育第一胎后，及时输注特异性抗D免疫球蛋白，中和进入母体的D抗原，以避免Rh阴性母亲致敏，可预防第二次妊娠时新生儿溶血的发生。

> **重点提示**
>
> Rh血型的抗体特点及临床意义

三、输血原则

输血是治疗某些疾病、抢救大失血和确保一些手术顺利进行的重要手段。但若输血不当或发生差错，将会给患者造成严重的损害，甚至引起死亡。为了保证输血安全，提高输血效果，必须遵守输血原则，即保证供血者的红细胞不被受血者的血浆所凝集。

输血前，首先必须鉴定血型，保证供血者与受血者ABO血型相合；同时必须进行交叉配血试验。

交叉配血试验的方法如图3-8所示：将供血者的红细胞与受血者的血清相混合称为交叉配血试验的主侧；再将受血者的红细胞与供血者的血清相混合称为交叉配血试验的次侧。如果主侧、次侧均没有发生凝集反应，为配血相合，可以进行输血；如果主侧发生凝集反应，无论次侧结果如何，均为配血不合，严禁输血；如果主侧不发生凝集反应，次侧发生凝集反应，则为配血基本相合，仅在紧急情况下可输入少量血液（<200ml），输血速度也不宜太快，并在输血过程中密切观察受血者的情况，若发生输血反应，必须立即停止输注。

图3-8　交叉配血试验示意图

> **重点提示**
>
> 输血原则

随着科学技术和医学的进步，血液成分分离技术不断提高，输血疗法

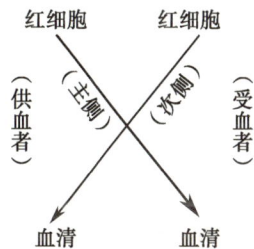

已经从原来的输注全血发展到成分输血。成分输血是把人血中的不同成分,如红细胞、血浆、血小板和粒细胞,分别制备成高纯度或高浓度的制品,根据不同病人的需要,可输注血液的不同成分。成分输血可增强治疗的针对性,提高疗效,减少不良反应。

(王　腾　许秀娟)

思考与练习

1. 从红细胞生成的部位、原料、成熟因子以及生成调节的各个环节,分析临床常见贫血的原因。

2. 正常情况下血管内的血液为何不发生凝固?

练习题

第四章 | 血液循环

教学课件

思维导图

学习目标

知识目标：

1. 掌握心脏的泵血过程，心输出量及影响因素，动脉血压的形成及影响因素，微循环的血流通路及其意义，中心静脉压和影响静脉回流的因素，降压反射；

2. 熟悉心肌细胞生物电形成机制及特点，心肌细胞生理特性，心音的形成原因及意义，组织液的生成及影响因素，心脏血管的神经支配及作用，心血管活动的体液调节；

3. 了解心力储备，心电图基本波形所代表的意义，各类血管的特点，动脉脉搏、淋巴循环的意义，心、肺、脑循环的特点及意义。

能力目标：

1. 能观察基本生命体征，理解心肺复苏的急救原理；

2. 能初步分析循环系统常见疾病的病理生理、临床表现及常用降血压药物的作用机制；

3. 能直接测量家兔动脉血压，间接测量人体动脉血压，进行正常心音的听诊。

素质目标：

1. 培养健康的生活方式，积极预防循环系统疾病，并增强健康宣教意识；

2. 培养基础为临床服务的意识及科学唯物辩证的思维习惯；

3. 培养珍爱生命的意识和健康安全意识，树立善于思考、勇于创新、献身科学的精神。

　　循环系统是由心血管系统和淋巴系统组成的相对封闭的管道系统，其中起主要作用的是心血管系统。心血管系统由心脏、血管和存在于二者内的血液组成。在心脏泵的推动下，血液在封闭的心血管系统内呈单方向循环流动的过程称为**血液循环**（blood circulation）。血液循环的主要功能是将营养物质和 O_2 运输到全身各器官、组织及细胞，同时将代谢产物和 CO_2 运输到排泄器官排出体外，以保证人体新陈代谢正常进行，维持内环境理化特性的相对稳定，并帮助实现血液的防卫免疫功能。血液循环一旦发生障碍，机体的新陈代谢便不能正常进行，组织、器官功能失调，甚至危及生命。淋巴系统由淋巴管和淋巴器官组成，外周淋巴管收集部分组织液形成淋巴液，汇入静脉。

温故知新

循环系统的组成及结构

血液循环概况

情景导入

　　王女士，55岁，有哮喘史。做完大扫除后，突然觉得胸痛、胸闷憋气，去医院就诊。体格检查见：颈静脉怒张，下肢水肿，肝增大。X线检查显示：心脏显著增大，诊断为充血性心力衰竭。

第一节　心脏生理

心脏是血液循环的动力器官，收缩时将血液射入动脉，舒张时则使血液经静脉系统回流入心脏。心脏的节律性舒缩活动对血液的驱动作用称为心脏的泵血功能。这种规律的活动是在心肌细胞生物电基础上实现的。因此，学习心肌细胞的生物电现象，对于理解心肌的生理特性、心电图和心脏的泵血功能有重要的意义。

一、心肌细胞的生物电活动

根据心肌细胞的组织学和电生理学特点，可将其分为两类：一类是工作细胞，包括心房肌和心室肌，具有稳定的静息电位，主要执行收缩功能；另一类为自律细胞，即组成心内特殊传导系统的心肌细胞，主要包括窦房结细胞和浦肯野细胞，它们可自动产生节律性兴奋。根据心肌细胞动作电位去极化快慢不同，可将心肌细胞分为快反应细胞和慢反应细胞两类。前者包括心房肌细胞、心室肌细胞和浦肯野细胞，其去极化过程由快钠通道开放，钠离子快速内流引起，去极化速度和幅度大，兴奋传导速度快，复极过程缓慢且有多个时相组成；后者则包括窦房结细胞和房室结细胞，其去极化过程由慢钙通道开放，钙离子缓慢内流引起，特点是去极化速度和幅度小，兴奋传导速度慢，复极过程缓慢且时相区分不明确。

（一）工作细胞的跨膜电位及其形成机制

心房肌细胞和心室肌细胞的跨膜电位及其形成机制基本相同，下面以心室肌细胞为例，介绍工作细胞的跨膜电位及其形成机制。

1. 静息电位　心室肌细胞的静息电位为 $-90\sim-80mV$，形成机制与神经细胞和骨骼肌细胞相似，主要是 K^+ 外流产生的平衡电位。

2. 动作电位　心室肌细胞动作电位包括去极化和复极化两个过程，全过程可分为 0、1、2、3、4 五个时期（图 4-1）。

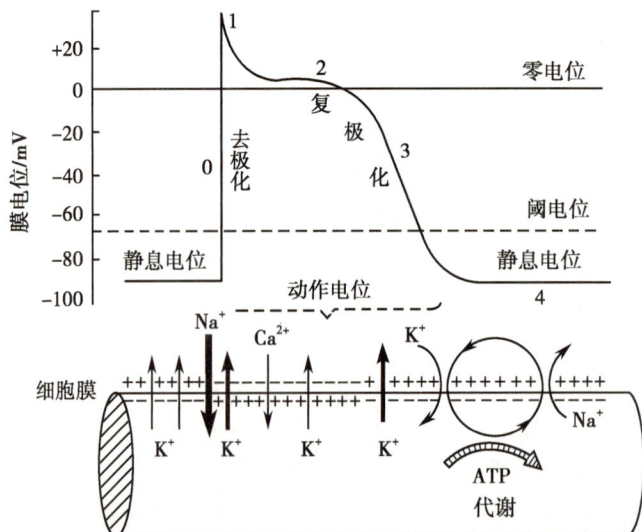

ER 4-4.

心室肌细胞的
跨膜电位及其
形成机制

图 4-1　心室肌细胞动作电位和主要离子流示意图

（1）**0 期（快速去极化期）**：在静息电位的基础上，心室肌细胞受到有效刺激时，膜上 Na^+ 通道部分开放，少量 Na^+ 内流，当去极化达到阈电位水平（-70mV）时，膜上 Na^+ 通道大量开放，Na^+ 快速内流，膜电位迅速上升到约 +30mV，接近 Na^+ 的平衡电位，构成动作电位的上升支。0 期持续时间短，历时 1~2ms。

（2）**1 期（快速复极化初期）**：当心室肌细胞去极化达到峰值后，膜内电位由 +30mV 快速下降到 0mV 左右，历时约 10ms。此时钠通道已失活关闭，Na^+ 内流停止，同时激活 K^+ 通道，K^+ 外流，膜电位迅速下降。0 期和 1 期构成锋电位。

（3）**2 期（平台期）**：当膜电位复极到 0mV 左右时，复极速度变得非常缓慢，膜电位基本保持在 0mV 左右，历时 100~150ms，此期动作电位曲线较平坦，形成坡度很小的平台，故称为平台期。2 期主要是由于慢 Ca^{2+} 通道开放，Ca^{2+} 缓慢持续内流与 K^+ 少量外流处于平衡状态所致。平台期是心室肌细胞动作电位区别于骨骼肌细胞和神经细胞动作电位的主要特征。

（4）**3 期（快速复极化末期）**：2 期复极末，复极速度加快，膜电位由 0mV 左右快速复极到静息电位水平，完成复极化过程，历时 100~150ms。此期主要是慢 Ca^{2+} 通道关闭，K^+ 通道开放，K^+ 大量外流形成。

从 0 期开始到 3 期结束的时间段，称为动作电位时程。心室肌细胞的动作电位时程为 200~300ms。

（5）**4 期（静息期）**：此期膜电位恢复到静息电位水平，但细胞内外离子的浓度分布尚未恢复，此时膜上钠泵、Na^+-Ca^{2+} 交换体和钙泵的活动增强，将内流的 Na^+、Ca^{2+} 转运到细胞外，同时将外流的 K^+ 转运入细胞内，使细胞内外离子浓度恢复到兴奋前的水平，为下一次兴奋做好准备。

（二）自律细胞的跨膜电位及其形成机制

自律细胞跨膜电位的特点是 4 期膜电位不稳定，复极化至 3 期末，膜电位达到最大复极电位（也称最大舒张电位）时，能够立即进行自动缓慢去极化，称为 4 期自动去极化。当自动去极化达到阈电位水平时，就可产生一次新的动作电位。4 期自动去极化是自律细胞自律性形成的基础，也是自律细胞生物电的共同特征。

1. 窦房结 P 细胞动作电位 窦房结 P 细胞动作电位与工作细胞明显不同，全程仅分为 0、3、4 三期（图 4-2）。0 期去极化缓慢，幅度较小，此期是由慢钙通道开放，Ca^{2+} 内流所致，因此窦房结 P 细胞属于慢反应细胞。3 期最大复极电位绝对值小，约为 -70mV，由 K^+ 外流形成。当 P 细胞动作电位 3 期复极完毕，立即开始自动去极化，进入 4 期。4 期自动去极化的机制比较复杂，主要是由于 K^+ 外流进行性衰减形成，其次还伴有 Na^+ 内流的进行性增强和 Ca^{2+} 缓慢内流的参与。当 4 期自动去极化达到阈电位水平即可爆发动作电位，重新进入 0 期。

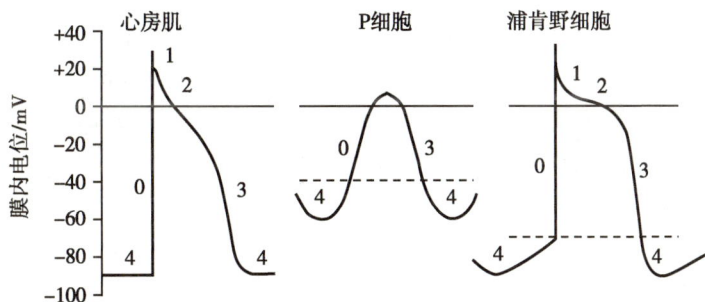

图 4-2 心房肌、P 细胞和浦肯野细胞的动作电位示意图

2. 浦肯野细胞动作电位 浦肯野细胞除 4 期外，其动作电位形成原理与心室肌细胞基本相同，全过程可分为 0、1、2、3、4 五个时期（图 4-2）。4 期自动去极化是由于 Na^+ 内流进行性增强和 K^+ 外流进行性衰减引起，自动去极化速度比窦房结 P 细胞慢，自律性较低。

根据工作细胞和自律细胞 0 期去极化速度快慢和 4 期能否自动去极化，可将心肌细胞分为快反应非自律细胞、快反应自律细胞、慢反应非自律细胞和慢反应自律细胞。

重点提示

自律细胞生物电的共同特征

与后续知识的联系

心律失常与抗心律失常药

二、心肌的生理特性

心肌具有自律性、兴奋性、传导性和收缩性四种生理特性。其中自律性、兴奋性和传导性都是以心肌细胞的生物电活动为基础的，属于电生理特性，而收缩性是以收缩蛋白相互作用为基础的，属于机械特性。

（一）自动节律性

心肌在没有外来刺激的情况下，能自动产生节律性兴奋的能力或特性称为自动节律性，简称自律性。心肌的自律性来源于自律细胞，4 期自动去极化是自律性的生物电基础。自律性的高低与自律细胞 4 期自动去极化速度成正比，可用单位时间（每分钟）内自动产生兴奋的次数来衡量。

1. 心脏各部分的自律性 心脏的特殊传导系统具有自律性，但各部分自律性高低不同。窦房结 P 细胞自律性最高，约 100 次 /min；房室结自律性次之，约 50 次 /min；浦肯野细胞自律性最低，约 25 次 /min。正常情况下，窦房结是控制心脏兴奋和搏动的正常部位，称为正常起搏点。以窦房结为起搏点控制的心脏活动节律，称窦性心律；其他部位的自律细胞由于自律性较低，受来自窦房结冲动的控制，其自律性不能表现出来，仅起兴奋传导作用，称为潜在起搏点。在某些病理情况下，心脏的活动由潜在起搏点控制，所产生的心脏活动节律，称异位心律。此时的异常起搏部位称为异位起搏点。

重点提示

正常起搏点与窦性心律的概念

2. 影响自律性的因素

（1）**4 期自动去极化的速度**：在最大复极电位和阈电位水平不变的情况下，4 期自动去极化速度越快，到达阈电位水平所需时间越短，则单位时间内发生兴奋的次数增多，自律性增高。反之，自律性降低。

（2）**最大复极电位和阈电位水平**：当 4 期自动去极化速度不变时，最大复极电位的绝对值减小和 / 或阈电位水平下移，均使两者之间的差距减小，自动去极化达到阈电位的时间缩短，自律性增高。反之，自律性降低。

（二）传导性

心肌的传导性是指心肌细胞具有传导兴奋的能力或特性。由于心肌细胞间以闰盘相连接，兴奋不仅在同一心肌细胞上传导，还可以通过闰盘处的缝隙连接扩布到相邻的细胞，使心肌细胞的兴奋和收缩表现为同步性活动，整个心室或心房成为一个功能性合胞体。

1. 心脏内兴奋传导的途径和特点 正常情况下，窦房结发出的兴奋通过心房肌传播到左、右心房，并沿着由心房肌组成的优势传导通路迅速传到房室结（即房室交界区），再由房室束和左右束支传到浦肯野纤维网，引起心室肌兴奋（图 4-3）。

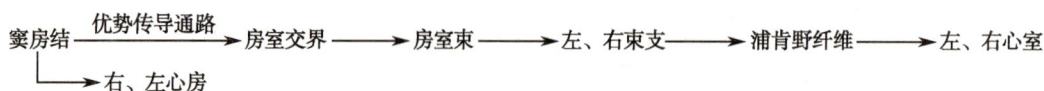

窦房结 —优势传导通路→ 房室交界 —→ 房室束 —→ 左、右束支 —→ 浦肯野纤维 —→ 左、右心室
　　　 └→ 右、左心房

图 4-3　兴奋在心内的传导途径示意图

兴奋在心脏各部分的传导速度不同，普通心房肌的传导速度约 0.4m/s；心房"优势传导通路"为 1.0~1.2m/s；心室肌约 1m/s；浦肯野纤维传导速度最快可达 4m/s，因此，房室结的兴奋可沿浦肯野纤维网迅速传遍整个心室肌，从而保证了左、右心室的同步收缩。房室结区中纤细的交界纤维传导速度最慢，仅为 0.02m/s，房室结纤维的传导速度也很慢，约 0.1m/s。由于房室结区是窦房结的兴奋从心房传到心室的唯一通道，因此兴奋在此处延搁一段时间（约 0.1s）后才能传向心室，这种现象称为**房室延搁**（atrioventricular delay）。房室延搁使心房的兴奋不能过快地传到心室，从而保证心室收缩发生在心房收缩之后，有利于心室的充盈和射血；但也使得房室结成为传导阻滞的好发部位。

2. 影响传导性的因素

（1）**结构因素**：心肌细胞的直径是决定传导性的主要结构因素，兴奋传导速度与其是正变关系。直径较细的细胞内电阻大，传导速度较慢；直径较粗的细胞内电阻小，则传导速度较快。

（2）**生理因素**：心肌的电生理特性是决定和影响心肌传导性的主要因素。

1）**0 期去极化的速度和幅度**：动作电位 0 期去极化速度越快，则局部电流形成越快；0 期去极化幅度越大，兴奋部位与未兴奋部位之间的电位差越大，则局部电流形成越强。局部电流形成越快越强，兴奋的扩布范围也越大，传导速度就快，反之传导速度就慢。

2）**邻近未兴奋区膜的兴奋性**：只有邻近未兴奋部位的兴奋性是正常的，兴奋才可以传导。若邻近未兴奋区膜上的 Na^+ 通道处于失活或部分失活状态（不应期），则局部电流不能使之兴奋，导致传导阻滞。

此外，邻近未兴奋部位膜的静息电位（或自律细胞的最大复极电位）与阈电位差距加大，则膜的兴奋性降低，去极化达阈电位水平所需的时间延长，传导速度减慢。

（三）兴奋性

1. 心肌兴奋性的周期性变化　心肌细胞每产生一次兴奋，其膜电位的兴奋性也随之发生相应的周期性变化。下面以心室肌细胞为例说明兴奋性的周期性变化（图 4-4）。

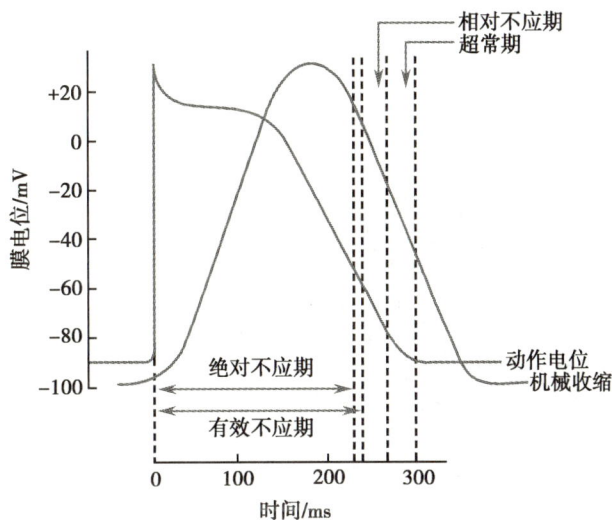

图 4-4　心室肌细胞动作电位期间兴奋性的变化及与机械收缩的关系示意图

（1）**有效不应期**：心肌细胞发生一次兴奋后，从 0 期去极化开始到 3 期复极化达 -55mV 这段时期，无论给予心肌多强的刺激，都不会引起心肌细胞发生去极化反应，称为**绝对不应期**（absolute refractory period，ARP）。从 3 期复极化 -55mV 到 -60mV 这段时期内，给予阈上刺激，可使膜产生局部反应，但不能爆发新的动作电位，称为局部反应期。由于此期 Na^+ 通道全部失活或仅有少量

Na$^+$通道复活,大量 Na$^+$通道尚未恢复到可以被激活的备用状态,心肌兴奋性等于零。绝对不应期和局部反应期合称为**有效不应期**(effective refractory period,ERP)。心肌的有效不应期特别长,是其兴奋性变化的重要特点。

(2)**相对不应期**:复极化 3 期膜电位从 −60mV 到 −80mV 这段时期内,若给予心肌一个阈上刺激,则可能产生一次新的动作电位,称为**相对不应期**(relative refractory period,RRP)。此期 Na$^+$通道部分恢复活性,心肌的兴奋性已逐渐恢复,但仍低于正常。

(3)**超常期**:复极化 3 期膜电位从 −80mV 到 −90mV 这段时期内,若给予心肌一个阈下刺激,就可产生一次新的动作电位,此期心肌的兴奋性高于正常,故称为**超常期**(supranormal period,SNP)。这是由于此期膜电位接近阈电位水平,Na$^+$通道也已基本恢复到备用状态,阈下刺激即可引起动作电位。

复极化过程完成后,膜电位恢复到正常静息时的水平,兴奋性也恢复正常。

2. 影响兴奋性的因素　兴奋性的高低取决于离子通道的性状以及静息电位(或最大复极电位)与阈电位之间的差距。下面以心室肌为例,探讨影响心肌兴奋性的因素。

(1)**引起 0 期去极化的离子通道性状**:0 期去极化的引起与 Na$^+$通道的激活有关。Na$^+$通道有备用、激活和失活三种功能状态,Na$^+$通道所处状态具有电压依赖性和时间依赖性。当膜电位处于静息电位水平时,Na$^+$通道处于备用状态,此时给予一个有效刺激,可激活 Na$^+$通道,使膜电位去极化到阈电位水平,引发动作电位,此时兴奋性为正常水平。Na$^+$通道激活后很快处于失活状态,无论给予多么强大的刺激都不能引起兴奋,此时的兴奋性为零。Na$^+$通道是否处于备用状态是心室肌是否具有正常兴奋性的前提。

(2)**静息电位和阈电位之间的差距**:静息电位绝对值增大或阈电位水平上移,两者之间差距增大,引起兴奋所需的刺激阈值也增大,兴奋性降低。反之,则兴奋性升高。但当静息电位显著减小时,则可由于部分 Na$^+$通道失活而使阈电位水平上移,结果兴奋性反而降低。

3. 期前收缩与代偿间歇　正常情况下,整个心脏按窦房结的节律兴奋和收缩。如果在心室肌有效不应期之后,下次窦房结的正常兴奋到达之前,心室肌受到一次额外(人工或病理)的刺激,则可提前产生一次兴奋和收缩,分别称为期前兴奋和期前收缩(图 4-5)。期前兴奋也有自己的有效不应期,如果下一次正常的窦房结兴奋正好落在期前兴奋的有效不应期内,则不能引起心室肌的兴奋和收缩,而出现一次"脱失"。必须等到下一次窦房结的兴奋传来时,心室肌才能发生兴奋和收缩。因此,在期前收缩之后,往往会出现一段较长的心室舒张期,称为代偿间歇(图 4-5)。

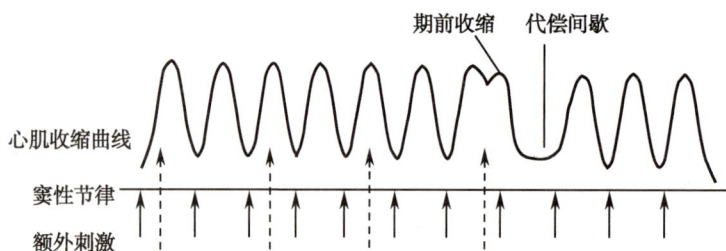

图 4-5　期前收缩与代偿间歇示意图

重点提示

心肌兴奋性的周期性变化的特点和意义

(四)收缩性

与骨骼肌比较,心肌收缩性具有以下特点:

1. 同步收缩　由于心脏可看成一个功能上的合胞体,但在解剖结构上,心房和心室之间由纤维环和结缔组织将两者隔开,因此心脏实际上是由左右心房和左右心室两个功能合胞体组成的。心肌一旦兴奋,引起所有心房肌或心室肌同步兴奋和收缩,称为同步收缩,又称"全或无"式收缩。这种同步收缩保证了泵血功能的有效发挥。

2. 不发生强直收缩 由于心肌细胞有效不应期长，相当于心肌收缩过程的整个收缩期和舒张早期，因此心肌不可能发生强直收缩。心肌的收缩和舒张只能交替地进行，有利于心脏充盈，以保证实现泵血功能。

3. 对细胞外液 Ca^{2+} 的依赖性 心肌细胞的肌质网不发达，终池储存的 Ca^{2+} 较少。因此，心肌兴奋-收缩耦联所需的 Ca^{2+}，必须依赖细胞外液中 Ca^{2+} 扩散进入膜内。在一定范围内，细胞外液中 Ca^{2+} 浓度升高，可增强心肌收缩力；反之，则使心肌收缩力减弱。

三、心电图

由窦房结产生的兴奋，依次传向心房和心室，引起心房和心室先后发生兴奋。在兴奋过程中出现的生物电活动，可以通过心脏周围的组织和体液传导到体表。如果将测量电极置于体表的一定部位，可记录到心脏兴奋发生和传导过程中的电变化曲线，称为**心电图**（electrocardiogram，ECG）或体表心电图。心电图反映的生物电活动，并非单个心肌细胞的膜电位变化，而是整个心脏兴奋的产生、传导和恢复过程中生物电变化的综合波形，与心脏的机械收缩活动也无直接关系。

（一）心电图导联

记录心电图必须使用特制的心电图记录纸，在心电图记录纸上有 1mm 间隔的横竖直线，横线表示时间，竖线表示电压。通常心电图机的标准灵敏度和走纸速度分别设置为 10mm/mV 和 25mm/s，故纵向每一小格表示 0.1mV，横向每一小格表示 0.04s。在描记心电图时，心电图测量电极在人体不同部位安放的位置及与心电图机连接的线路，称为心电图导联。国际通用的心电图导联，共有三类 12 个，包括三个标准肢体导联（Ⅰ、Ⅱ、Ⅲ），三个加压单极肢体导联（aVR、aVL、aVF）及六个单极胸导联（V_1、V_2、V_3、V_4、V_5、V_6）。

（二）正常心电图基本波形及其生理意义

不同导联上记录到的心电图波形不同，但都可以出现以下几个基本波形。下面以标准Ⅱ导联为例说明心电图各波和间期的形态和意义（图 4-6）。

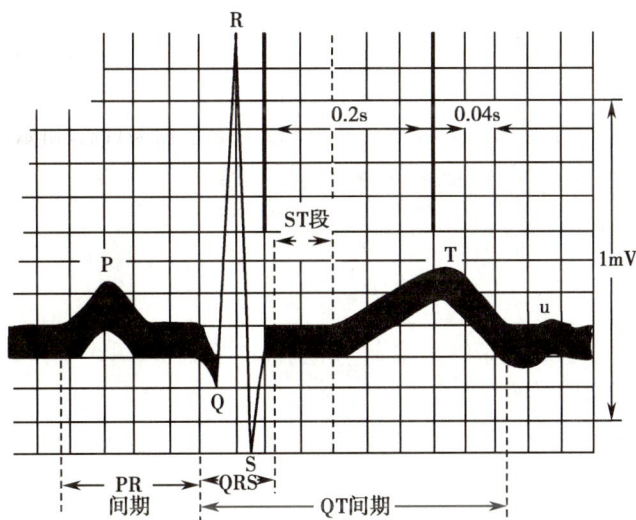

图 4-6 正常人体心电图模式图

1. P 波 反映左、右心房去极化过程。正常 P 波小而圆钝，历时 0.08~0.11s，波幅不超过 0.25mV。当心房肥大时，P 波时间和波幅超过正常。

2. QRS 波群 在 P 波之后间隔一小段时间（PR 间期）后出现的较为复杂的波群，称为 QRS 波群，反映左、右两心室去极化过程。正常 QRS 波群历时约 0.06~0.10s，代表兴奋在心室内传播所需的时间,在不同导联中,这三个波不一定都出现,各波波幅在不同导联中变化较大。在心室肥大或心室内兴奋传导异常时,QRS波群将发生改变。

3. T波 反映心室复极化过程的电位变化。历时 0.05~0.25s,波幅一般为 0.1~0.8mV,在 R 波较高的导联中,T 波不应低于 R 波的 1/10,T 波的方向与 QRS 波群的主波方向相同。如果出现 T 波低平、双向或倒置,则称为 T 波改变,可见于多种生理、病理或药物作用下,临床意义需仔细辨别。

4. u波 是指在 T 波后 0.02~0.04s 可能出现的一个低而宽的波。历时 0.1~0.3s,波幅一般小于 0.05mV,方向一般与 T 波一致。一般认为 u 波可能与浦肯野纤维网的复极化有关。

5. PR 间期(或 PQ 间期) 是指从 P 波起点到 QRS 波群起点之间的时间,反映心房开始兴奋到心室开始兴奋所需要的时间,也称为房室传导时间,一般历时 0.12~0.20s。在房室传导阻滞时,PR 间期延长。

6. QT 间期 是指从 QRS 波群起点到 T 波终点之间的时间,反映心室从开始去极化到完全复极化所需的时间,一般历时 0.36~0.44s。QT 间期的长短与心率成反变关系。

7. ST 段 是指从 QRS 波群终点到 T 波起点之间的线段。ST 段代表心室肌细胞均处于去极化状态(相当于动作电位的平台期),各部分之间电位差很小,因此正常时 ST 段应与基线平齐,常描记为一段直线。ST 段的异常压低或抬高表示心肌缺血或损伤。

> **重点提示**
>
> 心电图的基本波形及其意义

四、心脏的泵血功能

心脏的泵血功能是指心脏通过节律性收缩和舒张对血液的驱动作用,是心脏的主要功能。

(一)心率与心动周期

1. 心率 每分钟心脏跳动的次数称为心跳频率,简称**心率**(heart rate,HR)。正常成人安静时,心率为 60~100 次/min,平均 75 次/min。心率可因年龄、性别和其他生理情况而不同。新生儿心率可达 130 次/min 以上,随着年龄增长而逐渐减慢,至青春期时接近成年人。成年人中,女性的心率一般比男性稍快。同一个人,在安静或睡眠时心率减慢,运动或情绪激动时心率加快。在某些药物或神经体液因素的影响下,会使心率加快或减慢。经常进行体力劳动和体育锻炼的人,安静时心率较慢。

ER 4-6

心动周期

2. 心动周期 心脏每收缩和舒张一次,构成一个机械活动周期,称为心动周期。在一个心动周期中,心房和心室的机械活动都可分为收缩期和舒张期。由于

心室在心脏的泵血过程中起主要作用,通常所说的心动周期是指心室的活动周期。

心动周期的长短与心率成反变关系。以正常成人安静时心率 75 次 /min 计算,一个心动周期为 0.8s,其中心房收缩期为 0.1s,舒张期为 0.7s;心室收缩期为 0.3s,舒张期为 0.5s(图 4-7)。从心室舒张开始到下一个心动周期心房开始收缩为止,心房、心室都处于舒张期,称为全心舒张期,持续约 0.4s。心房和心室的收缩不同步,左、右心房和左、右心室的活动是同步的。在一个心动周期中,心房和心室的舒张期都长于收缩期,这既有利于静脉血液的回流和心室的血液充盈,又能让心肌得到充分的休息。若心率加快,则心动周期缩短,收缩期和舒张期都相应缩短,但舒张期缩短的程度更大,这对心脏的持久活动是不利的。

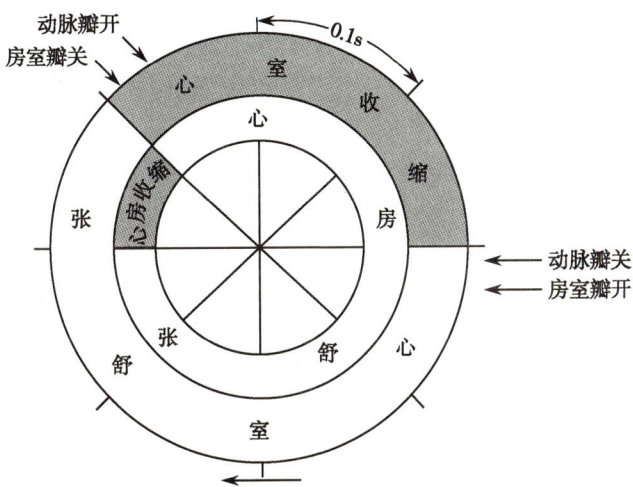

图 4-7　心动周期示意图

(二) 心脏的泵血过程

心脏泵血是通过心脏有节律的收缩和舒张交替活动而完成的。在心脏的泵血过程中,心室起主要作用,左、右心室的泵血过程相似,而且几乎同时进行。现以左心室为例来说明一个心动周期中心脏的泵血过程(图 4-8)。

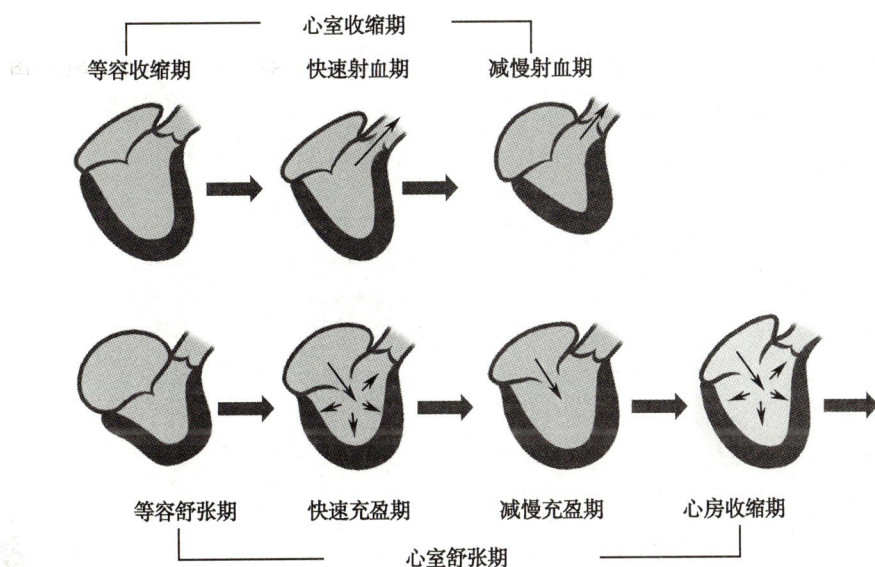

图 4-8　心脏泵血过程示意图

ER 4-7

左心室泵血过程

1. 心室收缩期　心室收缩期可分为等容收缩期、快速射血期和减慢射血期三个时期。

（1）**等容收缩期**：心室开始收缩后，室内压迅速升高，当室内压超过房内压时，房室瓣关闭。但此时室内压尚低于主动脉压，主动脉瓣仍处于关闭状态，心室暂时成为一个封闭的腔。从房室瓣关闭到主动脉瓣开启的这段时间，心室肌的强烈收缩使室内压急剧上升，而心室容积不变，故称为等容收缩期。此期持续约0.05s。此期的长短与心肌收缩力的强弱及动脉血压的高低有关，在心肌收缩力减弱或动脉血压升高时，等容收缩期将延长。

（2）**快速射血期**：等容收缩期末，随着心室肌继续收缩使室内压升高超过主动脉压时，主动脉瓣开启，血液由心室快速射入主动脉，心室的容积明显缩小，室内压持续上升并达峰值，主动脉压也随之进一步升高。此期持续约0.1s，射血量约占总射血量的2/3，血流速度也很快，故称为快速射血期。

（3）**减慢射血期**：快速射血期之后，心室收缩强度和室内压开始减小，射血速度减慢，称减慢射血期。此时室内压虽略低于主动脉压，但因血液具有较大的动能，仍能继续流向主动脉，心室容积继续缩小，此期持续约0.15s。

2.**心室舒张期** 心室舒张期可分为等容舒张期、快速充盈期、减慢充盈期和心房收缩期四个时期。

（1）**等容舒张期**：射血后，心室开始舒张，室内压下降，由于主动脉压高于室内压，主动脉内的血液向心室方向反流，主动脉瓣关闭。但此时室内压仍高于房内压，房室瓣仍处于关闭状态，心室又暂时成为一个封闭的腔。从主动脉瓣关闭到房室瓣开启的这段时间，心室肌舒张而心室容积并不改变，称为等容舒张期，此期持续0.06~0.08s。

（2）**快速充盈期**：等容舒张期末，随着心室肌的舒张使室内压下降到低于房内压时，心房内的血液冲开房室瓣进入心室。房室瓣开启之初，由于心室肌很快舒张，室内压明显降低，甚至成为负压，因此，心室对心房和大静脉内的血液可产生"抽吸"作用，血液快速流入心室，心室容积迅速增大，称为快速充盈期。此期持续约0.11s，流入心室的血液约为总充盈量的2/3。

（3）**减慢充盈期**：随着心室内血液充盈量增多，心房与心室之间压力差逐渐减小，血液流入心室的速度减慢，这段时期称为减慢充盈期，持续约0.22s。

（4）**心房收缩期**：在心室舒张期的最后0.1s，心房开始收缩，房内压升高，将心房内的血液挤入心室，完成血液充盈过程，立即开始心室的下一个心动周期，如此反复。此期流入心室的血液约占总充盈量的25%。

心动周期中左心室内压力、容积和瓣膜的变化见图4-9。

重点提示

心动周期中室内压力、容积和瓣膜的变化

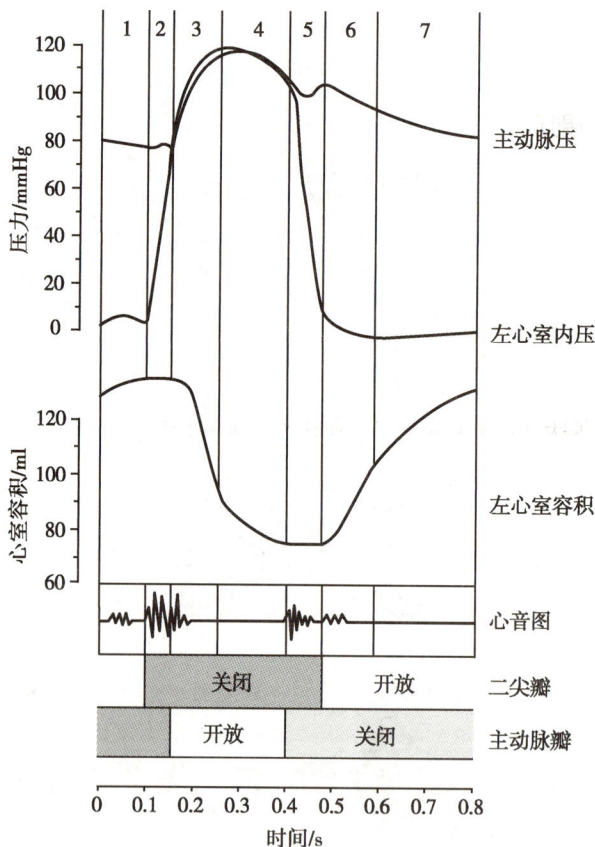

图4-9 心动周期中左心室内压力、容积和瓣膜等变化
1.心房收缩期；2.等容收缩期；3.快速射血期；4.减慢射血期；5.等容舒张期；6.快速充盈期；7.减慢充盈期。

（三）心音

在心动周期中，心肌收缩、瓣膜启闭以及血液流速改变等因素引起的振动，通过心脏周围组织传递到胸壁，用听诊器可以在胸壁相应部位听到声音，称为心音。如果用传感器将这些机械振动转换成电信号记录下来，即为心音图。正常人在一个心动周期中可产生四个心音，即第一、第二、第三、第四心音。通常使用听诊的方法只能听到第一心音和第二心音，在某些儿童和青年人有时可听到第三心音，用心音图可记录到第四心音。

1. 第一心音 发生在心室收缩期，标志着心室收缩的开始。在心尖搏动处听诊最清楚，其特点是音调较低，持续时间较长。第一心音主要是由于房室瓣突然关闭引起心室内血液和室壁的振动，以及心室射血引起的大血管壁和血液湍流所发生的振动而产生，可反映心室肌收缩的强弱和房室瓣的功能状态。

2. 第二心音 标志着心室舒张的开始。在主动脉瓣和肺动脉瓣听诊区听诊最清楚，其特点是音调较高，持续时间较短。第二心音主要是由于主动脉瓣和肺动脉瓣迅速关闭，血流冲击大动脉根部引起的血液、管壁及心室壁的振动而发生，可反映动脉压的高低和动脉瓣的功能状态。

第三心音出现在心室快速充盈期末，是一种低频、低幅的振动。主要是由于快速充盈期末，心室壁和乳头肌突然伸展，充盈血液突然减速引起的振动而产生。第四心音出现在心室舒张晚期，与心房收缩有关，又称心房音。正常心房收缩一般不产生第四心音。

（四）心脏泵血功能的评价

临床上评价心脏功能的指标和方法很多，下面主要介绍几种常用的指标。

1. 每搏输出量和射血分数 一侧心室每收缩一次所射出的血量称为**每搏输出量**（stroke volume，SV），简称搏出量。正常成人安静状态下搏出量 60~80ml，相当于心室舒张末期容积与收缩末期容积之差。可见，在射血期末，心室内还剩余一部分血液。搏出量占心室舒张末期容积的百分比，称为**射血分数**（ejection fraction，EF）。健康成人安静时的射血分数为 55%~65%。心肌收缩力越大，则搏出量越多，射血分数也越大。在心室功能减退、心室异常扩大的患者，其搏出量可能和正常人无明显差异，但射血分数明显下降。因此，与搏出量相比，射血分数能更准确地反映心脏的泵血功能。

2. 每分输出量和心指数 一侧心室每分钟射出的血液量，称为每分输出量，也称**心输出量**（cardiac output，CO）。心输出量等于搏出量与心率的乘积，若心率为 75 次/min，搏出量为 60~80ml，则心输出量为 4.5~6.0L/min，平均 5L/min。心输出量可因性别、年龄和人体功能状态的不同而有差别。一般女性比同体重男性的心输出量约低 10%，老年人比青年人低；剧烈运动时成年人的心输出量可高达 25~35L/min，麻醉状态下则可降低到约 2.5L/min。

不同个体代谢水平不同，心输出量也不同，若用心输出量作为指标评价不同个体的心功能是不全面的。人体安静状态时心输出量与体表面积成正比，以每平方米体表面积计算的心输出量称为**心指数**（cardiac index，CI）。安静和空腹状态下测定的心指数称为静息心指数，是比较不同个体心功能的评价指标。中等身材成年人的体表面积为 1.6~1.7m²，以安静和空腹时心输出量 5~6L/min 计算，则静息心指数为 3.0~3.5L/(min·m²)。

3. 心脏做功量 心脏做功量也是临床上评价心脏泵血功能的重要指标。心脏所做的功主要用于产生和维持室内压并推动血液流动。心脏向动脉内射血要克服动脉血压所形成的阻力才能完成。在不同动脉血压的情况下，心脏射出相同血量的做功量是不同的。可见，心脏做功量作为评价心脏泵血功能的指标比心输出量更全面、更精确。

心室收缩一次射血所做的功称为每搏功，心室每分钟所做的功称为每分功，等于每搏功乘以心率。每搏功常用下列公式计算：

左心室每搏功(J) = 搏出量(L) × 13.6(kg/L) × 9.807 × (平均动脉压 − 左心房平均压)(mmHg) × 0.001

左、右心室搏出量相等，但肺动脉平均压仅为主动脉压的 1/6 左右，故右心室做功量也只有左心室的 1/6 左右。

（五）影响心输出量的因素

心输出量等于搏出量与心率的乘积，因此，凡能影响搏出量和心率的因素都能影响心输出量。

1.搏出量 心率不变时，搏出量增加，则心输出量增加；反之则减少。搏出量的多少取决于前负荷、后负荷和心肌收缩能力等因素。

（1）前负荷：心肌的前负荷是指心室收缩前所承受的负荷，即心室舒张末期的血液充盈量或容积（静脉回心血量和心室射血后剩余血量之和），它决定心肌的初长度。在动物实验中，逐渐改变心室舒张末期压力，同时测算心室的每搏功，以心室舒张末期压力值（实验中以左、右心房平均压代表左、右心室舒张末期压）为横坐标，心室每搏功为纵坐标绘制成的曲线，称为心室功能曲线（图4-10）。从图4-10可以看出，左心室舒张末期压力在5~15mmHg范围时，随心室舒张末期压力增加，前负荷增大，心室肌初长度增加，心肌收缩力增强，搏出量增多，每搏功增大。反之，搏出量则减少。这种通过改变心肌初长度而引起心肌收缩力改变的调节，称为异长自身调节。

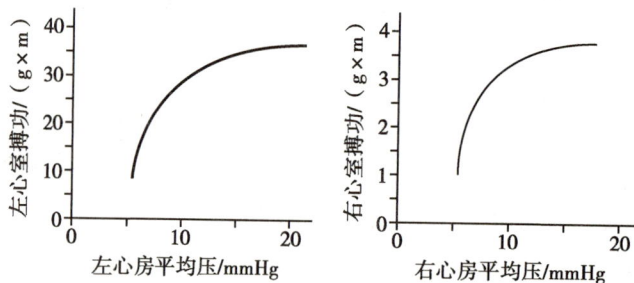

图4-10　左、右心室功能曲线

（2）后负荷：后负荷是指心肌开始收缩后所承受的负荷，即大动脉血压。如其他条件不变，动脉血压升高，后负荷增加，导致等容收缩期延长，射血期缩短，射血速度减慢，搏出量减少，同时使心室内剩余血量增多，如果舒张期内静脉回流血量不变，则心室舒张末期容积增加，即前负荷增大，通过异长自身调节加强心肌收缩力，使搏出量回升。可见，心室后负荷增加使搏出量回升，维持适当的心输出量，是心肌加强收缩的结果。如果动脉血压持续升高，心室肌因长期加强收缩而逐渐发生肥厚，最终将导致心脏泵血功能减退。

（3）心肌收缩能力：心肌收缩能力是指不依赖于前、后负荷而能改变其收缩强度和速度的内在特性。这种与心肌初长度无关，通过心肌收缩能力的变化来调节搏出量的方式，称为等长自身调节。心肌收缩能力的大小决定于肌肉本身的功能状态，受神经和体液等多种因素的影响。如心交感神经兴奋、儿茶酚胺和Ca^{2+}增多时，心肌收缩力增强；迷走神经兴奋、乙酰胆碱、K^+、缺氧和酸中毒时，心肌收缩力减弱。

2.心率 在一定范围内，心输出量与心率是正变关系。但如果心率过快，超过160~180次/min，由于心室舒张期明显缩短，心室充盈量减少，导致搏出量显著减少，心输出量减少。当心率加快尚未超过上述限度时，尽管心室充盈时间有所缩短，但由于心室充盈主要在快速充盈期内完成，心室充盈量及搏出量不会明显减少，心率加快可使心输出量明显增加。如果心率过慢，低于40次/min，尽管心室舒张期明显延长，但心室充盈量早已达最大限度，不能增加心室充盈量和搏出量，反而因心率过慢而使心输出量减少。可见，心率过快或过慢，心输出量均会减少。

（六）心力储备

健康成年人在剧烈运动时，心输出量可达25~30L，为安静时的5~6倍，可见心脏泵血功能有相当大的储备量。心输出量可随机体代谢需要而增加的能力，称为心力储备。某些心脏病患者，静息时的心输出量与健康人尚无明显差异。在运动时，心输出量不能相应增加，表现出心慌、气短等症状，说明心力储备已经降低。心力储备包括搏出量储备和心率储备两部分。搏出量储备的提高主要通过加强心肌收缩能力和提高射血分数来实现。心力储备可以反映心脏泵血功能的潜力和心脏的健康程度。

第二节　血管生理

血管与心脏连通组成相对封闭的管道系统，血液在其中循环流动实现物质运输和交换等重要的生理功能。

一、各类血管的结构和功能特征

体循环和肺循环的血管都由动脉、毛细血管和静脉组成。血管按组织结构可分为大动脉、中动脉、小动脉、微动脉、毛细血管、微静脉、小静脉、中静脉和大静脉等，而按生理功能的不同则分为以下几类。

1. 弹性储器血管　弹性储器血管是指主动脉、肺动脉干及其发出的最大分支，其管壁较厚且坚韧，中膜含有丰富的弹性纤维，使其富有弹性和可扩张性。当左心室收缩射血时，主动脉压升高，一方面推动动脉内的血液向前流动，另一方面使主动脉管壁扩张，容积增大，容纳储存部分血液，并缓冲收缩期血压。当心室舒张，被动扩张的大动脉管壁发生弹性回缩，维持动脉血压并推动血液继续流向外周，使心脏间断的射血转变为血管中连续的血流。

2. 分配血管　分配血管是指中动脉，即从弹性储器血管以后到分支为小动脉以前的动脉管道。管壁弹性纤维较少、平滑肌较多，其功能主要是将血液运输到各器官组织。

3. 毛细血管前阻力血管　毛细血管前阻力血管指小动脉和微动脉，其管径较细，对血流的阻力较大。微动脉管壁富含平滑肌，其舒缩活动可使血管口径发生明显变化，从而改变血流阻力和血流量，因此被称为阻力血管。来自小动脉和微动脉的血流阻力被称为**外周阻力**（peripheral resistance）。体循环中，约47%的血流阻力来自小动脉和微动脉。

4. 毛细血管前括约肌　在真毛细血管的起始部常有平滑肌环绕，称为毛细血管前括约肌。其舒缩活动引起毛细血管的开放和关闭，可控制某一时间内毛细血管开放的数量。

5. 交换血管　真毛细血管的管壁仅由内皮和基膜两层构成，管壁薄，通透性大，数量多，分支相互交织成网，是血管内、外物质交换的主要场所。

6. 毛细血管后阻力血管　毛细血管后阻力血管指微静脉，是静脉血管的起始部分，管径较小，可对血流产生一定的阻力。其舒缩活动可影响毛细血管前、后阻力的比值，从而改变毛细血管血压、血容量及体液在血管内、外的分布。

7. 容量血管　静脉与同级的动脉相比，数量较多，口径大，管壁薄，可扩张性较大，故其容量较大。在安静状态下，循环血量的60%~70%容纳在静脉中，因而称为容量血管。静脉在血管系统中起着血液储存库的作用。

8. 短路血管　血管床中的小动脉和小静脉之间存在的直接吻合支，称为短路血管。短路血管可使小动脉内的血液不经过毛细血管而直接流入小静脉，在功能上与体温调节有关。

二、血流量、血流阻力和血压

血液在血管系统内流动的力学称为血流动力学，主要研究血流量、血流阻力和血压以及三者之间的相互关系。其原理与一般流体力学的原理基本相同，又具有自身的特点。

（一）血流量和血流速度

1. 血流量　血流量是指单位时间内流过血管某一横截面的血量，也称容积速度，单位通常为 ml/min 或 L/min。单位时间流经某一器官的血液量称为该器官的血流量。在循环系统中，血流量（Q）与血管两端的压力差（ΔP）和血流阻力（R）之间的关系为 Q = ΔP/R。

在封闭的心血管系统中，动脉、毛细血管和静脉各段血管每一截面的血流量是相等的，都等于心输出量。对于某个器官而言，其血流量与该器官的平均动脉压和静脉压之差（ΔP）成正比，与该器官的血流阻力（R）成反比。正常情况下，静脉血压很低，灌注各器官的动脉血压相差并不大，因而影响器官血流量的主要因素是器官内的血流阻力。

2. 血流速度　血液中某一质点在血管中单位时间内流动的距离称为血流速度（V），也称线速度，通常用 cm/s 表示。血流速度与血流量（Q）成正比，与血管的总截面积（A）成反比，可用下列公式表示：

$$V = Q/A$$

在血流量相同的情况下，各种血管内的血流速度主要取决于血管的总截面积。主动脉总截面积较小，血流速度较快；血液流至小动脉时，其总截面积明显增大，血流速度明显下降；毛细血管总截面积最大，血流速度最慢。

（二）血流阻力

血流阻力是指血液在血管内流动时所遇到的阻力，主要来自血液内部各成分之间以及血液与血管壁之间的摩擦力。血流阻力（R）主要取决于血管半径（r）、血管长度（L）和血液的黏滞度（η）等因素，关系可用下列公式表示：

$$R = 8\eta L/\pi r^4$$

其中，π 为常数，血流阻力与血管长度以及血液的黏滞度成正比，与血管半径的四次方成反比。血管的长度一般变化很小，血液黏滞度在短期内变化幅度也不大，因此，血管半径是影响血流阻力的主要因素。体循环中，大动脉约占总血流阻力 19%；小动脉与微动脉约占总阻力的 47%；毛细血管管径细，但数量多，约占 27%；静脉约占 7%。可见，血流阻力主要来自小动脉和微动脉，机体主要通过改变阻力血管口径调控各器官组织的血流量和血流阻力。

（三）血压

血压（blood pressure, BP）是指血管内流动的血液对单位面积血管壁的侧压力，即压强。其国际标准计量单位为帕（Pa）或千帕（kPa），也常以毫米汞柱（mmHg）表示，1mmHg = 0.133kPa。大静脉血压和心房压较低，常以厘米水柱（cmH₂O）为单位，1cmH₂O = 0.098kPa。

血压分为动脉血压、毛细血管血压和静脉血压，通常所说的血压是指动脉血压。左心室收缩射血入主动脉，主动脉和大动脉血压维持较高水平，血液不断流向外周血管，由于不断克服阻力，血压逐渐降低。其中小动脉、微动脉血流阻力最大，血压降落幅度也最大。当血液经各级静脉回流至右心房时，血压接近于 0mmHg（图 4-11），体循环当中存在的压力梯度是推动血液流动的基本动力。

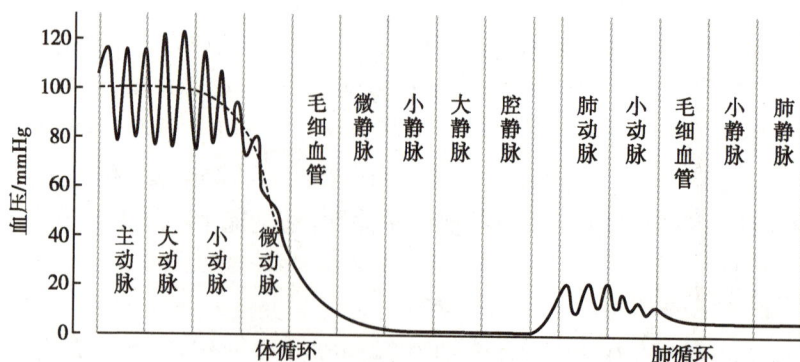

图 4-11　正常人平卧位时不同血管血压示意图

三、动脉血压与动脉脉搏

（一）动脉血压

1.动脉血压的概念和正常值 动脉血压通常指主动脉血压。在一个心动周期中，动脉血压随着心室的收缩和舒张而发生规律性的波动。心室收缩期内，动脉血压上升达到的最高值称为**收缩压**（ systolic pressure，SP）；心室舒张期内，动脉血压降低达到的最低值称为**舒张压**（ diastolic pressure，DP）。收缩压与舒张压之差称为**脉搏压**（ pulse pressure ），简称脉压。一个心动周期中，动脉血压的平均值称为**平均动脉压**（ mean arterial pressure ）。由于舒张期较收缩期长，故平均动脉压更接近舒张压，约等于舒张压＋1/3脉压。动脉血压的记录方式为收缩压/舒张压，如110/70mmHg。

由于在大动脉中血压落差很小，通常测量上臂肱动脉血压来代表主动脉血压。我国健康青年人安静状态时收缩压为100~120mmHg，舒张压为60~80mmHg，脉压为30~40mmHg。动脉血压可因年龄、性别及其他生理情况而存在差异。一般情况下，血压会随着年龄的增长呈现逐渐升高的趋势，收缩压升高比舒张压升高更为显著。女性的血压在更年期前略低于同龄男性，更年期后与同龄男性基本相同，甚至略高。通常情况下，正常人双侧上臂动脉血压差异可达5~10mmHg，若相差过大则可能存在健康风险。

正常人血压还存在昼夜波动，通常在凌晨2~3时最低，上午6~10时及下午4~8时各出现一个高峰。从晚上8时开始呈缓慢下降趋势，这种"双峰双谷"现象在老年人和高血压患者中更为显著，但在发病时间较长的高血压患者，该现象减弱或消失，这可能与血管平滑肌的增生有关。临床偶测血压宜选择高峰时段为宜。

安静状态下，非同日3次测量，收缩压≥140mmHg或舒张压≥90mmHg称为高血压；目前，对于低血压的定义尚无统一标准，一般把收缩压＜90mmHg或舒张压＜60mmHg划定为低血压。血压持续升高，将导致心肌肥厚和动脉硬化，甚至出现心力衰竭。血管硬化和持续扩张易引发脑出血等严重后果，引起心、脑、肾等多个器官的病变。低血压可导致各器官、组织供血不足。可见，血压是推动血液循环的动力，维持血压稳定对保证各器官、组织的血液供应和代谢正常进行具有重要意义。

知识拓展

高血压

高血压是以体循环动脉血压升高为主要表现的临床综合征，为最常见的心血管疾病。高血压可分为原发性高血压和继发性高血压，原发性高血压患者病因尚不明确。调查显示不健康的生活方式是重要危险因素，高钠饮食、超重与肥胖、过量饮酒、吸烟、体力活动不足以及长期精神紧张等都与高血压的发病相关。目前，原发性高血压是一种可控制但不可治愈的疾病。因此，养成健康的生活方式对于疾病的预防和治疗有积极意义。

2.动脉血压的形成 循环系统内足够的血液充盈是形成动脉血压的前提。循环系统中血液充盈的程度可用循环系统平均充盈压来表示。循环系统平均充盈压取决于循环血量与血管容积的相对关系。

在血液充盈的前提条件下，心室收缩射血和外周阻力是形成动脉血压的两个根本因素。由于外周阻力的存在，在心室收缩期，左心室收缩射入主动脉的血量，只有约1/3左右流向外周，其余2/3暂时储存在具有弹性的大动脉内。此时，心室收缩释放的能量分两部分，一部分推动血液流动，成为血液的动能；另一部分形成对血管壁的侧压，使管壁扩张，形成势能，即压强能，从而形成动脉血压。

此外，大动脉管壁的弹性在动脉血压形成和维持中也起重要作用。大动脉管壁的弹性扩张和回缩能够缓冲收缩压，维持舒张压，并将心室间断射血转化为血管内血液的连续流动（图4-12）。

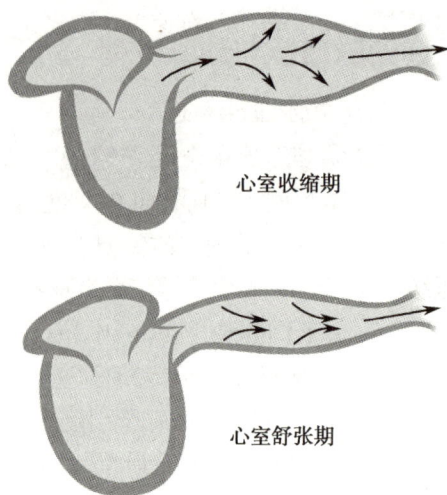

心室收缩期

心室舒张期

图4-12　大动脉管壁的弹性储器作用示意图

3. 影响动脉血压的因素　生理情况下，动脉血压的变化是多种因素综合作用的结果，凡能影响动脉血压形成的各种因素，都能影响动脉血压。

（1）**搏出量**：搏出量改变主要影响收缩压。其他因素不变，当搏出量增加时，动脉血压升高，收缩压明显升高，这是由于心室收缩期射入动脉的血量增多，使动脉管壁所受的压强增大，故收缩期动脉血压的升高幅度明显。由于动脉血压升高，使血液流向外周的速度加快，到舒张期末，大动脉内存留的血量增加不多。因此，舒张压的升高较小，脉压增大。反之，亦然。因此，通常情况下，收缩压的高低主要反映搏出量的多少。

重点提示

动脉血压的形成条件

（2）**心率**：心率的改变对舒张压影响更显著。若其他因素不变，心率加快时，心动周期缩短，心舒期缩短更明显，在心舒期内流向外周的血量明显减少，故心舒期末在主动脉内存留的血量增多，舒张压明显升高。心缩期，收缩压也升高，但由于血流速度加快，使心缩期内有较多的血液流向外周，故收缩压升高不明显，脉压减小。反之，心率减慢时，舒张压下降显著，脉压增大。

（3）**外周阻力**：外周阻力主要影响舒张压。若其他因素不变，外周阻力增大时，心舒期内血液流至外周的速度减慢，心舒期末存留在大动脉内的血量增多，故舒张压明显升高。心缩期，动脉血压升高，血流速度加快，存留下的血液并未增加太多，故收缩压也升高，但不如舒张压升高明显，脉压减小。反之，外周阻力减小时，主要使舒张压降低，脉压增大。因此，一般情况下，舒张压的高低主要反映外周阻力的大小。

（4）**大动脉的弹性储器作用**：大动脉管壁的弹性具有缓冲动脉血压波动的作用。老年人由于动脉管壁硬化、弹性纤维减少，导致大动脉管壁的弹性减退，对血压的缓冲作用减弱，因而使收缩压升高，舒张压降低，脉压增大。

重点提示

影响动脉血压的因素

（5）**循环血量和血管容量**：正常情况下，循环血量与血管容量相适应是维持循环系统平均充盈压的基本条件，也是正常血压形成的前提条件。大失血时，循环血量减少，血管的容量变化不大，动脉血压降低。过敏反应使血管广泛扩张时，即使循环血量不变，也会使动脉血压降低。

与后续知识的联系

1. 原发性高血压的发病机制
2. 高血压的诊断与治疗

（二）动脉脉搏

动脉脉搏，简称脉搏，是指在一个心动周期中，由于动脉内压力和容积发生周期性变化而引起的动脉管壁周期性扩大与缩小的搏动。脉搏常用来反映心脏功能状态、动脉血压高低以及血管壁的弹性。桡动脉搏动点是临床上脉搏测量的常选部位。

1. 脉搏的波形及意义　用脉搏描记仪记录到浅表动脉脉搏的波形图称为脉搏图（图4-13）。典型的脉搏图由上升支和下降支组成。

（1）**上升支**：是心室快速射血时动脉血压迅速上升，管壁突然扩张所致。因此，上升支的斜率和幅度可以反映心室射血速度、心输出量以及射血时所遇阻力的大小。射血时遇到的阻力大,射血速度慢,心输出量减少,则上升支的斜率小,幅度也低;反之,则上升支的斜率大,幅度也高。

(2)**下降支**:下降支分前后两段。在减慢射血期,心室射血速度减慢,动脉血压逐渐降低,动脉管壁开始回缩形成了下降支的前段。心室开始舒张,室内压迅速下降低于主动脉压的瞬间,主动脉瓣关闭,主动脉内的血液向心室方向反流而使主动脉根部又一次轻度扩张,使下降中段出现一个小波,称为降中波,降中波之前的切迹称为降中峡。此后心室继续舒张,血液不断流向外周,动脉血压缓慢下降,动脉管壁继续回缩形成下降支后段。下降支可以反映外周阻力的大小。外周阻力较大时,下降支下降速度慢,降中峡的位置高;反之,则下降支下降速度快,降中峡的位置较低。

2.**脉搏波的发生和传播**　脉搏波的传播速度远比血流速度快。几乎在每次心跳的同时,桡动脉部位即可触到这次心跳所引起的脉搏。动脉管壁的弹性越大,脉搏波的传播速度就越慢。主动脉弹性最大,脉搏波传播最慢,为 3~5m/s,大动脉的传播速度为 7~10m/s,到小动脉为 15~35m/s。由于小动脉、微动脉血流阻力最大,故在微动脉后段脉搏搏动大大减弱,到毛细血管基本消失。老年人血管弹性降低,脉搏波的传播速度较年轻人快。

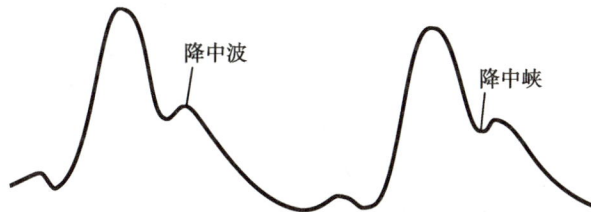

图 4-13　正常颈动脉脉搏波形示意图

四、微循环

微循环(microcirculation)是指微动脉与微静脉之间的血液循环,基本功能是实现物质交换。

(一) 微循环的组成

典型的微循环包括微动脉、后微动脉、毛细血管前括约肌、真毛细血管、通血毛细血管、动 - 静脉吻合支和微静脉七个部分(图 4-14)。

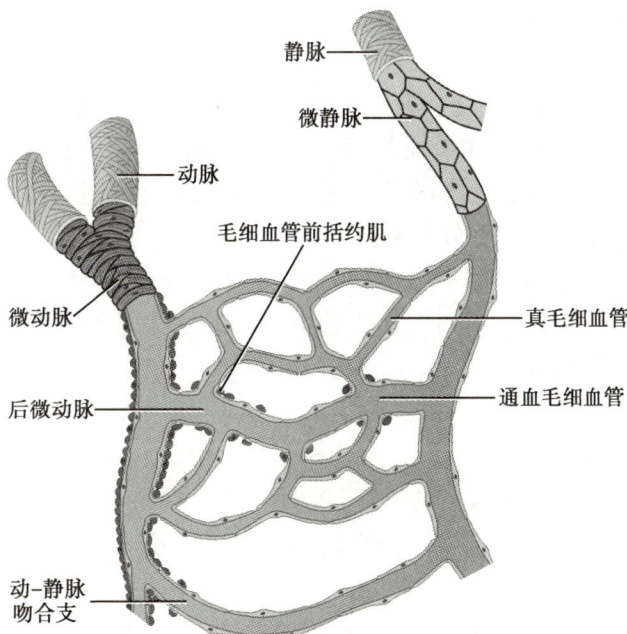

图 4-14　微循环模式图

微动脉是小动脉的分支，属于毛细血管前阻力血管，其管壁上平滑肌的舒缩活动，控制微循环的血液流入量，起着控制微循环血流量"总闸门"的作用。微动脉进一步分支为后微动脉，其管壁平滑肌细胞较少。真毛细血管从后微动脉上发出，其起始端有毛细血管前括约肌，起着"分闸门"的作用。微静脉属于毛细血管后阻力血管，舒缩状态控制着微循环的流出量，起着"后闸门"的作用。通血毛细血管是后微动脉的延续，口径较大，经常处于开放状态。在微动脉和微静脉之间还有动 - 静脉吻合支。

（二）微循环的血流通路

1. 迂回通路 是指血液从微动脉出发，经后微动脉、毛细血管前括约肌、真毛细血管网汇集到微静脉的通路。真毛细血管是血液与组织细胞进行物质交换的主要部位，故迂回通路又称为营养通路。真毛细血管开放与关闭交替进行，安静状态下，同一时间内约有 20% 的毛细血管开放，运动时开放数量增多。其开放与关闭受毛细血管前括约肌的控制。

2. 直捷通路 是指血液从微动脉经后微动脉、通血毛细血管进入微静脉的通路，多见于骨骼肌。该通路经常处于开放状态，主要功能是使一部分血液迅速通过微循环经静脉流回心脏，很少进行物质交换。

3. 动 - 静脉短路 是指血液从微动脉经动 - 静脉吻合支直接回流到微静脉的通路。在人的皮肤，特别是手指、足趾、耳郭等部位分布较多，经常处于关闭状态，不能进行物质交换，又称为非营养通路，其功能是参与体温调节。当环境温度升高时，动 - 静脉吻合支开放，皮肤血流量增多，有利于散热；反之，环境温度降低时，动 - 静脉吻合支关闭，有利于保持体温。感染性或中毒性休克时，动 - 静脉短路和直捷通路大量开放，患者皮肤温度虽然较温暖，但大量微动脉血未与组织细胞进行物质交换，直接通过吻合支进入微静脉，故可加重组织缺氧，使病情恶化。

（三）微循环血流量的调节

1. 局部代谢产物的影响 后微动脉和毛细血管前括约肌主要受缺 O_2 和局部代谢产物的调节。安静状态时，组织代谢水平较低，局部代谢产物积聚较少，在缩血管物质作用下，后微动脉和毛细血管前括约肌收缩，其后的真毛细血管网关闭；一段时间后，CO_2 和乳酸等局部组织代谢产物积聚增多，PO_2 降低，使该处的后微动脉和毛细血管前括约肌舒张，毛细血管开放，血流量增加，局部代谢产物被清除，后微动脉和毛细血管前括约肌又收缩。如此反复进行，使真毛细血管网轮流交替开放。安静状态下，骨骼肌内毛细血管交替开放 5~10 次 /min，并保持在同一时间内有 20%~35% 的真毛细血管处于开放状态。当机体活动增强时，局部代谢产物增多，引起更多的真毛细血管网开放，血液与组织间物质交换面积增大且距离缩短，微循环血流量增加以适应组织代谢的需要。

2. 神经和体液调节 微动脉和微静脉的舒缩活动受交感神经和去甲肾上腺素、肾上腺素、血管紧张素 II 等神经体液因素的调节，其中对微动脉的影响更为显著。交感 - 肾上腺髓质系统兴奋时，微动脉和微静脉均收缩，微循环的流入量和流出量减少，但流入量减少更显著，故毛细血管血压降低。

（四）血液与组织液的物质交换

组织液是存在于血管外组织细胞间隙中的液体，组织液和血液通过毛细血管壁进行物质交换。物质交换的方式主要包括以下几种。

1. 扩散 扩散是物质交换最主要的方式。脂溶性物质，如 O_2、CO_2 等，可直接通过内皮细胞进行扩散。水溶性小分子物质如 Na^+、Cl^-、葡萄糖等，也可通过毛细血管壁上的孔隙进行扩散。

2. 滤过与重吸收 液体由毛细血管内向毛细血管外的移动称为滤过，而液体向相反方向的移动称为重吸收。血液和组织液之间通过此种方式进行的物质交换仅占很小一部分，但在组织液的生成过程中起重要作用。

3. 吞饮　毛细血管内皮细胞外侧的血浆或组织液和大分子溶质如血浆蛋白等可被内皮细胞膜包围并吞饮入细胞内，形成吞饮囊泡，囊泡被运送至细胞的另一侧，并被排出细胞外，实现物质的跨内皮细胞转运。

五、组织液生成与淋巴循环

组织液存在于组织细胞间隙中，既是组织细胞赖以生存的内环境，又是血液与组织细胞进行物质交换的媒介。组织液绝大部分呈胶冻状，不能自由流动。组织液的成分除蛋白质浓度明显低于血浆外，其他成分与血浆基本相同。

（一）组织液的生成与回流

当血液流经毛细血管动脉端，血浆中的水、小分子物质等部分成分通过毛细血管壁滤过进入组织间隙，从而生成组织液；在毛细血管静脉端，生成的组织液约有 90% 又通过毛细血管壁重吸收回到血管内，称为组织液回流。10% 的组织液进入组织间隙的毛细淋巴管生成淋巴液，再通过淋巴途径回流入血液循环。

组织液生成与回流取决于有效滤过压，有效滤过压由毛细血管血压、血浆胶体渗透压、组织液胶体渗透压和组织液静水压四种力量共同形成。其中毛细血管血压和组织液胶体渗透压是促进毛细血管内液体滤出生成组织液的力量，而血浆胶体渗透压和组织液静水压则是促使组织液回流的力量。滤过力量与重吸收力量之差，称为**有效滤过压**（ effective filtration pressure，EFP ），其关系可用下式表示：

有效滤过压 =（毛细血管血压 + 组织液胶体渗透压）−（血浆胶体渗透压 + 组织液静水压）

若有效滤过压为正值，液体从毛细血管滤出，组织液生成；若有效滤过压为负值，液体重吸收入毛细血管，组织液回流。正常人体毛细血管动脉端血压平均约为 32mmHg，血浆胶体渗透压约为 25mmHg，毛细血管静脉端血压平均为 14mmHg，组织液静水压约为 2mmHg，组织液胶体渗透压约为 8mmHg。按上式计算，有效滤过压在毛细血管动脉端为 +13mmHg，静脉端为 −5mmHg。可见，组织液在毛细血管动脉端不断生成，在毛细血管静脉端则不断回流（图 4-15）。

> **重点提示**
> 有效滤过压

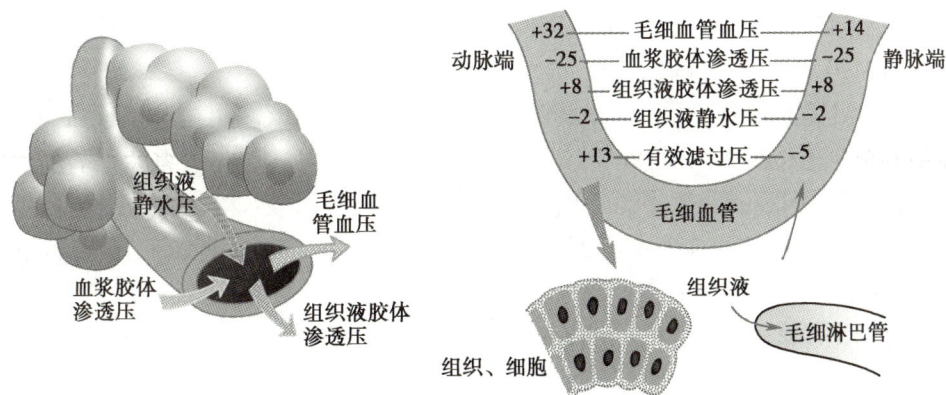

图 4-15　组织液生成与回流示意图
（数值单位为 mmHg）

（二）影响组织液生成与回流的因素

正常情况下，组织液的生成与回流保持动态平衡，维持着血浆与组织液含量的相对稳定。如果由于某种原因，这种动态平衡被破坏，就可导致组织液生成过多或回流过少，过多的液体在组织间隙潴留形成水肿。组织液的生成与回流主要受毛细血管血压、血浆胶体渗透压、毛细血管壁通透性和淋巴液回流等因素的影响。

1. 毛细血管血压　毛细血管血压是促进组织液生成的主要因素。毛细血管血压升高时，有效滤过压增大，组织液生成增多或回流减少。例如，右心衰竭时，心脏射血能力下降，舒张期室内压升高，中心静脉压升高，静脉回流受阻，静脉系统淤血，毛细血管后阻力增大，静脉端毛细血管血压升高，有效滤过压增大，组织液回流减少，引起组织水肿。如炎症部位小动脉扩张，毛细血管前阻力降低，动脉端毛细血管血压升高，有效滤过压增大，组织液生成增多，形成局部水肿。

2. 血浆胶体渗透压　血浆胶体渗透压是促进组织液回流的力量。当血浆胶体渗透压降低时，有效滤过压增大，组织液回流减少。如某些肝肾疾病或营养不良，由于蛋白质摄入与合成不足或者丢失过多，导致血浆胶体渗透压降低，有效滤过压增大而发生水肿。

3. 淋巴回流　正常情况下，约 10% 组织液经淋巴循环回流入血液。因此，任何原因导致淋巴回流受阻，受阻部位的远端均会因组织液回流减少而出现组织水肿。如丝虫病、肿瘤压迫产生的水肿均与淋巴回流受阻有关。

4. 毛细血管壁的通透性　正常情况下，蛋白质分子几乎不能透过毛细血管壁，毛细血管内外胶体渗透压保持一定比例。如烧伤、过敏性反应等情况时，毛细血管壁通透性异常增大，部分血浆蛋白渗出，血浆胶体渗透压降低，组织液胶体渗透压升高，有效滤过压增大，组织液生成增多，出现局部水肿。

与后续知识的联系

水肿的发病机制

（三）淋巴循环

1. 淋巴液生成与回流　组织液进入毛细淋巴管即成为淋巴液。毛细淋巴管的起始部以盲端起始于组织间隙，管壁由单层内皮细胞构成，没有基膜，因而毛细淋巴管通透性较大，内皮细胞互相覆盖如叠瓦状，形成向管腔内开放的单向活瓣。组织液中的蛋白质、脂肪滴和细菌等颗粒可通过活瓣进入毛细淋巴管而不能回流。组织液与毛细淋巴管之间的压力差是促使组织液进入毛细淋巴管的动力。淋巴液由毛细淋巴管经淋巴管和淋巴结汇入淋巴干，最后经胸导管和右淋巴导管注入左、右锁骨下静脉。

2. 淋巴循环的生理意义

（1）**回收蛋白质**：组织液中的蛋白质分子不能通过毛细血管壁进入血液，但比较容易透过毛细淋巴管壁。每天有 75~200g 蛋白质由淋巴液回收入血液，使组织液中蛋白质浓度保持在较低水平，有利于毛细血管对组织液的重吸收。

（2）**运输脂肪和其他营养物质**：由小肠吸收的脂肪，80%~90% 是由小肠绒毛的毛细淋巴管吸收，再通过淋巴循环进入血液。

（3）**调节血浆和组织液的液体平衡**：人体每天生成 2~4L 淋巴液，大致相当于全身的血浆量。正常成人安静状态下每小时约有 120ml 淋巴液进入血液循环。故淋巴液回流对调节血浆和组织液的液体平衡、维持体液的正常分布有重要意义。

（4）**防御和免疫功能**：淋巴液流经淋巴结时，其中的巨噬细胞可清除淋巴液中的细菌和红细胞等，发挥重要的防御屏障作用。此外，淋巴结产生的淋巴细胞和浆细胞还参与免疫反应。

六、静脉血压与静脉血流

静脉血管是血液回流入心脏的通道，起着储血库的作用。静脉系统内血容量的改变，可有效调节回心血量和心输出量，以适应机体在不同情况的需要。

（一）静脉血压

1. 中心静脉压　通常将右心房和胸腔内大静脉的血压称为**中心静脉压**(central venous pressure，CVP)。其正常值为 4~12cmH₂O。中心静脉压取决于心脏射血能力和静脉回心血量之间的相互关系。若心脏射血能力较强，能及时将静脉回心的血液射入动脉，则中心静脉压低；反之，若心脏射血能力减弱（如心力衰竭），血液淤积在右心房和腔静脉，中心静脉压升高。另一方面，如果静脉回心血量增多或回流速度加快（如输液、输血过多或过快），中心静脉压也会升高；反之，中心静脉压降低。可见，测定中心静脉压可反映心脏的功能状态和静脉回心血量。中心静脉压是临床判断心血管功能的重要指标，也是临床控制补液速度和补液量的监测指标。休克患者输液时，如果中心静脉压高于正常或有升高趋势，常提示输液过快或心射血功能不全；如果中心静脉压偏低或有下降趋势，则提示输液量不足。

重点提示

中心静脉压的概念及正常值

2. 外周静脉压　各器官各肢体静脉的血压称为**外周静脉压**（peripheral venous pressure, PVP）。通常以机体平卧时的肘静脉血压为代表，正常值为 $5\sim14cmH_2O$。当心脏射血功能减弱而使中心静脉压升高时，静脉回流将会减少，血液滞留在外周静脉内，导致外周静脉压升高。因此，外周静脉压也可以作为判断心功能的参考指标。

（二）影响静脉回心血量的因素

静脉回心血量是指单位时间内由静脉回流入心的血量，其多少主要取决于外周静脉压与中心静脉压之间的压力差，以及静脉血流阻力的变化。故凡能影响外周静脉压、中心静脉压以及静脉血流阻力的因素，都能影响静脉回心血量。

1. 体循环平均充盈压　体循环平均充盈压是反映血管系统充盈程度的重要指标，它是由循环血量和血管容量之间的相互关系决定的。实验证明，血管系统内充盈程度越高，静脉回心血量就越多。当循环血量增加或容量血管收缩时，体循环平均充盈压升高，静脉回心血量增多。反之，循环血量减少或容量血管舒张时，体循环平均充盈压降低，静脉回心血量减少。

2. 心肌收缩力　心肌收缩力是影响静脉回心血量最重要的因素。心肌收缩力增强时，由于射血量增多，心室内剩余血量减少，使心舒期室内压较低，从而对心房和静脉内血液的"抽吸"作用增强，中心静脉压降低，故静脉回心血量增多；反之，心肌收缩力减弱，静脉回心血量减少。左心衰竭时，左心室收缩力减弱，血液淤积在左心房和肺静脉，可影响肺静脉血液回流，患者可出现肺淤血、肺水肿等肺循环障碍的症状；右心衰竭时，右心室收缩力减弱，不能及时把血液射入肺动脉，因而心舒期右心室内压升高，体循环静脉血回流受阻，患者可出现肝脾充血肿大、下肢水肿、颈外静脉怒张等体循环静脉淤血的症状。

3. 重力和体位改变　由于静脉管壁薄、易扩张、静脉内血压低，因此，静脉血压与静脉回心血量受重力和体位影响较大。当人体处于平卧位，身体各部血管与心脏大致在同一水平上，重力对静脉回流影响不大。当身体由卧位突然变为直立体位时，因重力作用，心脏平面以下部位的静脉扩张，可容纳更多的血液，致使静脉回心血量减少，进而心输出量减少，动脉血压降低，可引起脑、视网膜一时供血不足，出现头晕、眼前发黑甚至晕厥等现象，称为直立性低血压。体弱久病和长期卧床的病人，由于静脉血管壁紧张性降低，再加上神经系统调节能力减弱，更易发生直立性低血压，应加以注意。

4. 骨骼肌的挤压作用　骨骼肌收缩，肌肉内和肌肉间的静脉受到挤压，外周静脉压增高，因为静脉瓣的导向作用，促进静脉血回流。肌肉舒张时，由于静脉内血液减少，外周静脉压降低，对远端血液产生抽吸作用，血液由毛细血管流入静脉，静脉充盈。可见，骨骼肌交替收缩和舒张通过挤压和抽吸起到类似"泵"的作用，称为"肌肉泵"。肌肉泵有助于克服重力对静脉血回流的影响，静脉瓣的存在也起到防止血液逆流的作用。活动时，肌肉泵的作用加强，静脉回流加快。若人长时间站立不动或处于坐位，下肢静脉缺乏肌肉挤压，血液淤积于下肢，易形成静脉曲张和下肢水肿；长期卧床的患者，因下肢肌肉萎缩，导致肌肉泵的作用减弱，如果突然站立，可能会因静脉回心血量减少而晕厥。

5. 呼吸运动　胸膜腔内压通常低于大气压，即胸膜腔内为负压。这种负压使胸腔内大静脉和右心房常处于充盈扩张状态。吸气时，胸廓扩大，胸膜腔负压增加，胸腔内大静脉和右心房扩张更显著，中心静脉压降低，促进静脉血液回流；呼气时，胸廓缩小，胸膜腔负压减小，中心静脉压升高，则静脉回心血量减少。可见，呼吸运动对静脉回流也起着"泵"的作用，称为"呼吸泵"。

重点提示

影响静脉回流的因素

第三节　心血管活动的调节

心血管活动的调节包括神经调节、体液调节和自身调节，以神经调节和体液调节为主。通过调节活动，既能保持正常心率、心输出量、动脉血压和各组织器官血流量的相对稳定，又可根据机体内外环境的变化，适应性的调整心血管活动，使其满足不同情况下机体代谢的需要。

一、神经调节

心血管活动受交感神经系统和副交感神经系统双重支配，前者可对心脏和血管的活动进行调节，后者则主要调节心脏活动。心血管活动的神经调节是通过各种心血管反射活动实现的。

（一）心脏和血管的神经支配

1. 心脏的神经支配　心脏受心交感神经和心迷走神经双重支配。

（1）心交感神经及其作用：支配心脏的交感神经节前纤维源自脊髓胸段 $T_1 \sim T_5$ 节段的中间外侧柱，在星状神经节和颈交感神经节进行换元，节后纤维组成心神经丛，分布于窦房结、房室交界、房室束、心房肌和心室肌。

心交感神经节后纤维末梢释放的递质为**去甲肾上腺素**（norepinephrine/noradrenaline，NE/NA）。去甲肾上腺素与心肌细胞膜上的 β_1 受体结合，使心肌细胞膜对 Ca^{2+} 的通透性提高，促使 Ca^{2+} 内流，引起心率加快，房室传导加速，心肌收缩力增强，即产生正性变时、正性变传导和正性变力作用，此种活动可以被 β 受体拮抗药如心得安（普萘洛尔）等阻断；去甲肾上腺素对心肌的 α 受体有较弱的激活作用，主要可引起正性变力作用，正性变时作用较弱。心交感神经兴奋的结果是使心输出量增多，血压升高，即对心脏起兴奋作用。两侧心交感神经对心脏的支配各有侧重，左侧心交感神经主要支配房室交界和心室肌，主要作用是增强心肌收缩力，而右侧心交感神经主要支配窦房结，主要作用是引起心率加快。

（2）心迷走神经及其作用：支配心脏的副交感神经节前纤维源自延髓的迷走神经背核和疑核，行走于迷走神经干中。在心内神经节换元后发出节后纤维，支配窦房结、心房肌、房室交界、房室束及其分支，仅有较少的纤维分布到心室肌。

心迷走神经节后纤维末梢释放的递质是 ACh。ACh 与心肌细胞膜上的 M 受体结合，使心肌细胞膜对 K^+ 通透性提高，促进 K^+ 外流，并抑制 Ca^{2+} 通道的开放，使 Ca^{2+} 内流减少，引起心率减慢，房室传导速度减慢，心肌收缩力减弱，即产生负性变时、负性变传导和负性变力作用。其结果是心输出量减少，血压降低，即对心脏产生抑制作用，该作用可被 M 受体拮抗药阿托品等阻断。两侧心迷走神经对心脏的作用也有差异。右侧心迷走神经主要影响窦房结，降低心率；左侧心迷走神经对房室交界的影响占优势，主要效应是减慢房室传导速度。

心交感神经和心迷走神经生理状态下都有一定程度的冲动发放，分别称为心交感紧张和心迷走紧张，两者可交互抑制。正常成人安静状态下，心迷走神经的紧张性较高，而心交感神经的紧张性较低。因此，虽然窦房结的自律性约为 100 次 /min，但正常人安静时的心率约为 75 次 /min。而在运动、情绪激动、精神紧张、恐惧与焦虑等状态下，心交感紧张明显增强，使心率加快，心肌收缩

62　　第四章　｜　血液循环

力增强,心输出量增多,动脉血压升高。

（3）**支配心脏的肽能神经元**：经免疫细胞化学方法证明,心脏中存在多种肽能神经纤维,含有神经肽Y、血管活性肠肽、降钙素基因相关肽和阿片肽等肽类物质,它们可与其他递质,如单胺类和ACh共存于同一神经元内,并可共同释放。目前对于分布在心脏的肽能神经元的生理功能尚不完全清楚,它们可能参与心肌和冠脉血管活动的调节。

2. 血管的神经支配 支配血管平滑肌的神经纤维称为血管运动神经纤维,由缩血管神经纤维和舒血管神经纤维两大类组成。人体中除真毛细血管外,几乎所有血管壁上都有平滑肌分布。绝大部分血管平滑肌仅受交感缩血管神经纤维的支配,只有部分血管可接受交感缩血管神经纤维和某些舒血管神经纤维的双重支配。

（1）**交感缩血管神经纤维**：交感缩血管神经纤维的节前纤维起自脊髓胸腰段的中间外侧柱,在椎旁和椎前神经节换元后,节后纤维分布到血管平滑肌。交感缩血管神经节后纤维末梢释放的递质为NA,主要与血管平滑肌上的α受体结合,引起血管平滑肌收缩,外周阻力增加,血压升高。在安静状态下,交感缩血管神经持续发放低频（1~3次/s）冲动,使血管平滑肌保持一定程度的收缩状态,称为交感缩血管紧张。当交感缩血管紧张增强时,血管平滑肌进一步收缩;交感缩血管紧张减弱时,血管平滑肌收缩减弱,血管舒张。

交感缩血管神经纤维在不同部位的血管中分布密度不同,密度最大的是皮肤血管,骨骼肌和内脏血管次之,分布最少的是冠脉血管和脑血管,故交感缩血管紧张的变化对心脑血管活动影响较小。在同一器官中,动脉的分布密度高于静脉。动脉中又以微动脉的密度最高,而毛细血管前括约肌中密度最低,毛细血管则不受神经纤维支配。

（2）**交感舒血管神经纤维**：一些动物如猫和狗的骨骼肌血管中,不仅受交感缩血管神经纤维的支配,还受交感舒血管神经纤维支配。其节后纤维末梢释放递质ACh,与血管平滑肌上的M受体结合,使骨骼肌血管舒张,血流量增加,满足骨骼肌在运动时对血流量增加的需要。这类纤维平时无紧张性活动,只有当情绪激动或出现防御反应时才发放冲动。其效应可被M受体拮抗药阿托品所阻断。人体内也有交感舒血管神经纤维的存在。

ER 4-9

心脏和血管的神经支配

（3）**副交感舒血管神经纤维**：主要分布在脑膜、唾液腺、胃肠道外分泌腺和外生殖器等少数器官的血管,与交感缩血管神经纤维共同支配这些器官的血管平滑肌,其节后纤维末梢释放的递质为ACh,通过与M受体结合,使血管舒张,血流量增加。这类神经的活动只对所支配器官的局部血流起调节作用,而对循环系统的总外周阻力影响较小。

重点提示

心脏和血管的神经支配及作用

（二）心血管中枢

在生理学中将与控制心血管活动有关的神经元集中的部位称为心血管中枢。控制心血管活动的神经元广泛分布在由脊髓至大脑皮质的各个水平,在心血管活动的调节中发挥不同功能,而且密切联系,使心血管系统的活动协调一致,并与整个机体的功能活动相适应。

1. 延髓心血管中枢 动物实验结果表明,延髓是调节心血管活动最基本的中枢,也是最重要的心血管中枢部位,延髓腹外侧区可能是调控心血管活动的关键部位。延髓心血管中枢包括心迷走中枢、心交感中枢和交感缩血管中枢。心迷走中枢位于延髓迷走神经背核和疑核;心交感中枢和交感缩血管中枢位于**延髓头端腹外侧部**(rostral ventrolateral

重点提示

心血管基本中枢的部位

medulla，RVLM）。这些中枢在平时都具有紧张性活动，分别通过心迷走神经、心交感神经和交感缩血管神经纤维持续发放神经冲动，调节心血管的活动。

2. 延髓以上的心血管中枢 在延髓以上的脑干部分、下丘脑、大脑和小脑中都存在与心血管活动有关的神经元。这些高位中枢的调节功能较为复杂，往往不是单纯调节心血管活动，而是在心血管活动与机体其他功能之间起着复杂的整合作用，把许多不同的生理反应统一起来，形成一个完整协调的生理过程，其中下丘脑的功能整合作用最为重要。电刺激下丘脑引起防御反应的同时，可引起一系列心血管活动的改变，如心率加快、心肌收缩力增强、皮肤和内脏血管收缩、骨骼肌血管舒张、动脉血压略有升高等。这些心血管活动的改变是与当时机体所处的状态相协调的，使骨骼肌有充足的血液供应，以适应防御、攻击、逃跑等行为的需要。

（三）心血管反射

当机体处于不同的生理状态或内外环境发生变化时，可通过各种心血管反射，使心血管活动发生相应改变，以适应机体所处的状态或环境变化。

1. 颈动脉窦和主动脉弓压力感受性反射 在颈动脉窦和主动脉弓血管壁外膜下有丰富的感觉神经末梢，能感受血管壁所受到的机械牵张刺激，称为压力感受器（图 4-16）。当动脉血压升高时，动脉管壁扩张，压力感受器因受牵张刺激发放传入冲动增多，分别经窦神经（加入舌咽神经）和主动脉神经（加入迷走神经）传入延髓。经心血管中枢的整合作用，使心迷走紧张增强，心交感紧张和交感缩血管紧张减弱，通过心迷走神经、心交感神经和交感缩血管神经纤维作用于心脏和血管，使心率减慢，心肌收缩力减弱，心输出量减少，血管扩张，外周阻力下降，致使动脉血压下降，这一反射称为**压力感受性反射**（baroreceptor reflex）。由于此反射引起的效应主要是动脉血压下降，所以也称为**降压反射**（depressor reflex）（其过程见图 4-17）。

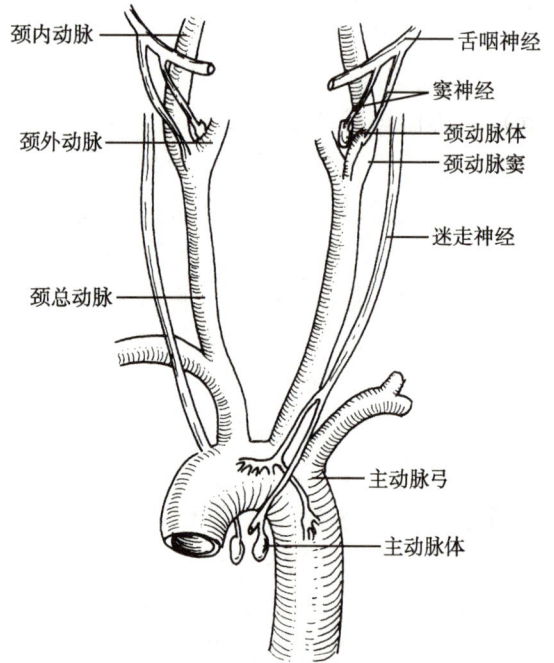

图 4-16　颈动脉窦和主动脉弓的压力感受器

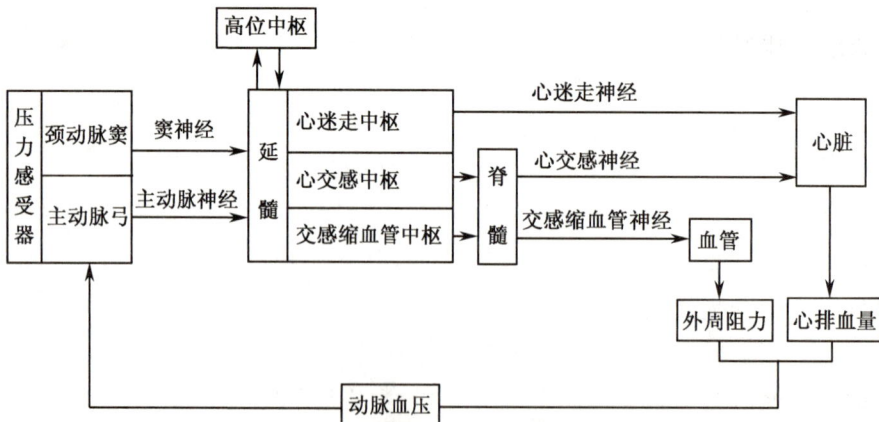

图 4-17　颈动脉窦和主动脉弓压力感受性反射示意图

相反，当动脉血压突然降低（如直立性低血压）时，对颈动脉窦和主动脉弓压力感受器的刺激减弱，传入到心血管中枢的冲动减少，引起心迷走紧张减弱，心交感紧张和交感缩血管紧张增强，结果使动脉血压回升。可见,压力感受性反射是一种典型的负反馈调节,具有双向调节作用,其生理意义在于防止动脉血压发生过大波动,维持动脉血压的相对稳定。压力感受性反射对快速性血压变化较为敏感,而对缓慢的血压变化不敏感,在动脉血压的长期调节中不起关键作用。

血压能否保持在正常范围内,与压力感受器的敏感血压,即血压调定点的设置有关。在正常情况下,压力感受器的血压调定点相当于平均动脉压,因此通过压力感受性反射的调节,可以保持动脉血压的相对稳定。而高血压病人的压力感受性反射调定点较正常人高,其压力感受性反射在高血压水平上行使调节功能,这种现象称为压力感受器的重调定,因而患者的血压也就保持在较高的水平。

2. 颈动脉体和主动脉体化学感受器反射 在颈动脉窦和主动脉弓附近,分别有颈动脉体和主动脉体,能感受血液中的 PO_2、PCO_2 和 H^+ 浓度的变化,称为化学感受器。在正常情况下,颈动脉体和主动脉体化学感受器反射的作用主要是调节呼吸运动,其主要效应是使呼吸加深加快(详见第五章),对心血管活动并不起明显的调节作用,只有在缺氧、窒息、失血、动脉血压过低和酸中毒等情况下才起调节作用,在使呼吸加深加快的同时兴奋延髓交感缩血管中枢,使皮肤、内脏和骨骼肌血管收缩,外周阻力增大,动脉血压升高。故此反射的生理意义主要是参与机体应激状态下的循环功能调节,维持血压,重新分配血流量,优先保证心、脑等重要器官的血液供应。

3. 其他心血管反射 除上述反射活动外,机体还存在其他心血管反射。如心肺感受器引起的心血管反射,主要调节循环血量和细胞外液量及其成分;当躯体感受器受到刺激时,如皮肤的冷热刺激、各种伤害性刺激以及肌肉活动,亦可引起心血管反射;扩张空腔器官或挤压睾丸,可引起心率减慢和外周血管扩张,则是由内脏感受器引起的心血管反射;而当脑血流量减少时,心血管中枢的神经元可对脑缺血发生反应,引起交感缩血管紧张显著加强,外周血管强烈收缩,动脉血压升高,以改善脑血液供应,这一现象称为脑缺血反应。

4. 心血管反射的中枢整合模式 在不同的环境刺激和功能状态下,中枢神经系统需要对全身各组织器官的活动进行复杂的整合,使机体作为一个整体做出反应,以适应当时的实际需要。不同的生理状态下,心血管活动也有不同的整合模式。例如,当动物发动防御反应时,会伴有心率加快,心输出量增多,骨骼肌血管舒张,内脏和皮肤血管收缩,血压轻度升高等心血管活动的整合模式表现。人在肌肉活动时心血管活动的整合模式与防御反应相似,但血管舒张仅发生于运动的肌肉,不进行运动的肌肉血管则发生收缩。睡眠时心脏和血管的活动恰与防御反应时相反,即心率减慢,心输出量稍减少,内脏血管舒张,骨骼肌血管收缩,血压稍降低。

ER 4-10

降压反射

二、体液调节

心血管活动的体液调节,是指血液和组织液中某些化学物质对心血管活动的调节作用。某些激素经血液循环广泛作用于心血管系统,属于全身性体液调节;在组织中形成的代谢产物,作用于局部血管,调节局部组织的血流量,属于局部性体液调节。

(一)肾上腺素和去甲肾上腺素

血液中的**肾上腺素**(epinephrine,E)和去甲肾上腺素,同属儿茶酚胺类物质,主要来自于肾上腺髓质,仅有少量的去甲肾上腺素来自交感神经节后肾上腺素能神经纤维末梢。肾上腺素和去甲肾上腺素对心血管的作用虽有许多共同点,但由于与不同的肾上腺素受体结合的能力不同,使它们对心血管的作用也不尽相同。

肾上腺素可与 α 和 β(包括 $β_1$ 和 $β_2$)两类受体结合。在心脏,肾上腺素与 $β_1$ 受体结合后,使心率加快，心肌收缩力加强，心输出量增多。在血管，肾上腺素对不同部位血管的作用不同。与皮肤、肾、胃肠血管平滑肌上 α 受体结合，引起血管收缩；与骨骼肌、肝和冠脉血管上 β₂ 受体结合，引起血管舒张，故肾上腺素对总的外周阻力影响不大。可见肾上腺素升高血压的作用是通过增强心脏的活动而实现的，临床上常用其抢救心搏骤停的病人，故有"强心药"之称。去甲肾上腺素主要与 α 受体结合，引起机体绝大多数血管收缩，外周阻力增大，使动脉血压升高；由于去甲肾上腺素与 β 受体（尤其是 β₂ 受体）结合的能力较弱，故对心脏的作用远不如肾上腺素强，且去甲肾上腺素升高血压的作用，可使降压反射活动增强，超过去甲肾上腺素对心脏的直接作用，表现为心率减慢。因此，去甲肾上腺素有"升压药"之称，临床上常用于抢救神经源性休克的病人。

（二）肾素－血管紧张素－醛固酮系统

肾素（renin）是由肾脏球旁细胞合成和分泌的一种蛋白水解酶，进入血液后，将血浆中的**血管紧张素原**（angiotensinogen）水解为**血管紧张素 I**（angiotensin I，Ang I）。血管紧张素 I 经肺循环时，在血管紧张素转换酶（ACE）的作用下转变成**血管紧张素 II**（angiotensin II，Ang II）。血管紧张素 II 在血浆和组织中氨基肽酶的作用下转变成**血管紧张素 III**（angiotensin III，Ang III）。血管紧张素通过与血管紧张素受体（简称 AT 受体）结合而发挥生理作用。

血管紧张素 II 的作用最为重要，其主要作用包括：

1. 直接促进全身微动脉收缩，使外周阻力增大，也可促进静脉收缩，使静脉回心血量增多，心输出量增加，两方面的共同作用使血压升高。

2. 促进交感神经节后纤维末梢释放去甲肾上腺素，增强交感缩血管效应，使血压升高。

3. 与血管紧张素 III 共同刺激肾上腺皮质球状带合成和释放醛固酮。醛固酮能促进肾小管、集合管对 Na^+ 和水的重吸收，使血容量增加，血压升高。

4. 作用于中枢神经系统，降低中枢对压力感受性反射的敏感性，使交感缩血管中枢紧张性加强；促进血管升压素和催产素的释放，以及增强促肾上腺皮质激素释放激素的作用。

通过以上作用，使外周阻力增大，血容量增加，血压升高。由于肾素、血管紧张素和醛固酮之间关系密切，对电解质和体液平衡的维持以及血压的调节均有重要的作用，因此，将它们合称为**肾素－血管紧张素－醛固酮系统**（renin-angiotensin-aldosteron system，RAAS）。

正常情况下，肾素分泌很少，血管紧张素生成不多，而且分解较快，故对正常血压的影响不大。在病理情况下，如大失血，血压迅速下降使肾血流量减少时，可刺激肾脏球旁细胞分泌大量肾素，使 RAAS 的活动加强，促使血压回升和血量增加。因此，RAAS 的活动是人体抵抗血压下降的一种应急措施。某些肾脏疾病引起肾血流量减少，导致肾素分泌增多，是肾性高血压产生的原因之一。临床上将 ACE 抑制药（如卡托普利）和 AT 受体拮抗药（如缬沙坦）作为抗高血压的常用药物，广泛应用于高血压病的治疗中。

（三）血管升压素

血管升压素（vasopressin，VP）是由下丘脑视上核和室旁核神经元合成的一种肽类激素，经下丘脑 - 垂体束运输到神经垂体储存，当机体需要时由神经垂体释放入血。生理浓度的血管升压素可促进肾脏远曲小管和集合管对水的重吸收，使尿量减少，故又称为**抗利尿激素**（antidiuretic hormone，ADH）。在完整机体内，血液中血管升压素浓度升高时，首先出现抗利尿效应，只有当其浓度明显高于正常时，可作用于血管平滑肌相应的受体，产生强烈的缩血管效应，引起血压升高。在禁水、失水、失血等情况下，血管升压素释放增加，对保持血容量和动脉血压的相对稳定起重要作用。

(四) 心房利尿钠肽

心房利尿钠肽(atrial natriuretic peptide, ANP)又称心钠素,是由心房肌细胞合成和释放的一种多肽类激素。当循环血量增加,静脉回心血量增多时,可使心房壁受到牵拉刺激,引起心房利尿钠肽释放增多。心房利尿钠肽具有强烈的利尿、排钠、舒张血管作用;还能抑制肾素、醛固酮和血管升压素的释放,因此可使血容量减少,血压降低。

(五) 其他体液因素

1. 组织代谢产物 组织代谢的产物如 CO_2、乳酸、腺苷、H^+、K^+ 等均能使局部的后微动脉、毛细血管前括约肌扩张,使局部血流量增多。组织代谢越旺盛,代谢产物积聚越多,血管扩张越明显。这样就保证了器官局部的血流量与组织的代谢水平相适应,使活动的器官能得到较多的血液供应。有时这种局部舒血管效应,即使在交感缩血管神经活动加强时也相当明显。

2. 血管内皮生成的血管活性物质 实验证实,血管内皮细胞可以合成和释放多种血管活性物质,引起血管平滑肌舒张和收缩。血管内皮细胞合成的舒血管物质主要有内皮舒张因子,即一氧化氮(NO),以及前列环素,二者均可降低血管平滑肌内 Ca^{2+} 浓度,使血管舒张;血管内皮细胞还可合成多种缩血管物质,其中内皮素(ET)是目前已知的最强烈的缩血管物质,其机制是增加血管平滑肌内 Ca^{2+} 浓度,进而引起血管收缩。

肾素-血管紧张素-醛固酮系统

3. 激肽 激肽(kinin)由血浆中的激肽原在激肽释放酶的作用下水解产生,是具有舒血管作用的多肽类物质,可使血管平滑肌舒张,并使毛细血管通透性增大,参与对血压和局部血流量的调节,是已知最强烈的舒血管物质之一。最常见的有缓激肽和血管舒张素。

4. 组胺 组胺由组氨酸脱羧生成,广泛存在于各种组织内,特别是皮肤、肺和肠黏膜的肥大细胞中含量较多。当局部组织损伤、发生炎症或过敏反应时,都可引起组胺释放。组胺具有强烈的舒血管作用,并能使毛细血管和微静脉的管壁通透性增加,使血浆渗漏入组织,导致局部水肿。

5. 前列腺素 前列腺素(prostaglandin, PG)是一组脂类物质,几乎存在于全身各种组织中,具有舒张血管的作用。前列腺素可分为多种类型,参与血压调节、水盐代谢等多种生理活动。PGE_2 和 PGI_2 具有舒血管作用,而 $PGF_{2\alpha}$ 则可使静脉血管收缩,调节局部血流量。

第四节 器官循环

机体各器官的血流量都与该器官的动、静脉压力差成正比,与该器官阻力血管舒缩决定的血流阻力成反比。由于各器官的结构功能和器官内部的血管分布不同,血流量的调节也有其各自的特殊规律。本节主要叙述心、肺、脑的血液循环。

一、冠脉循环

(一) 冠脉血流的特点

心肌的血液由左、右冠状动脉供应。每条冠状动脉通过毛细血管汇入心的静脉,最后汇入右心房。冠脉血流的主要特点有:

1. 血压高,血流量大 冠状动脉起始于主动脉根部,其开口处的血压等于主动脉压,另外冠脉的血流途径短、血流阻力小,血压维持在较高水平,冠脉血流量大。

2. 摄氧率高,耗氧量大 心肌富含肌红蛋白,具有较强的摄氧能力。在安静状态下,冠状动脉血中的氧含量约 20ml/100ml,冠状窦静脉血中的氧含量约 6ml/100ml,动静脉血氧差达 14ml/100ml,摄氧率可高达 70% 左右,远高于其他组织。另一方面,心肌耗氧量也大。当机体进行剧烈运动时,心肌主要依靠扩张冠状动脉来增加冠脉血流量,以满足心肌对氧的需求。

3. 冠脉血流受心室舒缩的影响较大 由于冠脉主干和大分支走行于心脏表面,小分支则常以垂直于心脏表面的方向穿入心肌,沿途发出分支,最后在心内膜下层分支成网,故心肌节律性舒缩对冠脉血流的影响较大。心室收缩时,心肌压迫肌纤维之间的小血管,血流阻力增加,使冠脉血流量减少。心室舒张时,心肌对小血管的压迫解除,血流阻力下降,冠脉血流量增加。就左心室而言,通常收缩期的冠脉血流量仅为舒张期的 20%~30%,因此心脏的血流供应主要在心舒期。可见,冠脉血流量的多少,主要取决于舒张压的高低和心舒期的长短。如心动过速时,因心舒期缩短可导致冠脉血流量减少。

冠状动脉硬化时,由于管腔狭窄或阻塞等原因,血流阻力加大,使冠脉血流量下降。心肌对缺血、缺氧十分敏感,一旦供血不足,可发生心绞痛,甚至心肌梗死,危及生命。

> **与后续知识的联系**
> 冠心病患者的护理

(二)冠脉血流的调节

1. 心肌代谢水平的影响 实验证明,冠脉血流量与心肌的代谢水平成正比。心肌代谢增强或心肌组织中 PO_2 降低,都可引起冠脉血管舒张,增加心肌血流量。目前认为,心肌代谢增强时,耗氧量增加,局部组织中 PO_2 降低,心肌细胞中的 ATP 分解增加,产生 ADP 和 AMP。存在于冠脉血管周围间质细胞中的 5′- 核苷酸酶,可使 AMP 分解产生腺苷。腺苷具有强烈的舒张小动脉的作用。腺苷生成后,在几秒钟内即被破坏,因此,不会引起其他器官的血管舒张。心肌的其他代谢产物如 H^+、CO_2、乳酸、缓激肽和前列腺素 E 等也有舒张冠脉的作用。

2. 神经调节 冠状动脉平滑肌上有 α 和 β 肾上腺素受体。交感神经对冠状动脉的直接作用是激活 α 受体使其收缩,但交感神经活动增强通过激活 β 受体使心脏活动增强,耗氧量增加,代谢产物增多,继发性引起冠脉扩张,因此交感神经直接的缩血管作用被掩盖,表现为先收缩后舒张。迷走神经在冠状动脉的分布很少,通过激活 M 受体而使冠状动脉舒张。但迷走神经可通过激活心肌 M 受体抑制心脏活动而使心肌代谢率降低,抵消迷走神经对冠状动脉的直接舒张作用,故迷走神经对冠状动脉的作用是先舒张后收缩。总之,对于整个机体来说,神经因素的影响在很短的时间内就会被心肌代谢改变引起的血流变化所掩盖。

3. 激素的调节 肾上腺素和去甲肾上腺素可直接作用于冠状动脉的 α 或 β 受体引起血管收缩或舒张;也可通过提高心肌的代谢水平和耗氧量使冠状动脉舒张。甲状腺激素可通过提高心肌的代谢水平和耗氧量使冠状动脉舒张,血流量增加。大剂量的血管紧张素 II 和血管升压素可使冠状动脉收缩,冠脉血流减少。

二、肺循环

(一)肺循环的特点

肺的血管包括肺循环血管(实现肺泡与血液间的气体交换)和体循环中的支气管血管(营养支气管和肺)。肺循环的生理特点主要有:

1. 血流阻力小、血压低、肺毛细血管有效滤过压低 因肺动脉血管短、管壁薄、易扩张,故其阻力小、血压低。安静时,肺动脉的收缩压约为 22mmHg,舒张压约为 8mmHg,平均肺动脉压为 13mmHg。肺毛细血管压平均为 7mmHg,血浆胶体渗透压平均为 25mmHg,肺组织间液胶体渗透压约为 14mmHg,静水压约为 −5mmHg。因此,肺毛细血管的有效滤过压较低,有较少的液体持续进入组织间隙,这部分液体除少量渗入肺泡(对肺泡内表面起湿润作用)被蒸发外,其余则进入肺淋巴管返回血液循环。左心衰竭时,肺静脉压升高,肺毛细血管血压随之升高,较多的血浆从毛细血管滤出进入肺组织间隙和肺泡内,使肺泡内液体积聚而形成肺水肿。

2. 血容量大,变化也大 安静时的血容量约为 450ml,占全身血量的 9%。由于肺组织和肺血管的可扩张性,故肺血容量可随呼吸周期而发生较大的波动。如用力呼气末肺血容量可减少至200ml;而深吸气时可增加到 1 000ml 左右;卧位时肺血容量比立位或坐位时约多 400ml。由于肺血容量大,而且变动范围大,故肺血管可起到储血库的作用。

(二) 肺循环血流量的调节

1. 局部化学因素的影响 肺循环血管平滑肌可因局部环境中某些化学因素的变化而发生反应。当肺泡 PO_2 降低时,肺泡周围的微动脉收缩,局部血流阻力增大,血流量减少。在肺泡气的 PCO_2 升高时,低氧引起的肺部微动脉收缩更加显著。肺泡气低氧引起的局部缩血管反应,可使较多的血液转移到通气良好的肺泡,有利于提高肺换气效率。但当吸入气 PO_2 过低时,如在高海拔地区,可引起肺微动脉广泛收缩,血流阻力较大,肺动脉压显著升高。长期居住在低海拔地区的人,若以较快速度登上高海拔地区,常可引发肺动脉高压,甚至发生肺水肿;长期居住在高海拔地区的人,常因肺动脉持续高压而使右心室负荷长期加重,导致右心室肥大,甚至右心衰竭。

2. 神经调节 肺血管受交感神经和迷走神经双重支配。刺激交感神经可引起肺血管收缩,血流阻力增大;刺激迷走神经可使肺血管轻度舒张,肺血流阻力稍有降低。

3. 体液调节 肾上腺素、去甲肾上腺素、血管紧张素Ⅱ、5-羟色胺等可引起肺血管收缩;而前列腺素、ACh 等则使肺血管舒张。

三、脑循环

(一) 脑循环的特点

脑的血液供应来自颈内动脉和椎动脉。脑循环的特点为:

1. 血流量大,耗氧量多 安静时每 100g 脑组织血流量达 50~60ml/min,全脑血流量可达 750ml/min。脑的质量只占体重的 2%,但脑的血流量却占心输出量的 15%。安静状态下,整个脑的耗氧量约占全身耗氧量的 20%。

脑组织对缺血、缺氧非常敏感。如脑血流完全中断数秒钟,即可引起意识丧失,中断 5~6min 以上,将产生不可逆的脑损伤。

2. 血流量变动范围小 颅腔内包含脑组织、脑血管和脑脊液。因颅腔容积固定,脑组织又不可压缩,故脑血管舒张程度受到一定限制,血流量变动范围较其他器官小。脑血流量的多少,取决于动脉血压和脑循环的血流阻力。因正常情况下动脉血压变化不大,故脑血流量比较稳定。

3. 脑血管的吻合支少 一旦阻塞不易建立侧支循环,易造成脑损害。

(二) 脑血流量的调节

1. 自身调节 正常情况下脑循环的灌注压为 80~100mmHg。当平均动脉血压在 60~140mmHg 范围内变动时,脑血管可通过自身调节机制保持脑血流相对稳定。当平均动脉血压低于 60mmHg 时,脑血流量明显减少,可引起脑功能障碍;当平均动脉血压高于 140mmHg 时,脑血流量明显增多,严重时可因脑毛细血管血压过高而引起脑水肿。

2. 体液调节 血液 PCO_2、H^+ 浓度升高及 PO_2 降低均可使脑血管舒张。当血液 PCO_2 升高时,CO_2 进入脑组织,与水分子结合生成 H_2CO_3,再解离出 H^+,从而引起脑血管舒张,脑血流量增多,以清除过多的 CO_2 和 H^+。

> **重点提示**
> 心、肺、脑的血液循环特点

3. 神经调节 脑血管神经纤维分布较少,故神经因素对脑血管活动的调节作用很小。

(刘娜 杨坦 汤小秀 王媛)

1. 王先生,37 岁,体重 70kg。1 小时前因外伤出血约 800ml。体检:血压 110/80mmHg,心率 130 次 /min,呼吸 25 次 /min,意识清楚,面色苍白,四肢冰冷。

请运用本章所学知识分析:王先生心率加快、面色苍白、四肢冰冷的原因是什么?

2. 影响动脉血压的因素有哪些?

ER 4-12

练习题

第五章 | 呼 吸

学习目标

知识目标：

1. 掌握呼吸的概念和基本环节，肺通气的动力，胸膜腔负压的意义，O_2 和 CO_2 的主要运输形式，CO_2、O_2 和 H^+ 对呼吸运动的调节作用；

2. 熟悉肺表面活性物质的作用，肺通气功能的主要评价指标及意义，人工呼吸的原理，肺换气和组织换气过程及其影响因素，呼吸中枢的部位，肺牵张反射的概念和意义，氧解离曲线的特点及意义；

3. 了解呼吸中枢的概念和作用，呼吸节律的形成机制，防御性呼吸反射。

能力目标：

1. 能运用本章知识，分析呼吸骤停的施救原理，能正确观察和判断呼吸运动变化、呼吸功能障碍时皮肤黏膜颜色变化，并解释其产生原因；

2. 能熟练完成家兔气管插管，认真观察不同因素对呼吸运动的影响。

素质目标：

1. 培养学生敬佑生命、救死扶伤、甘于奉献、大爱无疆的时代精神；

2. 养成健康的生活方式，纠正吸烟等不良习惯，积极预防呼吸系统疾病，增强健康宣教意识。

随着每一个新生命降临时的第一声啼哭，呼吸也随之开始了。通过呼吸，机体不断地从外界环境中摄取 O_2，并将代谢产生的 CO_2 排出体外，"吐故纳新"，完成气体交换过程。这种机体与外界环境之间的气体交换过程，称为**呼吸**（respiration）。呼吸是维持机体生命活动所必需的基本生理过程之一。正常成人体内储存的全部 O_2 仅能维持正常代谢 6min 左右，呼吸一旦停止，生命即将结束。因此，呼吸的生理意义在于从外界环境中摄取机体新陈代谢所需的 O_2，排出机体过多的 CO_2，维持内环境中 O_2 和 CO_2 含量的相对稳定，保证生命活动的正常进行。

呼吸的全过程包括三个环节（图 5-1）：①外呼吸，即肺毛细血管内血液与外环境之间的气体交换过程，包括肺通气和肺换气两个过程。②气体在血液中的运输，即通过血液循环将 O_2 从肺运输到组织、将 CO_2 从组织运输到肺的过程。③内呼吸，也称组织换气，即组织毛细血管血液与组织细胞之间的气体交换过程。呼吸的三个基本环节互相衔接并同时进行，任何一个环节发生障碍，均可能导致组织缺 O_2 和 CO_2 潴留，影响细胞的正常代谢和功能，甚至危及生命。

温故知新

呼吸系统的组成及气管和肺的结构

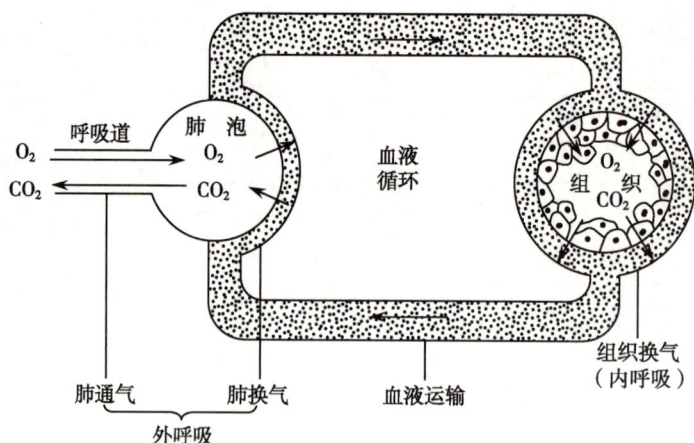

图 5-1　呼吸全过程示意图

情景导入

王某溺水，被人救起后发现呼吸停止，从医院下班的李医生恰巧路过，立即上前为王某实施呼吸道清理、口对口人工呼吸等现场急救措施，随后，王某苏醒并恢复自主呼吸。

请思考：

1. 人工呼吸的原理是什么？
2. 作为医学生，应该学习李医生身上所体现的哪些职业素养及优良品质？

第一节　肺 通 气

肺通气（pulmonary ventilation）是指肺泡与外界环境之间的气体交换过程。实现肺通气的主要结构包括呼吸道、肺泡、胸廓、胸膜腔等。

一、肺通气的动力

气体进出肺泡取决于肺泡内压力与外界环境之间的压力差。在一定的海拔高度，大气压通常是恒定的，因此，在自然呼吸情况下，肺泡与外界环境之间的压力差是由肺泡内的压力即肺内压决定的，而肺内压的高低取决于肺的扩张和缩小。肺本身并不能主动扩张和缩小，必须依赖呼吸肌的收缩和舒张引起的呼吸运动。可见，肺泡与外界环境之间的压力差是肺通气的直接动力，而呼吸肌的收缩和舒张引起的节律性呼吸运动则是肺通气的原动力。

重点提示

肺通气的动力

（一）呼吸运动

呼吸运动是指由呼吸肌的收缩和舒张引起的胸廓节律性扩大和缩小的运动，包括吸气运动和呼气运动。根据参与活动的呼吸肌的多少和用力程度不同将呼吸运动分成不同的类型。

1. 平静呼吸　安静状态下，正常人的呼吸运动平稳而均匀，呼吸频率为 12~18 次 /min，这种呼吸运动称为平静呼吸。此时，吸气运动是由膈肌和肋间外肌收缩完成的。当膈肌收缩时，膈肌穹窿部下降，胸廓上下径增大；肋间外肌收缩时，肋骨和胸骨上举，同时肋骨下缘向外侧偏转，胸廓的前后径和左右径均增大。二者共同作用使胸廓的容积扩大，带动肺扩张，肺的容积随之增大，从而使肺内压降低。当肺内压低于大气压时，外界气体流入肺内，完成吸气活动。由于肌肉收缩需要消耗能量，因此吸气运动是主动过程。平静呼气时，膈肌和肋间外肌舒张，胸廓弹性回位，胸廓的上下径、前后径和左右径缩小,肺随之回缩,容积减小,肺内压升高。当肺内压高于大气压时,气体由肺内流出,完成呼气(图5-2)。平静呼吸时,呼气运动是吸气肌舒张引起,属于被动过程。

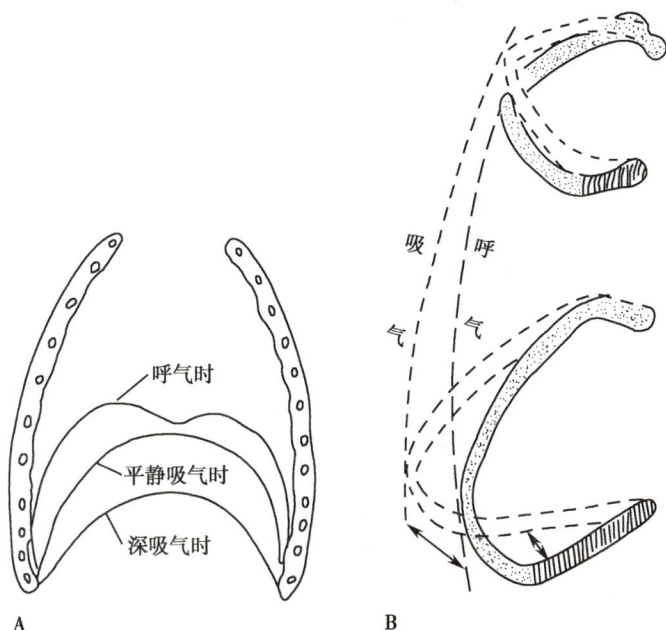

图5-2 呼吸肌舒缩引起的胸腔容积变化示意图
A.膈肌舒缩时胸腔容积变化;B.肋间外肌舒缩时胸腔容积变化。

2.用力呼吸 人体活动增强(如劳动或运动)时,呼吸运动将加深加快,这种呼吸运动称为用力呼吸或深呼吸。用力吸气时,除膈肌、肋间外肌加强收缩外,还有胸锁乳突肌、胸大肌等辅助吸气肌参加收缩,使胸廓进一步扩大,增加吸气量;用力呼气时,除吸气肌舒张外,肋间内肌和腹肌也参与收缩,使胸廓和肺进一步缩小,增加呼气量。可见,用力呼吸时吸气和呼气运动都是主动过程。当用力呼吸仍不能满足人体需要时,患者可出现呼吸急促、鼻翼扇动等现象,同时主观上有"喘不过气来"的感觉,临床上称为呼吸困难,多见于心力衰竭、肺炎、支气管哮喘、气胸等疾病。

根据参与活动的呼吸肌主次将呼吸运动又分为胸式呼吸和腹式呼吸。胸式呼吸指以肋间外肌舒缩活动为主,主要表现为胸部明显起伏的呼吸运动;腹式呼吸指以膈肌舒缩活动为主,主要表现为腹壁明显起伏的呼吸运动。

一般情况下,婴幼儿以腹式呼吸为主;成年人的呼吸运动呈腹式和胸式混合式呼吸,只有在胸部或腹部活动受限时才会出现某种单一形式的呼吸运动。如肋骨骨折等使胸廓运动受限时,会出现明显的腹式呼吸;大量腹水或腹腔内较大肿瘤等使膈肌活动受限时,多表现为胸式呼吸。

(二) 呼吸时肺内压与胸膜腔内压的变化

1.肺内压 肺泡内的压力称为**肺内压**(intrapulmonary pressure)。在呼吸运动中,肺内压呈现周期性变化(图5-3)。平静吸气初,胸廓扩张,肺容积随之扩大,肺内压逐渐下降,低于大气压1~2mmHg 时,气体顺压力差进入肺泡。随着肺内气体增多,肺内压逐渐升高,至平静吸气末,肺内压与大气压相等,气体停止流动,吸气完成。平静呼气初,胸廓回缩,肺容积随之减小,肺内压逐渐升高,高于大气压 1~2mmHg 时,肺内气体经呼吸道流出。随着肺内气体减少,肺内压逐渐下降,至平静呼气末,肺内压与大气压再次相等,气体停止流动,呼气完成。在呼吸运动过程中,肺内压变化的程度与呼吸运动的缓急、深浅和呼吸道是否通畅等因素有关。平静呼吸时,肺内压波动较小。

用力呼吸或呼吸道不够通畅时，肺内压的波动幅度将显著增大。

在呼吸运动过程中，正是由于肺内压的周期性变化，形成肺内压与大气压之间的压力差，推动气流流动。根据这一原理，临床上抢救呼吸停止的病人时，可用人工呼吸的方法建立肺内压与大气压之间的压力差，维持肺通气，促进自主性呼吸的恢复。

2. 胸膜腔内压 胸膜腔内的压力称为**胸膜腔内压**(intrapleural pressure)。平静呼吸时，胸膜腔内压始终低于大气压，因此又称为胸膜腔负压。呼吸运动过程中，胸膜腔负压随着呼吸运动而发生周期性波动（图 5-3）。当吸气时肺扩张，胸膜腔负压增大，至平静吸气末可达 −10~−5mmHg；呼气时则相反，胸膜腔负压减小，至平静呼气末约为 −5~−3mmHg。肺通气阻力增大时，胸膜腔内负压的波动幅度也将显著增大。

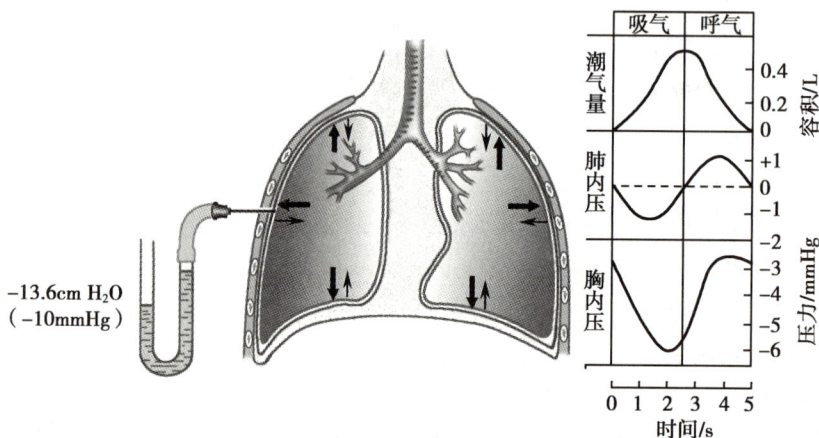

图 5-3 呼吸时肺内压和胸膜腔内压的变化示意图
向外的箭头表示肺内压，向内的箭头表示肺回缩力。

胸膜腔内负压的形成与肺和胸廓的自然容积不同有关。在人的生长发育过程中，胸廓的生长速度比肺快，致使胸廓的自然容积大于肺的自然容积，肺总是被胸廓牵拉而处于扩张状态。胸膜腔也因此受到两种方向相反的力的作用：一是肺内压，使肺泡扩张；二是肺弹性回缩力，使肺泡缩小（图 5-3，箭头所示）。胸膜腔内压就等于这两种力的代数和，即：

$$胸膜腔内压 = 肺内压 - 肺回缩力$$

由于呼气末和吸气末，肺内压均等于大气压，因此：

$$胸膜腔内压 = 大气压 - 肺回缩力$$

若将大气压视为零，则：胸膜腔内压 = −肺回缩力。

可见，胸膜腔负压主要是由肺的回缩力所决定的。在呼吸过程中，肺始终处于被扩张状态而总是倾向于回缩。只是在吸气时肺扩张程度增大，肺回缩力增大，导致胸膜腔内负压更大；呼气时，肺扩张程度减小，肺回缩力变小，导致胸膜腔内负压减小。

胸膜腔负压具有重要的生理意义：①使肺泡总是处于扩张状态，并使肺能够随胸廓的张缩而张缩。②作用于胸腔内腔静脉和胸导管，使之扩张，内压下降，有利于静脉血和淋巴液的回流。

胸膜腔负压的存在以胸膜腔的完整密闭为前提，如果其密闭性受到破坏，气体进入胸膜腔，造成气胸，胸膜腔负压将减小甚至消失，肺依其自身的弹性而回缩，造成肺不张，不仅影响肺通气，也阻碍静脉血和淋巴液回流。

二、肺通气的阻力

肺通气过程中遇到的各种阻力，称为肺通气阻力，包括弹性阻力（约占总阻力的 70%）和非弹性阻力（约占总阻力的 30%）。

（一）弹性阻力

弹性阻力是指弹性组织受外力作用发生变形时产生的对抗变形的力。肺和胸廓都是弹性组织，当呼吸运动改变其容积时都会产生弹性阻力。

1. **肺弹性阻力**　由肺泡表面张力和肺弹性纤维的弹性回缩力组成。前者约占 2/3，后者约占 1/3。

（1）**肺泡表面张力和肺表面活性物质**：肺泡内表面覆盖着薄层液体，与肺泡内气体形成液 - 气界面，由于液体分子之间的吸引力，在液 - 气界面上产生了使液体表面尽量缩小的力，即肺泡表面张力。其作用是：①使肺泡趋于缩小，阻碍吸气。②对肺泡间质产生"抽吸"作用，使液体积聚在肺泡内，导致肺水肿。③破坏相通的大小肺泡的稳定。根据 Laplace 定律，肺泡回缩压（P）与肺泡表面张力（T）成正比，而与肺泡半径（r）成反比，即 $P = 2T/r$。由于肺泡大小不等且彼此相通，如果不同肺泡的表面张力相同，则大肺泡回缩压小，小肺泡回缩压大，气体将从小肺泡流向大肺泡，使大肺泡不断膨胀，甚至破裂，而小肺泡越来越小，甚至塌陷。但实际情况并非如此，这是由于肺泡液体层中存在着肺表面活性物质。

肺表面活性物质是由肺泡Ⅱ型上皮细胞合成并分泌的一种脂蛋白混合物，主要成分为**二棕榈酰卵磷脂**（dipalmitoyl phosphatidyl choline，DPPC），可以降低肺泡表面张力。其作用主要表现在：①减少吸气时的阻力，有利于肺的扩张。②减小肺间质和肺泡内组织液的生成，防止肺水肿的发生。③维持大小肺泡的稳定性。因为肺表面活性物质的分子密度可随肺泡面积的变化而改变。大肺泡的肺表面活性物质分布密度较小，降低肺泡表面张力的作用弱，表面张力稍占优势，可以防止肺泡因过度膨胀而破裂；小肺泡的肺表面活性物质密度较大，降低表面张力的作用相对较强，表面张力削弱明显，可以防止肺泡塌陷（图 5-4）。

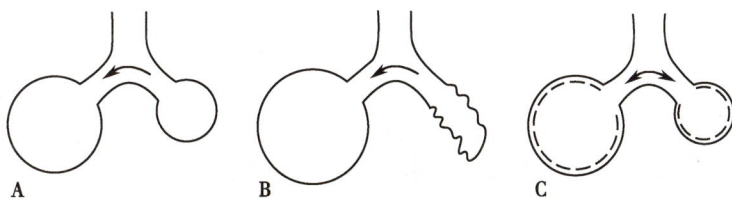

图 5-4　肺表面活性物质稳定大小肺泡结构示意图

A：在无肺表面活性物质时，气体在大小肺泡间的流动方向；B：在无肺表面活性物质时，肺泡表面张力导致小肺泡萎缩，大肺泡膨胀；C：有肺表面活性物质时，大肺泡内分布密度小，克服肺泡表面张力作用小；小肺泡内分布密度大，克服肺泡表面张力作用大，保持大小肺泡容积相对稳定。

知识拓展

肺表面活性物质与新生儿呼吸窘迫综合征

胎儿在 6~7 个月或更后，肺泡Ⅱ型上皮细胞才开始合成和分泌肺表面活性物质。因此，早产婴儿可因缺乏肺表面活性物质，肺泡表面张力过大而发生肺不张和肺水肿，造成新生儿呼吸窘迫综合征，导致死亡。目前，可采用抽取羊水检查肺表面活性物质含量的方法，判断发生这种疾病的可能性，以便采取措施，加以预防。如果肺表面活性物质缺乏，可以延长妊娠或用药物（糖皮质激素）促进其合成，也可给予外源性肺表面活性物质进行替代治疗，减少新生儿呼吸窘迫综合征的发生。

（2）**肺弹性回缩力**：肺组织富含弹性纤维，且始终处于被扩张的状态，故具有一定的弹性回缩力。在一定范围内，肺被扩张的程度越大，其弹性回缩力也越大。

2. 胸廓弹性阻力　胸廓作为一个双向弹性体，在所处位置不同的时候其回缩力可能成为呼吸的阻力。胸廓处于自然位置时，肺容量相当于肺总量的 67% 左右，此时胸廓无变形，不存在弹性阻力。平静呼气末，胸廓小于其自然位置，其弹性回缩力方向向外，成为呼气的阻力。当深吸气时，胸廓大于其自然位置，此时其弹性回缩力指向内，是吸气的阻力。

3. 顺应性　指弹性组织在外力作用下发生变形的难易程度。肺和胸廓都是弹性组织，其弹性阻力的大小可用顺应性来表示。顺应性（C）与弹性阻力（R）是反变关系，即顺应性越大，弹性阻力越小，在外力作用下越容易变形；顺应性越小，弹性阻力越大，在外力作用下越不易变形。

$$顺应性（C）= 1/ 弹性阻力（R）$$

在呼吸过程中，肺的弹性阻力是吸气的阻力、呼气的动力。肺气肿患者，肺弹性纤维被破坏，肺弹性阻力降低，吸气时阻力变小，顺应性增大，但呼气后肺泡内残留气量增多，临床表现为呼气困难。肺水肿、肺组织纤维化或肺表面活性物质减少时，肺的弹性阻力增大，顺应性减小，肺不容易扩张，临床表现为吸气困难。

（二）非弹性阻力

非弹性阻力包括气道阻力、惯性阻力和黏滞阻力，以气道阻力为主（占 80%~90%）。

气道阻力是指气体流经呼吸道时，气体分子与气道之间以及气体分子之间的摩擦力。一般情况下，气道阻力虽然仅占呼吸总阻力的 1/3 左右，但是，气道阻力增加却是临床上通气障碍最常见的原因。

气道阻力的大小与气流速度、气流形式和气道口径有关。气道阻力与气流速度是正变关系，若其他条件固定时，则气流速度越快，气道的阻力越大；反之，阻力越小。气流形式有层流和湍流两种，层流比湍流阻力小。当气流太快或管道不规则（如气管内有黏液、渗出物、肿瘤或异物等）时易发生湍流，增大气道阻力。在护理工作中，应注意利用排痰、清除呼吸道异物、减少渗出等方法，避免湍流以降低气道阻力。气道口径是影响气道阻力的重要因素。气道阻力与气道半径的 4 次方成反比，气道半径缩小一半，气道阻力将增加 16 倍。呼吸道管壁上有丰富的平滑肌，当迷走神经兴奋或前列腺素 $F_{2\alpha}$ 及组胺和慢反应物质等释放时，气道平滑肌收缩，口径变小，阻力增加；交感神经兴奋或儿茶酚胺等物质可使平滑肌舒张，口径变大，阻力降低。支气管哮喘病人发作时，因支气管平滑肌痉挛，表现为呼吸困难。临床上常用拟肾上腺素药物来解除支气管哮喘患者的症状。另外，呼吸道内外两侧的压力差（跨壁压）也会影响气道口径。

惯性阻力是指气流在发动、变速或改变方向时，因气流惯性所遇到的阻力。

黏滞阻力是指呼吸时，胸廓和肺等组织移位发生摩擦形成的力。平静呼吸时，呼吸频率较低、气流速度较慢，惯性阻力和黏滞阻力都很小。

与后续知识的联系
支气管哮喘的用药及支气管哮喘病人的临床护理

三、肺通气功能的评价

肺通气是呼吸过程的重要环节。评定人体肺通气功能，不仅可以明确是否存在肺通气功能受损及其损伤程度，还可以鉴别肺通气功能减退的类型，进而诊断疾病。

（一）肺容积

肺内气体的容积称为**肺容积**(pulmonary volume)。通常肺容积可分为如下几个互不重叠的部分(图 5-5)。

1. 潮气量 每次吸入或呼出的气量称为**潮气量**(tidal volume, TV)。潮气量的多少与年龄、性别、身材、运动强度及情绪等因素有关。平静呼吸时，正常成人潮气量为 400~600ml，平均约 500ml。

2. 补吸气量 平静吸气末再尽力吸气，所能增加的吸入气量称为**补吸气量**(inspiratory reserve volume, IRV)。正常成年人为 1 500~2 000ml。该气量反映吸气储备能力。

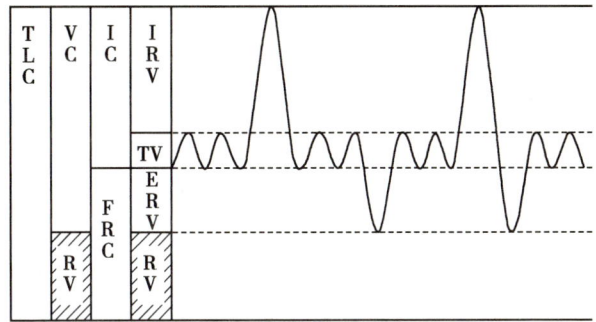

图 5-5 肺容积与肺容量曲线示意图

ERV：补呼气量；FRC：功能余气量；IC：深吸气量；IRV：补吸气量；RV：余气量；TLC：肺总量；TV：潮气量；VC：肺活量。

3. 补呼气量 平静呼气末再尽力呼气，所能增加的呼出气量称为**补呼气量**(expiratory reserve volume, ERV)。正常成年人为 900~1 200ml。该气量反映呼气储备能力。

4. 余气量 最大呼气后仍残留于肺中，不能呼出的气量称为**余气量**(residual volume, RV)。正常成人为 1 000~1 500ml，余气量过大表示肺通气功能不良，如支气管哮喘和肺气肿患者。

（二）肺容量

肺容积的前三项可用肺量计直接测定、描记，余气量只能采用间接方法计算。肺容积中两项或两项以上的联合气量，称为**肺容量**(pulmonary capacity)，包括深吸气量、功能余气量、肺活量和肺总量。

1. 深吸气量 在平静呼气末做最大吸气时所能吸入的气量称为**深吸气量**(inspiratory capacity, IC)，等于潮气量和补吸气量之和，是衡量最大通气潜力的一项重要指标。

2. 功能余气量 在平静呼气末仍存留于肺内的气量称为**功能余气量**(functional residual capacity, FRC)，等于余气量和补呼气量之和，正常成人约为 2 500ml。肺气肿患者的功能余气量增加，肺纤维化时，则功能余气量减小。

3. 肺活量和时间肺活量 做最深吸气后再尽力呼气，所能呼出的最大气量称为**肺活量**(vital capacity, VC)。它等于潮气量、补吸气量和补呼气量之和。正常成年男性平均约为 3 500ml，女性为 2 500ml。肺活量可反映一次呼吸时肺的最大通气能力，是肺功能测定的常用指标，但肺活量的个体差异性较大，一般只作为自身比较。

由于测定肺活量时不限制呼气的时间，在某些肺组织弹性降低（如肺气肿）或呼吸道狭窄的病人，虽然通气功能已经受到损害，但是如果延长呼气时间，所测得的肺活量仍可正常。因此，肺活量难以充分反映肺组织的弹性状态和气道通畅程度等变化，即不能真实反映肺通气功能的状况。时间肺活量能更好地反映肺通气功能。若测定时，让受试者先做一次深吸气，然后以最快的速度向外呼气，在一定时间内所能呼出的最大气量称为**时间肺活量**(timed vital capacity)，也称**用力呼气量**(forced expiratory volume, FEV)。分别计算第 1 秒、2 秒、3 秒末呼出的气量占肺活量的百分比。正常成人第 1 秒末、第 2 秒末、第 3 秒末呼出的气量分别占其肺活量的 83%、96%、99%。

4. 肺总量 肺所能容纳的最大气量称为**肺总量**(total lung capacity, TLC)，是肺活量和余气量之和。其大小因人而异，成年男性平均为 5 000ml，女性 3 500ml。在限制性肺通气不足时肺总量减小。

（三）肺通气量和肺泡通气量

1. 肺通气量 是指每分钟吸入或呼出的气体总量，即**每分通气**

> **重点提示**
>
> 肺通气功能的评价指标

量（minute ventilation volume），它是潮气量与呼吸频率的乘积，即：

$$每分通气量 = 潮气量 × 呼吸频率$$

平静呼吸时，正常成年人呼吸频率为 12~18 次 /min，潮气量约 500ml，则每分通气量为 6 000~9 000ml。每分通气量与性别、年龄、身材和活动量有关，个体差异大。不同个体比较时，应在基础条件下以每平方米体表面积的通气量为单位来计算。最大限度做深而快的呼吸时，每分钟所能吸入或呼出的最大气量称为**最大随意通气量**（maximal voluntary ventilation，MVV）。它反映单位时间内最大的通气能力，是用来估计个人能达到的最大运动量的生理指标之一。测定时，通常只测量 10s 或 15s，将所测得的值换算成 1min 内最大随意通气量，健康成人一般可达 150L。

2.**肺泡通气量**　每次吸入的气体，一部分停留在从鼻腔到终末细支气管的呼吸道内，而不能与血液进行气体交换。这段呼吸道被称为**解剖无效腔**（anatomical dead space），其容量在正常成人约为 150ml。此外，进入肺泡中的部分气体，也可因血液循环的原因（如肺血管栓塞或因重力血流在肺内分布不均）而未充分与血液进行气体交换。未能发生气体交换的这一部分肺泡容量称为**肺泡无效腔**（alveolar dead space）。肺泡无效腔与解剖无效腔一起合称为**生理无效腔**（physiological dead space）。由于无效腔的存在，每分通气量并不等同于实际和血液进行气体交换的有效通气量。因此，衡量真正有效的气体交换效率，应该以肺泡通气量为准。

肺泡通气量（alveolar ventilation）是指每分钟进入肺泡的新鲜空气量。一般情况下这部分气体都能进行气体交换，因此，肺泡通气量也称为有效通气量。

$$肺泡通气量 =（潮气量 - 无效腔气量）× 呼吸频率$$

健康人平卧时，生理无效腔等于或接近于解剖无效腔。平静呼吸时，正常成人肺泡通气量为 4 200ml/min，相当于每分通气量的 70%。通常解剖无效腔容积固定，肺泡通气量主要受潮气量和呼吸频率的影响。但是二者对肺泡通气量和每分通气量影响是不同的。当潮气量减半而呼吸频率加倍时或潮气量加倍而呼吸频率减半时，每分通气量保持不变，但是肺泡通气量却发生明显的变化（表 5-1）。因此，从气体交换的角度考虑，在一定范围内，深而慢的呼吸比浅而快的呼吸气体交换效率高。

表 5-1　不同呼吸形式时的每分通气量与肺泡通气量

呼吸形式	每分通气量	肺泡通气量
平静呼吸	500 × 12 = 6 000ml/min	（500 - 150）× 12 = 4 200ml/min
浅快呼吸	250 × 24 = 6 000ml/min	（250 - 150）× 24 = 2 400ml/min
深慢呼吸	1 000 × 6 = 6 000ml/min	（1 000 - 150）× 6 = 5 100ml/min

与后续知识的联系

肺功能检查

第二节　气体的交换

一、气体交换的原理

呼吸气体交换包括肺换气和组织换气两个过程。肺换气是指肺泡与肺毛细血管之间 O_2 和 CO_2 的交换过程。组织换气是指组织细胞和组织毛细血管血液之间的 O_2 和 CO_2 的交换过程。

（一）气体交换的动力

肺换气和组织换气都是以单纯扩散的方式进行的。气体扩散的动力是气体的分压差，它决定着气体交换的方向和扩散速率。无论是气体状态，还是溶解于液体中，气体分子总是顺着压力梯度，从压力高处流向压力低处。在混合气体中，某种气体所占的压力，称该气体的分压。在温度和

总压力恒定时,该气体的分压只取决于自身在混合气体中所占的容积比。即:

气体分压＝总压力×该气体的容积百分比

例如,空气为混合气体,在海平面处总压力为760mmHg,大气中O_2的容积百分比约为21%,则氧分压(PO_2)为760×21%＝159mmHg(21.2kPa)。同理,CO_2的容积百分比约为0.04%,其分压(PCO_2)为760×0.04%＝0.3mmHg(0.04kPa)。

在气体分子与液体的接触表面,气体分子在气体分压作用下不断溶解于液体中,同时溶解的气体也不断从液体中逸出。这种气体从液体中逸出的力称为该气体的张力。当气体溶解与逸出的速度相等时,溶解气体的张力就等于其分压值。由于肺泡气和静脉血之间、动脉血和组织之间PO_2和PCO_2不同,所以在肺换气和组织换气时形成气体压力梯度,进而为气体交换提供动力(表5-2)。

表 5-2　肺泡气、血液和组织内氧分压和二氧化碳分压

单位：kPa(mmHg)

项目	肺泡气	动脉血	组织	静脉血
PO_2	13.6(102)	13.3(100)	4.00(30)	5.33(40)
PCO_2	5.33(40)	5.33(40)	6.67(50)	6.13(46)

(二)气体扩散速率

气体扩散速率(diffusion rate,D)是指单位时间内气体分子扩散的量,除了受气体分压差影响外,还与该气体的溶解度、分子量、扩散面积、扩散距离和温度相关。

溶解度指的是在单位分压下,某种气体溶解于单位容积液体中的气体量。即使在相同的压力下,不同气体在同一溶液中的溶解度也不相同。气体扩散的速率与该气体的溶解度、温度、扩散面积成正比,而与其分子量的平方根、扩散距离成反比。即:

$$气体扩散速率 \propto \frac{气体分压差 \times 溶解度 \times 温度 \times 扩散面积}{扩散距离 \times \sqrt{分子量}}$$

当温度和扩散面积、扩散距离恒定的情况下,肺泡与静脉血之间的O_2分压差是CO_2分压差的10倍;CO_2的溶解度比O_2的溶解度大24倍;CO_2与O_2分子量的平方根之比为1.14∶1。综合计算,CO_2的扩散速率约为O_2的2倍。由于CO_2比O_2更易扩散,因此临床上气体交换不足时,缺氧比二氧化碳潴留现象更为常见,呼吸困难的患者往往先出现缺氧。

二、气体交换的过程

(一)肺换气

1.肺换气的过程　当肺动脉中的静脉血流经肺毛细血管时,O_2由肺泡扩散入血液,CO_2则由血液扩散入肺泡,完成肺换气过程(图5-6)。经肺换气后,静脉血变成了含O_2较多的动脉血。

2.影响肺换气的因素　前已述及,气体分压差、溶解度、扩散面积及温度等因素均可影响气体扩散,下面进一步讨论气体扩散面积以及通气/血流比值对肺换气的影响。

(1)呼吸膜的厚度和面积:肺换气过程中,气体在肺泡腔与肺毛细血管腔之间交换要经过含六层结构的呼吸膜,其组成依次为含肺表面活性物质的液体层、肺泡上皮细胞层、肺泡上皮基膜层、组织间隙、毛细血管基膜层和毛细血管内皮细胞层(图5-7)。呼吸膜平均厚度不到1μm,最薄的地方仅为0.2μm,气体分子很容易扩散通过。气体扩散速率与呼吸膜的厚度成反变关系。在病理情况下,如肺纤维化、肺炎、肺水肿等可使呼吸膜增厚,使气体扩散速率降低,扩散量减少。

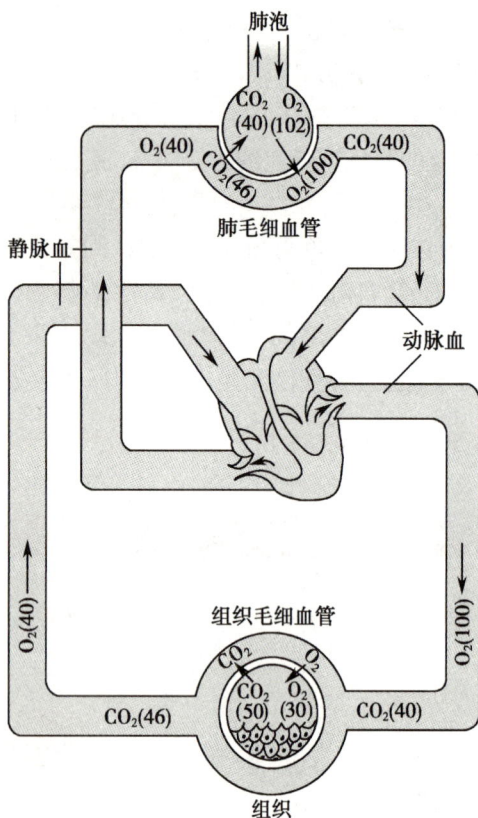

图 5-6　肺换气和组织换气示意图

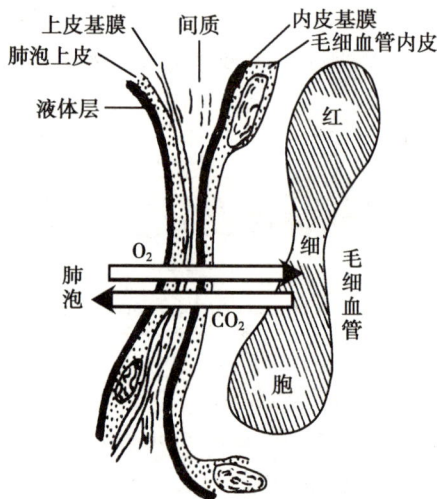

图 5-7　呼吸膜结构示意图

气体的扩散速率与呼吸膜的面积是正变关系。健康成人约有 3 亿个肺泡，呼吸膜总扩散面积约 70m²。安静状态时，用于气体交换的呼吸膜面积仅约 40m²；运动状态时，因肺毛细血管开放数量和程度均增加，扩散面积也大大增加。在病理情况下，如肺不张、肺实变、肺气肿或肺毛细血管阻塞，均可使呼吸膜面积减少而影响肺换气。

(2)通气/血流比值：高效率的肺换气，既要有足够的通气量，还需有与之相匹配的血流量。通气/血流比值（V_A/Q）是指每分钟肺泡通气量与每分钟肺血流量之比。该比值反映了肺泡通气量与肺毛细血管血液灌注量的匹配程度。

健康成年人安静状态下，每分肺泡通气量约为 4 200ml/min，每分肺血流量相当于心输出量，约为 5 000ml/min，因此 V_A/Q 比值约为 0.84。此时通气量与肺血流量呈最佳匹配状态，气体交换的效率最高。当肺通气过度或肺血流量减少时，V_A/Q 比值增大，意味着部分肺泡气未能与血液进行气体交换，肺泡无效腔增大，肺通气未被充分利用，如肺动脉部分栓塞；反之，肺泡通气量不足或肺血流过多，则 V_A/Q 比值减小，意味着流经肺泡的血液未得到充分的气体交换就回流到心脏，形成了功能性动静脉短路，如支气管痉挛。可见无论 V_A/Q 比值增大或减小，只要偏离 0.84，肺换气效率均降低，导致机体缺 O_2 和 CO_2 潴留，但缺 O_2 更为常见（图 5-8）。

> **重点提示**
>
> 通气/血流比值的生理意义

健康成人在安静状态下，V_A/Q 比值 0.84 仅是平均值。人体直立位时，由于重力等因素的影响，从肺尖到肺底部，肺泡通气量和肺毛细血管血流量都逐渐增加，以血流量的增加更为显著，所以肺尖部通气/血流比值可高达 3 以上，而肺底部可低至 0.6。虽然正常情况下存在肺泡通气和血流的不均匀分布，但总体上来说，由于呼吸膜面积远超过肺换气的实际需要，所以并不影响 O_2 的摄取和 CO_2 的排出。

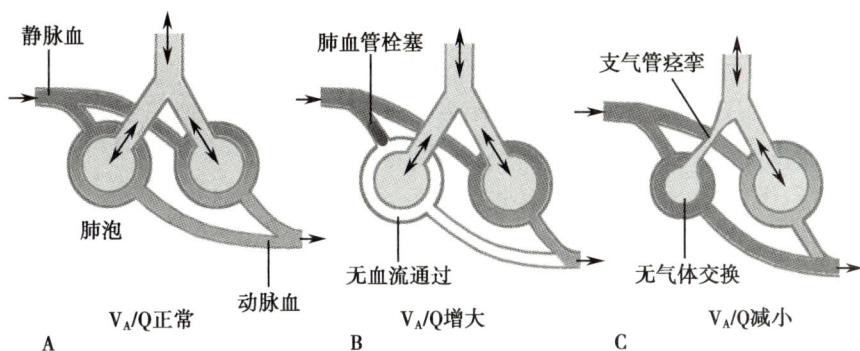

图 5-8 通气 / 血流(V_A/Q)比值示意图
A. V_A/Q 正常；B. V_A/Q 增大；C. V_A/Q 减小。

（二）组织换气

1. 组织换气过程 动脉血流经组织毛细血管时，动脉中的 O_2 由血液向组织扩散，组织中 CO_2 向血液扩散，完成组织换气。通过组织换气，动脉血变成了静脉血（图 5-6）。

2. 影响组织换气的因素 组织换气过程受多种因素影响：①组织细胞与毛细血管之间的距离。距离毛细血管远的细胞，气体扩散的距离增大，扩散速率降低，换气减少。②组织的血流量。当血流量较少时，运输 O_2 和 CO_2 的功能减退，不利于气体交换。③组织的代谢水平。组织代谢旺盛时，耗 O_2 量和生成的 CO_2 均增多，造成动脉血与组织细胞间气体分压差的增大，气体交换增多。同时由于产生的酸性物质增多，毛细血管大量开放，血供丰富，也有利于气体交换。

> **与后续知识的联系**
>
> 血气分析

第三节　气体在血液中的运输

经肺换气摄取的 O_2 通过血液循环被运输到机体各器官组织供细胞利用；由细胞代谢产生的 CO_2 经组织换气进入血液后，也要经血液循环被运送到肺排出体外。可见，气体在血液中的运输，是沟通内呼吸和外呼吸的中间环节。

一、氧的运输

O_2 在血液中的溶解度较低，经肺换气进入血液中的氧气，大约只有 1.5% 以物理溶解的方式运输，而绝大部分 O_2 进入红细胞则与 Hb 结合来运输。

ER 5-7

氧的运输

（一）O_2 与 Hb 的结合

O_2 进入红细胞后，与 Hb 结合形成 HbO_2。正常成人每 100ml 动脉血中 Hb 结合的 O_2 约为 19.5ml，约占运输 O_2 总量的 98.5%。

O_2 与 Hb 结合是可逆的，反应方向取决于 PO_2 的高低，反应过程不需要酶的催化，也没有电子的得失或转移，属于氧合反应。当血液流经 PO_2 高的肺泡时，O_2 与 Hb 结合形成 HbO_2；当血液流经 PO_2 低的组织时，HbO_2 解离释放出 O_2。以上过程可用下式表示：

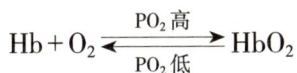

$$Hb + O_2 \underset{PO_2 低}{\overset{PO_2 高}{\rightleftharpoons}} HbO_2$$

HbO_2 呈鲜红色，去氧 Hb 呈紫蓝色。当血液中去氧 Hb 含量达 50g/L 以上时，皮肤、黏膜呈暗紫色，这种现象称为发绀。发绀一般是缺氧的表现，但也有例外：如高原性红细胞增多

> **重点提示**
>
> O_2 在血液中主要的运输形式

症，虽然不缺氧，但因血液中去氧 Hb 含量超过 50g/L，也会出现发绀；而严重贫血患者因血液中去氧 Hb 总量减少，虽然缺氧，但血液中去氧 Hb 含量达不到 50g/L，不会出现发绀；CO 中毒时，CO 与 Hb 结合生成碳氧血红蛋白（HbCO），CO 与 Hb 结合的能力约为 O_2 的 250 倍，因而极大地阻碍了 O_2 与 Hb 结合，造成缺氧，但此时并不会出现发绀，而呈现 HbCO 特有的樱桃红色。

与后续知识的联系

缺氧的类型、原因和发病机制

Hb 分子由一个珠蛋白和四个血红素构成，每个血红素含一个 Fe^{2+}，Fe^{2+} 能与 O_2 进行可逆性结合，1 分子 Hb 最多可结合 4 分子 O_2。通常将 100ml 血液中 Hb 所能结合的最大 O_2 量称为 Hb **氧容量**（oxygen capacity of Hb），其大小与 Hb 浓度和 PO_2 有关。100ml 血液中 Hb 实际结合的 O_2 量称为 Hb **氧含量**（oxygen content of Hb），其大小主要受 PO_2 影响。Hb 氧含量占 Hb 氧容量的百分比，称为 Hb **氧饱和度**（oxygen saturation of Hb）。健康成人动脉血 Hb 氧饱和度约为 98%，静脉血 Hb 氧饱和度约为 75%。

重点提示

血氧指标的概念和意义

（二）氧解离曲线及其影响因素

表示 PO_2 与 Hb 氧饱和度关系的曲线，称**氧解离曲线**（oxygen dissociation curve），呈近似 S 形（图 5-9）。

氧解离曲线的特点及意义：①氧解离曲线上段（相当于血液 PO_2 在 60~100mmHg 之间的 Hb 氧饱和度）曲线比较平坦，表明在此范围内 PO_2 变化对 Hb 氧饱和度的影响不大。因此，在高原、高空或轻度呼吸功能不全的病人，即使吸入气或肺泡气 PO_2 有所降低，但只要不低于 60mmHg，Hb 氧饱和度仍可维持在 90% 以上，不致出现明显的低氧血症，但容易掩盖早期缺氧。同时，也说明在此阶段仅靠提高吸入气中 PO_2，对 O_2 的摄取并无帮助。②氧解离曲线中段（相当于血液 PO_2 在 40~60mmHg 之间的 Hb 氧饱和度）曲线比较陡直，显示安静状态下血液对组织的供氧情况。③氧解离曲线下段（相当于血液 PO_2 在 15~40mmHg 之间的 Hb 氧饱和度）曲线坡度最陡，表明 PO_2 稍有下降，HbO_2 就释放大量的 O_2。当组织代谢活动增强时，耗 O_2 量增多，PO_2 进一步下降可至 15mmHg，可促使 HbO_2 进一步解离，释放出更多的 O_2，Hb 氧饱和度可降至 22%，此时血液提供给组织的 O_2，可达安静时的 3 倍，从而满足机体对 O_2 的需求。因此血液对组织供氧有很大的储备能力，能满足组织活动增强时的需要。

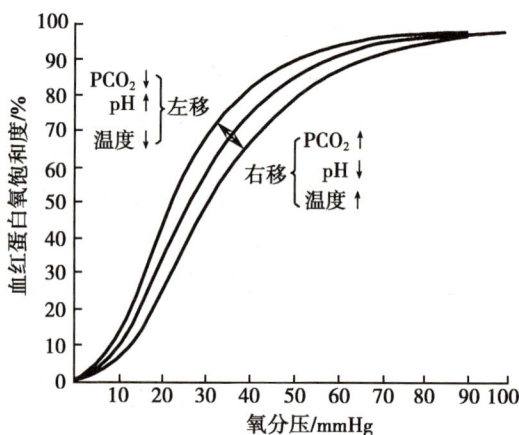

图 5-9 氧解离曲线及影响因素

影响氧解离曲线的因素较多，主要有血液 pH、PCO_2、温度和 2,3-二磷酸甘油酸（2,3-DPG）。当人体活动增强时，CO_2 产生量、机体产热量及酸性代谢产物增多，使血液 PCO_2 升高、pH 降低、温度升高，氧解离曲线右移，即 Hb 结合 O_2 的能力减弱，O_2 释放量增多，有利于组织对 O_2 的摄取；反之，则氧解离曲线左移，Hb 结合 O_2 的能力增强而 O_2 释放量减少。2,3-DPG 是红细胞无氧糖酵解的产物。在慢性缺氧、贫血、高山低氧等情况下，糖酵解加强，红细胞内 2,3-DPG 增多，氧解离曲线右移，有利于 HbO_2 释放较多的 O_2，改善组织缺氧状态（图 5-9）。

重点提示

氧解离曲线的概念、特点、生理意义及影响因素

二、二氧化碳的运输

CO_2 在血液中物理溶解的量虽比 O_2 大，但 100ml 仅溶解 3ml，仅占血液中 CO_2 运输总量的 5%，其主要运输形式为化学结合，占运输总量的 95%。化学结合的形式有两种：一是形成碳酸氢盐，二是形成氨基甲酰血红蛋白。前者约占 CO_2 运输总量的 88%，后者约占 7%。

（一）碳酸氢盐

组织细胞代谢产生的 CO_2，首先进入毛细血管溶解于血浆，然后大部分迅速扩散入红细胞。在红细胞内碳酸酐酶（CA）的催化下，与 H_2O 结合生成 H_2CO_3。H_2CO_3 迅速解离成 H^+ 和 HCO_3^-。生成的 HCO_3^- 小部分与细胞内 K^+ 结合生成 $KHCO_3$，大部分 HCO_3^- 顺其浓度差扩散入血浆，与血浆中的 Na^+ 结合生成 $NaHCO_3$，并主要以此形式在血液中运输。红细胞内负离子因此而减少，所以 Cl^- 便由血浆扩散进入红细胞，这一现象称为氯转移。上述反应是可逆的，当血液流经肺部时，由于肺泡气 PCO_2 低，反应向相反的方向进行。CO_2 经血浆扩散入肺泡，然后排出体外（图 5-10）。

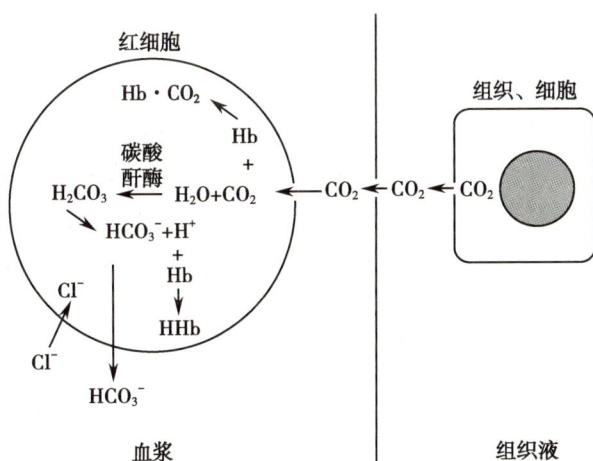

图 5-10　二氧化碳的血液运输

（二）氨基甲酰血红蛋白

进入红细胞的一部分 CO_2 可与 Hb 的氨基（NH_2）结合，形成氨基甲酰血红蛋白（$HbCO_2$）（图 5-10）。反应如下：

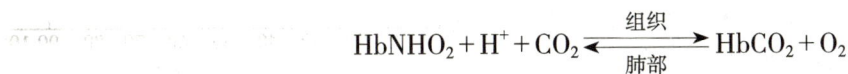

$$HbNHO_2 + H^+ + CO_2 \underset{\text{肺部}}{\overset{\text{组织}}{\rightleftharpoons}} HbCO_2 + O_2$$

这一反应无需酶的参与，非常迅速。Hb 与 CO_2 的结合能力是 HbO_2 的 3.5 倍。在组织细胞处，HbO_2 对 O_2 的释放，促进了 $HbCO_2$ 的生成；在肺部，HbO_2 的生成，促进了 $HbCO_2$ 的解离。虽然 $HbCO_2$ 形式运输的 CO_2 仅占其总运输量的 7%，但在肺脏排出的 CO_2 约有 17.5% 是以这种形式运输的。

第四节　呼吸运动的调节

呼吸运动是由许多呼吸肌共同完成的节律性运动。呼吸肌的节律性舒缩活动受中枢神经系统的自主性和随意性双重调控。

一、呼吸中枢与呼吸节律的形成

（一）呼吸中枢

呼吸中枢（respiratory center）是指在中枢神经系统内，产生和调节呼吸运动的神经元群，它们广泛分布于大脑皮质、间脑、脑桥、延髓和脊髓等部位,各级中枢在呼吸节律的产生和调节中所起作用不同,正常节律性呼吸运动是在各级呼吸中枢的共同作用下实现的。

1. 脊髓　支配呼吸肌的运动神经元位于第 3~5 颈段(支配膈肌)和胸段(支配肋间肌和腹肌等)脊髓前角。动物实验证明,在脊髓与延髓之间横断,呼吸运动立即停止并且不能再恢复(图 5-11A)。这说明脊髓不能产生节律性呼吸运动,它只是高位中枢控制呼吸肌的中继站和整合某些呼吸反射的初级中枢。

2. 延髓　在延髓和脑桥之间横断脑干,保留延髓和脊髓的联系,发现动物出现喘息样呼吸,表现为不规则的呼吸运动(图 5-11B),提示延髓是产生呼吸节律的基本中枢,但正常呼吸节律的形成还与上位呼吸中枢的调节有关。

在延髓的背内侧和腹外侧区存在随呼吸运动同步放电的神经元(即呼吸神经元),分别称为背侧呼吸组(DRG)和腹侧呼吸组(VRG)。DGR主要含有吸气神经元,其主要作用是使吸气肌收缩而引起吸气。VRG 有吸气神经元,同时也存在呼气神经元,其主要作用是使呼气肌收缩而引起主动呼气,也可调节咽喉部辅助呼吸肌以及延髓和脊髓内呼吸神经元的活动。

3. 脑桥　脑桥的呼吸神经元相对集中于臂旁内侧核和 Kölliker-Fuse(KF)核,即 PBKF 核群,主要含有呼气神经元,是呼吸调整中枢所在部位。实验证明,在动物的中脑和脑桥之间横断,保留延髓与脑桥的联系,动物的呼吸节律无明显变化(图 5-11D)。若在脑桥上、中部之间横断,动物的呼吸将变深变慢(图 5-11C),如果再切断双侧迷走神经,吸气时间将大大延长。这说明脑桥呼吸神经元的作用是限制吸气,促使吸气向呼气转换,防止吸气过长过深。由此可见,正常呼吸节律的产生,有赖于延髓和脑桥这两个呼吸中枢的共同作用。

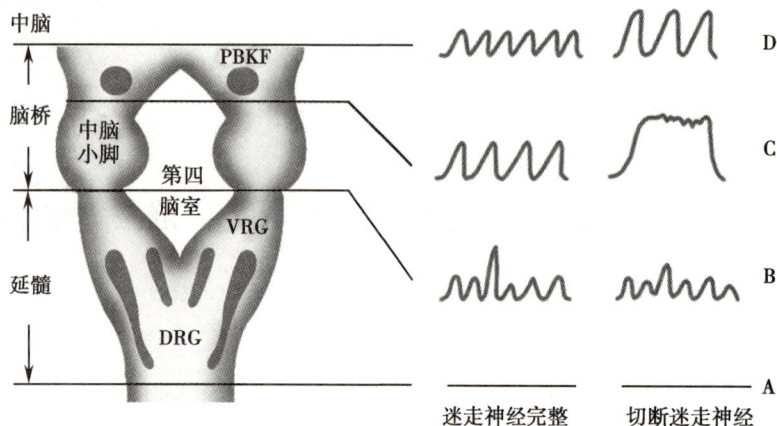

图 5-11　脑干内神经核团在不同平面横断后引起呼吸运动变化示意图
DRG:背侧呼吸组;VRG:腹侧呼吸组;PBKF:臂旁内侧核。
A、B、C、D:表示不同平面横断后呼吸的变化。

4. 高位脑　脑桥以上的高级中枢,如大脑皮质、边缘系统、下丘脑等,对呼吸运动也有一定的调节作用,特别是大脑皮质。例如,日常生活中,人在一定限度内随意进行屏气;或在谈话、唱歌、吹奏乐器时需要有意识地改变呼吸的频率和深度,以保证这些活动的完成;也可由条件反射或情绪改变引起呼吸运动的变化,比如当运动员看见或听到竞赛信号时,呼吸运动即开始加深加快。这些都是在大脑皮质的控制和精细调节下完成的。

(二) 呼吸节律的形成机制

关于正常呼吸节律的形成机制,目前主要有起步细胞学说和神经元网络学说。有关起步细胞学说的实验依据多来自新生动物,起步细胞学说较好地解释了新生动物呼吸节律的形成,而神经元网络学说的依据主要来自成年动物,在阐述成年动物的呼吸节律形成中占主导地位。至于二者哪种正确或是都正确,至今尚不清楚。

二、呼吸的反射性调节

中枢神经系统接受各种感受器传入冲动,利用反射的方式实现对呼吸运动调节的过程,称为呼吸的反射性调节。主要包括机械感受性反射调节和化学感受器反射调节。

(一)机械感受性反射

1.肺牵张反射 由肺扩张或肺萎陷引起的吸气抑制或吸气兴奋的反射称为**肺牵张反射**(pulmonary stretch reflex),也称**黑-伯反射**(Hering-Breuer reflex),它包括肺扩张反射和肺萎陷反射。

(1)**肺扩张反射**:是指肺扩张时抑制吸气活动的反射。其感受器主要分布在从气管到细支气管的平滑肌中,阈值低,适应慢,属于牵张感受器。吸气时,肺扩张并牵拉呼吸道,使之也扩张,牵张感受器受刺激而兴奋,冲动沿迷走神经传入延髓,通过一定的神经联系抑制吸气神经元的活动,促使吸气转为呼气。肺扩张反射的生理意义在于促使吸气向呼气转换,防止吸气过深,使呼吸频率增加。在动物实验中,若切断动物双侧迷走神经,吸气过程明显延长,呼吸变得深而慢。

在健康成人平静呼吸时,肺扩张反射一般不参与呼吸运动的调节,只有潮气量超过 1 500ml 时才会出现该反射。病理情况(如肺炎、肺水肿等)下,肺顺应性降低,扩张时对支气管的牵张刺激较强,可以引起该反射,使呼吸变浅、变快。

(2)**肺萎陷反射**:是指肺缩小时引起吸气兴奋的反射。其感受器同样位于气道平滑肌内,但性质尚不清楚。该反射只有在肺过度缩小时才出现,对防止呼气过度和肺不张有一定的作用,对平静呼吸的调节意义不大。

2.呼吸肌本体感受性反射 肌梭和腱器官是骨骼肌的本体感受器。当呼吸肌内的肌梭受到牵张刺激时,可反射性引起呼吸运动增强,称为呼吸肌本体感受性反射。

3.防御性呼吸反射

(1)**咳嗽反射**:当喉、气管和支气管的黏膜受到机械性或化学性刺激时所触发的反射。具有清洁、保护和维持呼吸道通畅的作用。

(2)**喷嚏反射**:感受器位于鼻黏膜,传入神经为三叉神经,反射效应为腭垂下降,舌压向软腭,声门并不关闭,气体从鼻腔喷出,可清除鼻腔中的异物。

(二)化学感受器反射

化学因素对呼吸运动的反射性调节活动,称为化学感受器反射。这里的化学因素是指动脉血、组织液或脑脊液中的 O_2、CO_2 和 H^+。

1.化学感受器 调节呼吸运动的化学感受器,按其所在部位的不同可分为外周化学感受器和中枢化学感受器两大类。

(1)**外周化学感受器**:位于颈动脉体和主动脉体,它们可直接感受动脉血中 PCO_2、PO_2 和 H^+ 浓度的变化。血液中 PCO_2 升高、H^+ 浓度增高或 PO_2 降低都可兴奋外周化学感受器,冲动分别沿窦神经(后并入舌咽神经)和迷走神经传入延髓呼吸中枢,反射性地调节呼吸和心血管活动。

> **重点提示**
>
> 外周和中枢化学感受器的部位和特点

(2)**中枢化学感受器**:位于延髓腹外侧的浅表部位,其生理刺激是脑脊液和局部细胞外液中的 H^+;外周血中的 H^+ 不易透过血-脑屏障,故其变化对中枢化学感受器作用较弱,也较缓慢。

2.CO_2、H^+ 和 O_2 对呼吸的调节作用

(1)**CO_2 对呼吸的调节**:CO_2 是调节呼吸最重要的生理性刺激物。血中一定水平 PCO_2 是维持呼吸和呼吸中枢兴奋性必不可少的条件。吸入气中 CO_2 浓度适当增加可使呼吸加强，肺通气量增加。例如当吸入气中 CO_2 含量由正常的 0.04% 增加到 1% 时，肺通气量开始增加；若 CO_2 增加到 4% 时，肺通气量可增加一倍。但是，当吸入气中 CO_2 含量超过 7% 时，肺通气量不能再相应增加，致使动脉血中 PCO_2 直线上升，导致中枢神经系统包括呼吸中枢活动抑制，引起呼吸困难、头痛、头昏甚至昏迷，出现 CO_2 麻醉。

血液中 CO_2 对呼吸的刺激作用通过两条途径实现：一是通过刺激中枢化学感受器兴奋呼吸中枢。当动脉血中 PCO_2 升高时，CO_2 可进入脑脊液与 H_2O 生成 H_2CO_3，H_2CO_3 解离出 H^+，作用于中枢化学感受器，引起呼吸中枢兴奋，使呼吸运动加深加快，肺通气量增加；二是通过刺激外周化学感受器反射性地使呼吸加深、加快，肺通气量增加。CO_2 对呼吸的刺激作用以中枢化学感受器途径为主。

（2）**H^+ 对呼吸的调节**：当动脉血中 H^+ 浓度升高时，主要是通过外周化学感受器反射性地引起呼吸加深、加快，肺通气量增加。

（3）**低 O_2 对呼吸的调节**：吸入气中 PO_2 降低时，动脉血中 PO_2 也随之降低，可导致呼吸加深、加快，肺通气量增加。通常在动脉血中 PO_2 降低到 80mmHg（10.64kPa）以下时，肺通气量才出现可觉察到的增加。在严重肺气肿或肺心病患者，由于肺换气障碍导致机体慢性缺 O_2 和 CO_2 潴留，中枢化学感受器对 CO_2 的刺激产生适应，而外周化学感受器对低 O_2 刺激适应很慢，这时低 O_2 对外周化学感受器的刺激是维持呼吸中枢兴奋的主要途径。对于这种患者，不宜快速、大量吸入纯 O_2，否则将会解除低 O_2 对呼吸的刺激作用，导致呼吸抑制甚至停止。

与后续知识的联系
慢性呼吸系统疾病的给氧原则

在实验中，摘除动物外周化学感受器后，低 O_2 对呼吸的兴奋作用完全消失，呼吸反而抑制，可见低 O_2 对呼吸的兴奋作用完全是通过刺激外周化学感受器实现的。低 O_2 对呼吸中枢的直接作用是抑制，而且这种抑制效应随着低 O_2 程度的加重而逐渐加强。通常轻、中度低 O_2 时，由于低 O_2 刺激外周化学感受器引起的中枢兴奋效应，比其对中枢的直接抑制作用更强，所以一般表现为呼吸加强，通气量增加。但在严重低 O_2（动脉血 PO_2 降到 40mmHg 以下）时，来自外周化学感受器的兴奋作用不足以抵消低 O_2 对呼吸中枢的直接抑制作用，则表现为呼吸减弱甚至停止。

重点提示
CO_2、H^+ 和低 O_2 对呼吸的调节

总之，上述三种情况单独作用时，都可以兴奋呼吸运动，尤以 CO_2 对呼吸的刺激作用最强，H^+ 次之，缺 O_2 作用最弱。但实际上，在整体内均是三者之间相互影响，相互作用，共同发生变化。

（潘 丽 何巧玉）

思考与练习

1. 简述胸膜腔负压的形成原理及其生理意义。
2. O_2 和 CO_2 是如何在血液中运输的？

ER 5-9

练习题

第六章 | 消化和吸收

学习目标

知识目标：

1. 掌握消化和吸收的概念，唾液、胃液、胰液、胆汁的成分和作用，交感神经和副交感神经对消化道活动的调节作用；

2. 熟悉胃的运动形式及胃排空，小肠的运动形式及意义，大肠内细菌的作用，主要营养物质的吸收过程；

3. 了解食物在口腔及大肠内的消化，排便反射，胃肠激素对消化器官活动的调节。

能力目标：

1. 能分析临床上消化系统常见疾病的病理生理及临床表现；

2. 能熟练进行家兔耳缘静脉注射，能准确观察比较胃肠运动的变化。

素质目标：

1. 培养良好的饮食习惯和健康的生活方式，积极预防消化系统疾病，并增强健康宣教意识；

2. 培养知识迁移和思维拓展能力，建立初步的医学逻辑思维习惯；

3. 培养珍爱生命和健康安全意识，无私奉献和锲而不舍的探索精神。

人体在生命活动过程中不仅要从外界摄取足够的氧气，还需要每天适量地摄入各种营养物质，包括糖、脂肪、蛋白质、水、无机盐和维生素等，为机体新陈代谢提供必需的物质和能量。其中水、无机盐和维生素可被机体直接吸收，而糖、脂肪、蛋白质等大分子物质必须先经过消化，成为小分子物质之后才能被机体吸收，未被消化和吸收的食物残渣以粪便的形式被排出体外。

温故知新

消化管的组成及消化管和消化腺的结构

消化（digestion）是指食物在消化道内被加工、分解的过程。消化的方式有两种：机械性消化和化学性消化。机械性消化是指通过消化道肌肉的运动，将食物磨碎，并使之与消化液充分混合，同时不断地把食物向消化道远端推送的过程；化学性消化是指通过消化液中消化酶的作用，将大分子物质分解为可吸收的小分子物质的过程。通常这两种消化方式同时进行、互相配合，共同完成对食物的消化作用。吸收（absorption）是指食物经过消化后的营养成分透过消化道黏膜进入血液或淋巴液的过程。消化和吸收是两个相辅相成、紧密联系的过程，一旦消化和吸收功能发生障碍，就会出现消化系统功能紊乱而发生疾病。

情景导入

李某，45 岁。一年来反复出现上腹部疼痛，常于进食后 1~2 小时出现，伴反酸、腹胀。患者平时嗜烟酒，饮食起居不规律。胃镜检查结果提示"胃溃疡"，幽门螺杆菌（＋）。

请思考：

　　1. 你认为李某的溃疡与哪些因素有关？生活中应该如何避免这些因素的影响？你对幽门螺杆菌了解多少？

　　2. 胃酸的作用是什么？试说出几种你熟悉的抑制胃酸分泌的药物。

第一节　消　化

一、口腔内消化

　　食物的消化从口腔开始。在口腔内食物被咀嚼、磨碎，并经过舌的搅拌，使食物与唾液充分混合，形成食团，通过吞咽经食管进入胃。

（一）唾液的分泌

　　唾液是由三对大唾液腺和口腔黏膜的小唾液腺分泌的混合液。食物在口腔内的化学性消化是通过唾液的作用实现的。正常成人每日唾液分泌量为 1~1.5L。

　　1. 唾液的成分及其作用　唾液是无色、无味、近于中性（pH 6.6~7.1）的低渗液体。水分约占99%，有机物主要为黏蛋白、唾液淀粉酶和溶菌酶等，无机物有 Na^+、K^+、Ca^{2+}、Cl^-、HCO_3^- 等。

　　唾液的主要作用有：①湿润口腔，溶解食物，便于吞咽并有助于引起味觉。②清洁和保护口腔。唾液可清除口腔内的食物残渣，稀释和中和有毒物质，其中溶菌酶和免疫球蛋白具有杀菌和杀病毒作用。③消化作用。唾液淀粉酶（最适 pH 7.0）可将食物中的淀粉分解为麦芽糖。④排泄功能。进入体内的重金属（如铅、汞）、氰化物、狂犬病毒可随唾液排出。

> **重点提示**
>
> 唾液的作用

　　2. 唾液分泌的调节　唾液分泌的调节完全是神经反射性调节，包括条件反射和非条件反射。进食时食物对口腔产生的机械、化学和温度等刺激引起的唾液分泌属于非条件反射。而食物的性状、颜色、气味、进食环境及与进食和食物有关的言语等引起的唾液分泌属于条件反射，如望梅止渴、谈论美食引起的唾液分泌。这些刺激引起的冲动可通过Ⅴ、Ⅶ、Ⅸ、Ⅹ对脑神经传到延髓，再通过第Ⅶ、Ⅸ对脑神经中副交感神经和交感神经纤维（以副交感神经为主）到达唾液腺，调节唾液分泌。副交感神经兴奋时，使唾液腺分泌量多而固体成分少的稀薄唾液；交感神经兴奋，使唾液腺分泌量少而固体成分多的黏稠唾液。

（二）咀嚼与吞咽

　　1. 咀嚼　咀嚼是由咀嚼肌群协调而有顺序的收缩所完成的复杂的反射动作。其作用主要是带动牙齿将大块的食物切割、磨碎，通过舌的搅拌使食物与唾液充分混合，形成食团，易于吞咽。咀嚼还能加强食物对口腔内各种感受器的刺激，反射性地引起胃液、胰液、胆汁的分泌和消化道的运动，为食物的进一步消化做好准备，因此，"细嚼慢咽"有利于消化。

　　2. 吞咽　吞咽是指口腔内的食团经咽和食管进入胃的过程。吞咽动作由一系列高度协调的反射活动组成，可分为以下三期：①口腔期：指食团从口腔进入咽的时期。主要通过舌的运动，把食团向上、向后移动，由舌背推向软腭至咽部，这是大脑皮质控制下的随意动作。②咽期：指食团从咽进入食管上端的时期。此时软腭上举、咽后壁向前突出，封闭鼻后孔；喉头上移紧贴会厌，盖住喉口以免食物进入气管，呼吸暂停；食管上口张开，食团通过咽部进入食管。这一过程是咽部感受器受到刺激引起的急速而不随意的反射动作。③食管期：食团进入食管后，引起食管蠕动，将食团推送入胃。**蠕动**（peristalsis）是空腔器官平滑肌普遍存在的一种运动形式，由平滑肌的顺序舒缩引起，形成一种向前推进的波形运动。食管蠕动时，食团上端的环形肌收缩，形成收缩波，食团下端的纵行肌舒张,形成舒张波,食团随着食管的蠕动缓慢地进入胃。

食管和胃之间在解剖结构上并不存在括约肌,但在食管下端近胃贲门处有一长 3~5cm 的高压区,此处的压力比胃内压高 5~10mmHg,可阻止胃内容物逆流入食管,起类似括约肌的作用,故将其称为**食管下括约肌**(lower esophageal sphincter, LES)。当食管受到食团刺激时,可反射性地引起食管下括约肌舒张,便于食物通过;食物入胃后又可以反射性引起食管下括约肌收缩,防止胃内容物反流入食管。如果食管下括约肌肌张力减弱,可造成酸性胃液反流入食管,损伤食管黏膜,引起反流性食管炎;但食管下括约肌紧张性过高,又会引起吞咽困难。

吞咽反射的基本中枢位于延髓。临床上昏迷、深度麻醉及某些神经系统疾病的病人,延髓抑制导致吞咽反射障碍,食物或上呼吸道的分泌物容易误入气管,发生窒息,因而必须加强对上述病人的护理。

二、胃内消化

胃是消化道中最膨大的部分,具有暂时储存食物和初步消化食物的功能。成人胃的容积为 1~2L,食物在胃内经过机械性和化学性消化,由食团变成食糜,然后分批排入十二指肠。

(一)胃液的分泌

食物在胃内的化学性消化是通过胃液作用实现的。胃液由胃腺和胃黏膜上皮细胞分泌。正常成人每日胃液分泌量为 1.5~2.5L。

1. 胃液的成分及其作用　纯净的胃液是无色、透明的酸性液体,pH 为 0.9~1.5。胃液的成分除大量水外,主要有盐酸、胃蛋白酶原、黏液和内因子。

> **重点提示**
>
> 胃液的成分及作用

(1)**盐酸**:胃液中的盐酸又称胃酸,由胃腺壁细胞分泌。盐酸的主要作用有:①激活无活性的胃蛋白酶原,使之转变成有活性的胃蛋白酶,并为胃蛋白酶提供适宜的酸性环境。②使食物中的蛋白质变性,易于消化。③可杀死进入胃内的细菌。④盐酸进入小肠后可促进钙、铁的吸收。⑤盐酸进入小肠后可促进胰液、胆汁和小肠液的分泌。因此,如果盐酸分泌不足或缺乏,可引起腹胀、腹泻等消化不良症状;如果分泌过多,则对胃和十二指肠有侵蚀作用,可能诱发消化性溃疡。

胃液中的盐酸包括游离酸和结合酸。两者在胃液中的总浓度称为胃液的总酸度。正常人空腹时的盐酸排出量称为基础酸排出量,为 0~5mmol/h。基础酸排出量表现为早晨 5~11 时分泌率最低,午后 6 时至次晨 1 时分泌率最高。在食物或某些药物等因素刺激下,盐酸排出量可高达 20~25mmol/h,其分泌量男性>女性,50 岁后分泌量逐渐下降。一般认为盐酸最大排出量主要取决于壁细胞的数量及其功能状态。

胃液中 H^+ 的分泌是靠细胞顶膜的质子泵实现的。质子泵是一种镶嵌于膜内的转运蛋白,具有转运 H^+、K^+ 和水解 ATP 的功能。质子泵每水解一分子 ATP 可驱使一个 H^+ 分泌到胃腔内,同时从胃腔内换回一个 K^+。测定结果表明,胃液中 H^+ 的最高浓度可达 150mmol/L,比血浆中的 H^+ 浓度高约 300 万倍。由此可知,壁细胞分泌 H^+ 是逆着巨大浓度差进行的主动转运过程,需要消耗大量能量。已经证实,质子泵是各种因素引起胃酸分泌的最后通路,抑制质子泵的药物(如奥美拉唑)在临床上已广泛用于消化性溃疡的治疗。

ER 6-3

壁细胞分泌盐酸的过程

(2)**胃蛋白酶原**:胃蛋白酶原主要由胃腺主细胞分泌,不具有活性。进入胃腔后,在盐酸和已被激活的胃蛋白酶的作用下,转变为有活性的胃蛋白酶。在酸性环境下,胃蛋白酶能使食物中的蛋白质水解,生成际、胨、少量多肽和氨基酸。胃蛋白酶的最适 pH 为 1.8~3.5,当 pH>5 时胃蛋白酶活性消失。因此,由于胃酸分泌不足而导致蛋白质消化不良时,可服用胃蛋白酶和稀盐酸合剂治疗。

(3)**黏液和碳酸氢盐**:胃内黏液是由胃黏膜表面上皮细胞、胃腺的黏液细胞共同分泌的,主要成分为糖蛋白。黏液分泌后覆盖在胃黏膜表面，形成凝胶状的保护层，具有润滑作用，可减少粗糙食物对胃黏膜的机械性损伤。胃内的碳酸氢盐（HCO_3^-）主要由胃黏膜上皮细胞分泌，它与黏液一起共同构成黏液-碳酸氢盐屏障（图6-1），可有效地阻挡 H^+ 向胃黏膜扩散，保护胃黏膜免受强酸的侵蚀。这是因为黏液的黏稠度为水的 30~260 倍，胃腔内的 H^+ 向胃壁扩散时，H^+ 要通过高黏稠度的黏液层，其移动速度大大减慢，同时 H^+ 在移动过程中还将与 HCO_3^- 相遇，两种离子在黏液层发生中和作用，形成一个跨黏液层的 pH 梯度，即黏液层近胃腔侧的 pH 约 2.0，呈酸性；近胃黏膜上皮细胞侧的 pH 约 7.0，呈中性，这种状态能使胃黏膜表面的胃蛋白酶丧失活性，从而有效地保护胃黏膜免受胃蛋白酶的自身消化侵蚀。

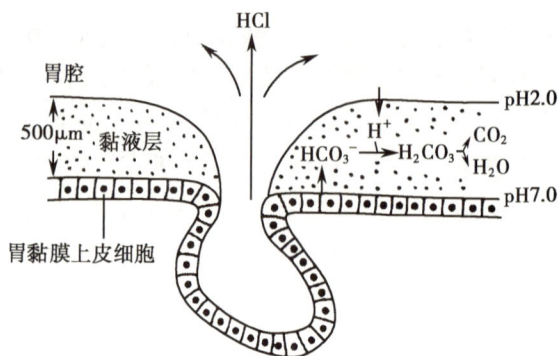

图6-1　黏液-碳酸氢盐屏障模式图

　　除了黏液-碳酸氢盐屏障外，胃黏膜上皮细胞顶端相邻细胞膜之间存在紧密连接，具有防止 H^+ 向黏膜内扩散，阻止 Na^+ 从黏膜内透出的作用，称为胃黏膜屏障。此外，胃和十二指肠黏膜还具有很强的细胞保护作用。许多因素如乙醇、吲哚美辛、阿司匹林等药物及幽门螺杆菌感染，均可削弱或损伤黏液-碳酸氢盐屏障和胃黏膜屏障，导致 H^+ 侵入胃黏膜，引起胃炎或胃溃疡。

知识拓展

幽门螺杆菌的发现

　　1979 年，病理学医生罗宾·沃伦（J.Robin Warren）在慢性胃炎患者的胃窦黏膜组织切片上观察到一种弯曲状细菌，并发现这种细菌邻近的胃黏膜总是有炎症存在，因而意识到这种细菌和慢性胃炎可能有密切关系。他与西澳大利亚皇家医院的年轻住院医师马歇尔（Barry J.Marshall）合作，经多次实验后于 1982 年 4 月终于从胃黏膜活检样本中成功培养和分离出了这种细菌，这种新发现的细菌命名为幽门螺杆菌（*helicobacter pylori*, Hp）。

　　Hp 在刚刚提出时曾被科学家和医生们嘲笑，但两位科学家并未因此而放弃研究。马歇尔甚至喝下了含有这种细菌的培养液，以身试菌。他们不断完善补充研究结果，最终证实了 Hp 在胃炎和消化性溃疡发生和发展过程中的作用和机制，并由此获得 2005 年度诺贝尔生理学或医学奖。

　　两位科学家积极探索、敢于创新、锲而不舍及为科学献身的精神是我们医务工作者学习的榜样。

　　（4）内因子：内因子为胃腺壁细胞分泌的一种糖蛋白，它有两个活性部位，一个部位与进入胃内的维生素 B_{12} 结合成复合物，保护维生素 B_{12} 不被小肠内水解酶破坏；另一个部位与回肠黏膜上皮细胞的受体结合，促进维生素 B_{12} 的吸收。当内因子缺乏时（如胃大部切除的病人），维生素 B_{12} 吸收障碍，影响红细胞生成，引起巨幼细胞贫血。

　　2. 胃液分泌的调节　人在空腹时胃液分泌很少，称为基础胃液分泌或非消化期胃液分泌。进食后，在神经和体液因素的调节下胃液大量分泌，称为消化期胃液分泌。

　　根据消化道感受食物刺激的部位不同，将消化期胃液分泌分为头期、胃期和肠期三个时相（图6-2）。

　　（1）头期：头期胃液分泌是指食物刺激头面部感受器（如眼、鼻、耳、口腔、咽和食管）所引起的胃液分泌，包括条件反射和非条件反射。食物的形状、颜色、气味、声音等刺激眼、鼻、耳、口腔、咽等处的感觉器官，反射性引起胃液分泌，称为条件反射。当咀嚼和吞咽时，食物直接刺激口腔、咽部的化学和机械感受器，引起胃液分泌称为非条件反射。反射中枢位于延髓、下丘脑、边缘叶和大脑皮质等部位，迷走神经是这些反射共同的传出神经。迷走神经兴奋时，一方面通过其神经末梢释放 ACh 直接作用于壁细胞引起胃液分泌，另一方面还可作用于胃窦部的 G 细胞引起促胃液素分泌，从而间接促进胃液分泌。

头期胃液分泌的特点是：持续时间长（2~4 小时），分泌量多（约占消化期分泌总量的 30%），酸度及胃蛋白酶原含量均很高，消化力强。

（2）**胃期**：胃期胃液分泌是指食物进入胃后，继续引起的胃液分泌。其主要作用途径是：①食物直接扩张胃，刺激胃底、胃体的感受器，冲动沿迷走神经中的传入纤维传至中枢，再通过迷走神经中的传出纤维引起胃液分泌，这一反射称为**迷走－迷走反射**（vago-vagal reflex）；食物扩张胃也可通过胃壁的内在神经丛反射，直接或通过促胃液素间接引起胃腺分泌。②扩张刺激幽门部感受器，通过胃壁的内在神经丛作用于 G 细胞，引起促胃液素释放。③食物的化学成分，主要是蛋白质的消化产物可直接作用于 G 细胞，引起促胃液素分泌。

胃期胃液分泌的特点是：分泌量多（约占消化期分泌总量的 60%），酸度高，但胃蛋白酶原含量较头期少，故消化力比头期弱。

（3）**肠期**：肠期胃液分泌是指食糜进入小肠后，通过对小肠黏膜的机械性和化学性刺激，使十二指肠黏膜释放促胃液素和肠泌酸素，引起胃液分泌。

肠期胃液分泌的特点是：分泌量少（约占消化期分泌总量的 10%），酸度低，胃蛋白酶原含量也较少。

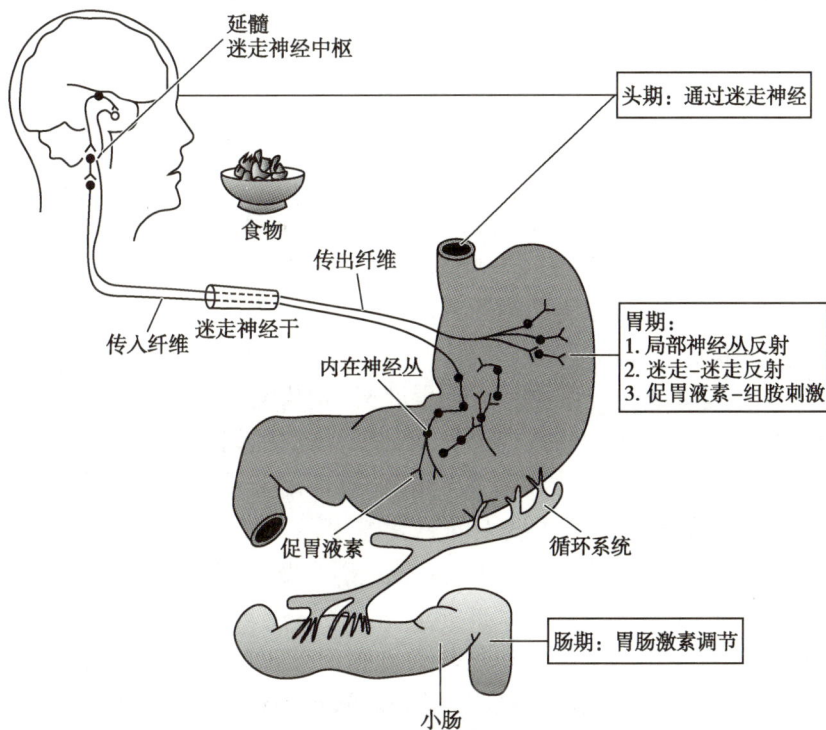

图 6-2　消化期胃液分泌的时相及其调节示意图

在进食过程中，除迷走神经、促胃液素外，组胺也有较强的促进胃酸分泌的作用。此外，咖啡因、低血糖、乙醇及 Ca^{2+} 等也可刺激胃酸分泌。

胃液的分泌除受以上兴奋性因素调节外，还受到各种抑制性因素的调节。主要包括：

1）**盐酸**：当胃内 pH 降至 1.2~1.5 或十二指肠处于酸化状态（pH＜2.5）时，可抑制促胃液素的释放，使胃液分泌减少。

2）**脂肪**：进入小肠的脂肪可刺激肠抑胃素的释放，抑制胃液分泌。

3）**高渗溶液**：高渗的食糜进入小肠后，可刺激小肠壁内的渗透压感受器，通过肠 - 胃反射抑制胃液分泌。

（二）胃的运动

食物在胃内的机械性消化是通过胃的运动实现的。

1. 胃的运动形式

（1）**容受性舒张**：空腹时，胃腔容积约为 50ml，进食后，容积增大到 1~2L。这是因为，当咀嚼和吞咽时，食物刺激了口、咽和食管等处的感受器，反射性地引起胃壁平滑肌舒张，称为**容受性舒张**（receptive relaxation）。其生理意义是使胃能够容纳大量食物，同时胃内压保持相对稳定。

（2）**紧张性收缩**：胃壁平滑肌经常处于一定程度的缓慢持续收缩状态，称为紧张性收缩。其生理意义在于维持胃的正常位置和形态。进食后紧张性收缩逐渐加强，使胃内压升高，有利于胃液渗入食物，促进化学性消化。紧张性收缩是胃其他运动形式的基础。临床上出现的胃下垂或胃扩张，都与胃的紧张性收缩降低有关。

（3）**蠕动**：胃的蠕动在食物入胃后 5 分钟左右开始。蠕动波起始于胃的中部，并有节律地向幽门方向推进，频率约为 3 次 /min。一个蠕动波需要 1 分钟左右到达幽门，通常是一波未平，一波又起。其生理意义是磨碎进入胃内的食团，使之与胃液充分混合形成糊状的食糜，有利于化学性消化；推进食糜经过幽门排入十二指肠。

2. 胃排空及其控制　食糜由胃排入十二指肠的过程称为**胃排空**（gastric emptying）。胃排空是少量而又间断进行的，一般进食后 5 分钟左右胃就开始排空。其排空速度与食物的总量、理化性质和胃的运动情况有关。一般来说，液体食物较固体食物排空快，小颗粒食物比大块食物快，等渗液体较非等渗液体快。在三种主要营养物质中，糖类排空最快，蛋白质次之，脂肪最慢。混合性食物完全排空通常需要 4~6 小时。

胃排空受胃和十二指肠两方面因素的控制。胃排空的直接动力是胃与十二指肠内的压力差，而原动力则是胃的运动。食物对胃的扩张刺激通过迷走 - 迷走反射和胃壁的内在神经丛局部反射引起胃运动加强，胃内压升高，超过十二指肠内压，幽门括约肌舒张，胃内食糜排入十二指肠。此外，食物对胃的扩张刺激及食物中的某些化学成分可引起胃幽门 G 细胞释放促胃液素，促胃液素能促进胃的运动，也能加强幽门括约肌的收缩，增加胃排空的阻力，但总效应是延缓胃排空。进入小肠的盐酸、脂肪、高渗溶液及食糜本身的体积等，均可刺激十二指肠壁上的感受器，反射性地抑制胃的运动，使胃排空减慢，这种反射称为肠 - 胃反射。肠 - 胃反射对盐酸的刺激尤为敏感。

3. 呕吐　呕吐是将胃及小肠上段内容物经口腔强力驱出的一种反射过程。呕吐中枢位于延髓，与呼吸中枢、心血管中枢有密切的联系，故呕吐前除有消化道症状（如恶心）外，还常出现呼吸急促和心跳加快等症状。引起呕吐的原因很多，机械性或化学性刺激作用于舌根、咽部、胃、肠、胆总管、腹膜、泌尿生殖器官等部位的感受器，均可引起呕吐；视觉或内耳前庭器官受到刺激，也可引起呕吐；颅内压升高时可直接刺激呕吐中枢，引起喷射性呕吐。呕吐是一种具有保护性意义的防御反射，通过呕吐可把胃内有害物质在未被吸收前排

与后续知识的联系

1. 消化性溃疡的病因病理
2. 抗消化性溃疡药的用药及消化性溃疡病人的护理

ER 6-4

胃蠕动

重点提示

胃的运动形式、胃排空的动力、三种主要营养物质排空的速度

与后续知识的联系

助消化药和胃肠运动调节药

出体外。因此，临床上对食物中毒的病人，可借助催吐的方法将胃内的毒物排出。但剧烈频繁的呕吐，将会影响进食和正常的消化活动，甚至会丢失大量的消化液，严重时可造成体内水、电解质和酸碱平衡的紊乱。

三、小肠内消化

食糜由胃进入十二指肠后便开始了小肠内的消化，小肠内的消化是整个消化过程中最重要的阶段。小肠运动对食物进行机械性消化，胰液、胆汁和小肠液对食物进行化学性消化。食物在小肠内停留时间随食物的性质而不同，混合性食物一般为 3~8 小时。食物通过小肠后，消化和吸收过程基本完成，未被消化的食物残渣则进入大肠。

（一）胰液的分泌

胰腺是兼有内分泌和外分泌功能的腺体。胰腺的内分泌功能将在内分泌一章中论述。胰液是胰腺的外分泌物，由胰腺腺泡细胞和小导管上皮细胞分泌，具有很强的消化能力，正常成人每日分泌量为 1~2L。

1. **胰液的成分和作用**　胰液是无色、无味的碱性液体，pH 7.8~8.4。胰液中主要含有胰淀粉酶、胰脂肪酶、胰蛋白酶和糜蛋白酶等多种消化酶，以及水和 HCO_3^- 等成分。其中各种胰酶由胰腺的腺泡细胞分泌，HCO_3^- 由胰腺的小导管上皮细胞分泌。

（1）HCO_3^-：主要作用是中和进入十二指肠的胃酸，保护肠黏膜免受强酸的侵蚀，同时为小肠内多种消化酶发挥作用提供适宜的碱性环境。

（2）**胰淀粉酶**：胰淀粉酶可将淀粉水解为麦芽糖，其作用的最适 pH 为 6.7~7.0。

（3）**胰脂肪酶**：胰脂肪酶可将脂肪分解为甘油、脂肪酸和甘油一酯。目前认为，胰脂肪酶只有在胰腺分泌的辅脂酶存在的条件下才能发挥作用。辅脂酶可与胰脂肪酶形成一种高亲和度的复合物，牢固地黏附在脂肪颗粒表面，发挥其分解脂肪的作用。

（4）**胰蛋白酶和糜蛋白酶**：胰蛋白酶和糜蛋白酶这两种酶均以无活性的酶原形式存在于胰液中。小肠液中的肠激酶是激活胰蛋白酶原的特异性酶，在肠激酶的作用下，胰蛋白酶原转变为胰蛋白酶，而胰蛋白酶通过正反馈自身激活胰蛋白酶原，同时又可将糜蛋白酶原激活为糜蛋白酶。胰蛋白酶和糜蛋白酶单独作用于蛋白质时，均能将蛋白质分解成为际和胨。当两种酶协同作用时，可将蛋白质分解为小分子多肽和氨基酸。糜蛋白酶还有较强的凝乳作用。

此外，胰液中还有羧基肽酶、核糖核酸酶、脱氧核糖核酸酶等水解酶。它们以酶原的形式分泌，在已活化的胰蛋白酶作用下激活。

由于胰液中含有消化三大营养物质的消化酶，因而是所有消化液中消化功能最全面、消化力最强的一种消化液。若胰液分泌减少，即使其他消化液分泌都正常，食物中的脂肪和蛋白质也不能被完全消化和吸收，常出现脂肪泻，但糖的消化和吸收一般不受影响。

知识拓展

急性胰腺炎

急性胰腺炎是消化系统的常见疾病，是胰腺中的消化酶被激活、胰腺组织自身消化所致的急性、化学性炎症。正常胰腺能分泌多种酶，这些酶通常以无活性的酶原形式存在。当胰腺导管痉挛或饮食不当引起胰液分泌急剧增加时，可因胰管压力升高致使胰小管、胰腺腺泡破裂，导致胰蛋白酶原渗入胰腺间质而被激活，出现胰腺组织的自身消化。腹痛是本病的主要表现，胆道疾患、酗酒和暴饮暴食等是该疾病的常见病因。因此，养成良好的饮食习惯和健康的生活方式有助于许多疾病的预防、治疗和康复。

2. 胰液分泌的调节 空腹时,胰液几乎不分泌。进食后,可引起胰液大量分泌,这种分泌受神经和体液因素的双重调节,但以体液调节为主。食物的性状、颜色、气味以及食物对口腔、食管、胃和小肠的刺激,都可通过神经反射(条件反射和非条件反射)引起胰液分泌。反射的传出神经是迷走神经。迷走神经可通过其末梢释放 ACh 直接作用于胰腺腺泡促进其分泌,也可通过引起促胃液素释放,间接引起胰腺分泌。调节胰液分泌的体液因素主要有促胰液素和缩胆囊素,它们都是由小肠上段黏膜细胞分泌的。盐酸、蛋白质和脂肪的消化产物对这两种激素的释放具有很强的刺激作用。

重点提示

胰液的成分及作用

(二)胆汁的分泌

肝细胞可持续分泌胆汁。在非消化期,胆汁生成后主要经肝管、胆囊管流入胆囊储存。在消化期,胆囊收缩,胆汁排入十二指肠,同时肝细胞分泌的胆汁也可经肝管、胆总管直接排入十二指肠,参与小肠内消化。因此,胆囊摘除后,对小肠的消化和吸收并无明显影响。正常成人每日胆汁的分泌量为 0.8~1.0L。

1. 胆汁的成分和作用 胆汁是浓稠有苦味的液体,由肝细胞直接分泌的胆汁称为肝胆汁,为金黄色,呈弱碱性,pH 约 7.4。在胆囊中储存的胆汁称为胆囊胆汁,为深绿色,呈弱酸性,pH 约 6.8。胆汁的成分较为复杂,除水和无机盐外,主要有胆盐、胆色素、胆固醇和卵磷脂等。

胆汁中不含消化酶,但对脂肪的消化和吸收具有重要意义,这主要依赖于胆盐的作用。胆汁的主要作用有:①促进脂肪消化。胆汁中的胆盐、胆固醇和卵磷脂可作为乳化剂,降低脂肪的表面张力,使脂肪乳化成极小的微粒,从而增加与胰脂肪酶的接触面积,有利于脂肪的消化。②促进脂肪和脂溶性维生素(A、D、E、K)的吸收。胆盐能与不溶于水的脂肪分解产物结合,形成水溶性混合微胶粒,混合微胶粒很容易穿过小肠绒毛表面的静水层到达小肠黏膜表面,促进脂肪分解产物的吸收。③中和胃酸及促进胆汁自身分泌。

重点提示

胆汁的成分及作用

2. 胆汁分泌和排放的调节 消化道内的食物是引起胆汁分泌和排放的自然刺激物。高蛋白食物引起胆汁排放量最多,其次是高脂肪或混合食物,糖类食物作用最小。在胆汁的排放过程中,胆囊和 Oddi 括约肌的活动是相互协调的,即胆囊收缩时,Oddi 括约肌舒张;相反,胆囊舒张时,Oddi 括约肌收缩。胆汁分泌和排放受神经、体液因素双重调节。进食动作、食物对胃和小肠的刺激可引起迷走神经兴奋,胆汁分泌量增加。胆汁的分泌和排放以体液调节为主,缩胆囊素、促胰液素及促胃液素等胃肠激素的释放,可使胆囊强烈收缩,Oddi 括约肌舒张,胆汁大量排放。

随胆汁进入小肠的胆盐,约 95% 在回肠末端被吸收入血,通过肝门静脉重新回到肝,再次参与组成胆汁成分,此过程称为**胆盐肠肝循环**(enterohepatic circulation of bile salt)。胆盐肠肝循环对肝胆汁的分泌具有很强的促进作用,称为胆盐的利胆作用。胆道阻塞的病人,胆汁排放困难,影响脂肪的消化、吸收及脂溶性维生素的吸收;同时由于胆汁排出不畅致使胆管内压力升高,导致一部分胆汁进入血液而出现黄疸。

(三)小肠液的分泌

小肠液是十二指肠腺和小肠腺两种腺体分泌的混合液。小肠液分泌量很大,每日可分泌 1~3L,呈弱碱性,pH 约为 7.6。

1. 小肠液的成分和作用 小肠液除含有水和无机盐外,还有肠激酶和黏蛋白等。其主要作用有:①稀释作用。大量的小肠液可稀释消化产物,使其渗透压降低,有利于水和营养物质吸收。②保护作用。小肠液能中和进入十二指肠内的盐酸,保护十二指肠黏膜免受盐酸的侵蚀。③消化作用。由小肠腺分泌的肠激酶,可激活胰蛋白酶原使其转变为胰蛋白酶,从而促进蛋白质的消化。此外,在小肠上皮细胞内还存在一些特殊的消化酶,如肽酶和多种寡糖酶,它们对一些进入小肠上皮细胞内的营养物质继续起消化作用。如果这些消化酶随小肠上皮细胞脱落到肠腔内，则不起消化作用。

2. 小肠液分泌的调节　调节小肠液分泌最重要的因素是各种局部神经反射。食糜对肠黏膜的机械性和化学性刺激均可通过壁内神经丛的局部反射而引起小肠液分泌。小肠内食糜量越大，小肠液的分泌就越多。此外，一些能促进其他消化液分泌的激素，如促胃液素、促胰液素、缩胆囊素和血管活性肠肽等都能刺激小肠液的分泌。

（四）小肠的运动

1. 小肠的运动形式

（1）**紧张性收缩**：紧张性收缩是小肠进行其他各种运动的基础，空腹时即存在，进食后显著增强。其意义在于保持肠道一定的形状和位置，并维持肠腔内一定的压力，有助于肠内容物的混合与推进。

（2）**分节运动**：分节运动是一种以环形肌收缩和舒张为主的节律性活动。在有食糜存在的一段肠管，环形肌以一定距离的间隔同时收缩，将食糜分成许多节段，随后，原收缩处舒张，原舒张处收缩，使原来的食团分割为两半，相邻两半合拢又形成一个新的节段，如此反复交替进行（图6-3）。分节运动在空腹时几乎看不见，进食后才逐渐加强。其主要作用是：使食糜与消化液充分混合，以利于化学性消化；使食糜与肠壁紧密接触，为吸收创造有利条件；挤压肠壁促进血液和淋巴回流，有利于吸收。

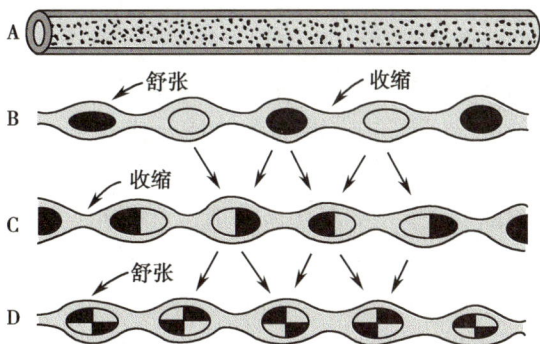

图 6-3　小肠分节运动模式图
A. 肠管表面观；B、C、D. 肠管纵切面观，表示不同阶段的食糜节段分割及合拢情况。

ER 6-5

小肠的分节运动

（3）**蠕动**：蠕动发生于小肠的任何部位，可将食糜向大肠方向推进，推进速度为0.5~2.0cm/s。每个蠕动波将食糜推进数厘米后即消失，但可反复发生。其意义在于使食糜向前推进一步，到达下一邻近肠段再开始分节运动。

小肠内还可见到一种进行速度快（2~25cm/s）、传播距离较远的蠕动，称为蠕动冲，它可以把食糜从小肠始段一直推送到小肠末段，有时还可推送到大肠。这种蠕动冲可由进食时的吞咽动作或食糜刺激十二指肠引起。肠蠕动时，肠内容物（水和气体）被推动而产生的声音，称为肠鸣音。肠蠕动增强时，肠鸣音亢进；肠麻痹时，肠鸣音减弱或消失。所以，肠鸣音的强弱可反映肠蠕动的状态，临床上可作为腹部手术后，小肠运动功能恢复的一个客观指标。

2. 小肠运动的调节

（1）**内在神经丛的作用**：食糜对小肠的机械性和化学性刺激，均可通过内在神经丛的局部反射使小肠蠕动加强。切断支配小肠的外来神经，小肠蠕动仍可进行，说明内在神经丛对小肠运动的调节起主要作用。

（2）**外来神经的调节**：一般来说，副交感神经兴奋能加强小肠的运动，交感神经兴奋则抑制小肠运动。它们的作用一般是通过小肠壁内神经丛实现的。

（3）**体液调节**：促进小肠运动的体液因素有促胃液素、P 物质、脑啡肽、5- 羟色胺等。而促胰液素、生长抑素、肾上腺素和胰高血糖素等体液因素则抑制小肠的运动。

3. 回盲括约肌的功能　在回肠末端与盲肠交界处，环形肌明显增厚，起着括约肌的作用，称为回盲括约肌，回盲括约肌经常保持一定的收缩状态。进食后，当蠕动波到达回肠末端时，回盲括约肌舒张，有 3~4ml 的食糜推入大肠，而当进入大肠的食糜刺激盲肠时，可通过内在神经丛的局部反射引起回盲括约肌收缩，限制食糜通过。因此，回盲括约肌的主要功能是防止食糜过快进入大肠。此外，回盲括约肌还具有活瓣样作用，可阻止大肠内容物反流入回肠。

四、大肠内消化

食物经过小肠的消化和吸收后，剩余的残渣进入大肠。人类的大肠没有重要的消化作用，其主要功能是吸收水、无机盐和某些维生素，暂时储存食物残渣，形成粪便排出体外。

（一）大肠液的分泌

大肠液由大肠黏膜表面的柱状上皮细胞和杯状细胞分泌，呈碱性，pH 为 8.3~8.4。大肠液的主要成分是黏液和碳酸氢盐，主要作用是保护肠黏膜和润滑粪便。

（二）大肠内细菌的作用

大肠内有许多细菌，主要来自空气和食物。由于大肠内的 pH 和温度等条件对这些细菌的生长极为适宜，所以细菌在此大量繁殖。据估计，粪便中的细菌占粪便固体总量的 20%~30%。细菌中的酶能对食物残渣进行分解。细菌对糖和脂肪的分解称为发酵，其产物有乳酸、乙酸、CO_2、甲烷、脂肪酸、甘油、胆碱等。细菌对蛋白质的分解称为腐败，其产物有氨、硫化氢、组胺、吲哚等。大肠内的细菌还可利用肠内某些简单物质合成 B 族维生素和维生素 K，经肠壁吸收后被机体所利用。若长期使用肠道抗菌药物，肠内细菌被抑制，造成肠道内菌群失调，引起肠道功能紊乱，导致 B 族维生素和维生素 K 缺乏。

> **重点提示**
> 大肠内细菌的作用

（三）大肠的运动形式和排便

大肠的运动少而慢，对刺激的反应较迟钝，这些特点有利于吸收水分和储存粪便。

1. 大肠的运动形式

（1）**袋状往返运动**：这种运动形式在空腹和安静时最多见，是由环形肌无规则收缩引起的。其作用是使结肠袋中的内容物不断地混合，并向前、后两个方向做短距离移动，但不向前推进，这种运动有助于水的吸收。

（2）**分节推进运动和多袋推进运动**：分节推进运动是指环形肌有规则地收缩，将一个结肠袋的内容物推移到邻近肠段的运动，收缩结束后，肠内容物不返回原处。如果一段结肠上同时发生多个结肠袋收缩，并将其内容物向下推移，称为多袋推进运动。人在餐后或副交感神经兴奋时这种运动形式增强。

（3）**蠕动**：大肠通常蠕动较缓慢，有利于吸收水分和储存粪便。此外，大肠还有一种进行速度快而推进距离远的蠕动，称为集团蠕动。通常开始于横结肠，可将部分大肠内容物快速推送到降结肠或乙状结肠，甚至到达直肠。集团蠕动每日 1~3 次，常发生于进食后，多见于早餐后 1 小时以内，属于生理现象，多见于儿童。

2. 排便　食物残渣在大肠内一般停留 10 小时以上。绝大部分水、无机盐和维生素被大肠黏膜吸收，其余部分形成粪便。粪便中除食物残渣外，还包括脱落的肠上皮细胞、大量的细菌等。

排便是一种反射活动。通常直肠内没有粪便，当大肠蠕动将粪便推入直肠后，直肠内压力升高，刺激直肠壁的感受器，冲动沿盆神经和腹下神经传至脊髓腰骶段的初级排便中枢，同时上传至大脑皮质的高级中枢，产生便意。如果条件许可，大脑皮质的下行冲动可兴奋初级排便中枢，通过盆神经使降结肠、乙状结肠和直肠平滑肌收缩，肛门内括约肌舒张，同时抑制阴部神经使其传出冲动减少，肛门外括约肌舒张，粪便排出体外。在排便过程中，膈肌和腹肌也收缩，腹内压升高，有助于粪便的排出。

正常人的直肠对粪便的机械性扩张刺激具有一定的感觉阈，当达到此感觉阈时即可产生便意。如果经常抑制排便，可使直肠对粪便压力刺激逐渐失去其正常敏感性，即感觉阈提高。加之粪便在大肠内滞留过久，水分吸收过多而干硬，引起排便困难和排便次数减少，称为便秘。

第二节 吸 收

一、吸收的部位

消化道不同部位所吸收的物质和吸收速度是不同的。食物在口腔和食管内一般不被吸收。食物在胃内的吸收也很少，胃只能吸收乙醇和少量水分。大肠主要吸收水分和无机盐。食物中的糖类、脂肪和蛋白质的绝大部分消化产物都是在十二指肠和空肠被吸收，回肠具有主动吸收胆盐和维生素 B_{12} 的功能。所以，小肠不仅是食物消化的主要场所，也是食物吸收的主要部位（图6-4）。

小肠之所以成为吸收的主要部位，是因为：①小肠的吸收面积大。成人的小肠长5~7m，小肠黏膜有许多环状皱襞，皱襞上有大量绒毛，绒毛表面的柱状上皮细胞还有许多微绒毛。环状皱襞、绒毛和微绒毛的存在，使小肠黏膜的吸收面积增加约600倍，可达200~250m²。②小肠绒毛内有丰富的毛细血管和毛细淋巴管。由于绒毛的伸缩和摆动，可促进血液和淋巴的回流，有利于吸收。③食物在小肠内已被分解成可吸收的小分子物。④食物在小肠内停留时间较长，一般为3~8小时。

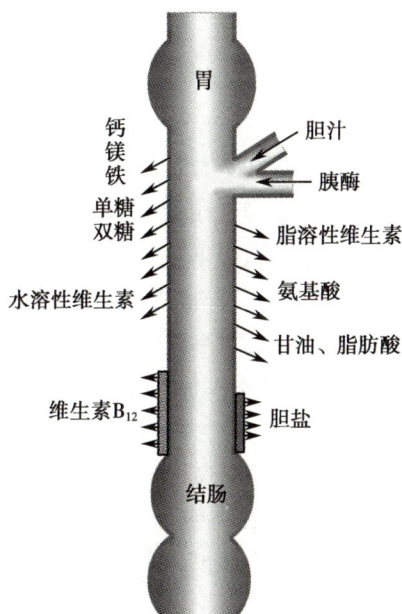

图6-4 各种物质在消化道中的吸收部位示意图

重点提示

各种物质吸收的部位

二、主要营养物质的吸收

（一）糖的吸收

食物中的糖类包括多糖（如淀粉、糖原）、双糖（如蔗糖、麦芽糖、乳糖）和单糖（如葡萄糖、果糖、半乳糖、甘露糖）。多糖和双糖须分解为单糖才能被吸收，各种单糖的吸收速率有很大差别，其中以半乳糖和葡萄糖的吸收为最快，果糖次之，甘露糖最慢。小肠内的单糖主要是葡萄糖，约占80%。葡萄糖的吸收方式属于继发性主动转运，其能量来自钠泵的活动。小肠黏膜上皮细胞顶端膜上有 Na^+ -葡萄糖同向转运体，它能选择性地将葡萄糖或半乳糖从肠腔转运入细胞内。Na^+ -葡萄糖同向转运体在顺浓度差转运 Na^+ 入胞的同时，也为葡萄糖的转运提供动力，使葡萄糖逆浓度差转入细胞内。进入细胞内的葡萄糖则以经载体易化扩散的方式离开细胞进入细胞间隙，然后通过毛细血管进入血液（图6-5）。

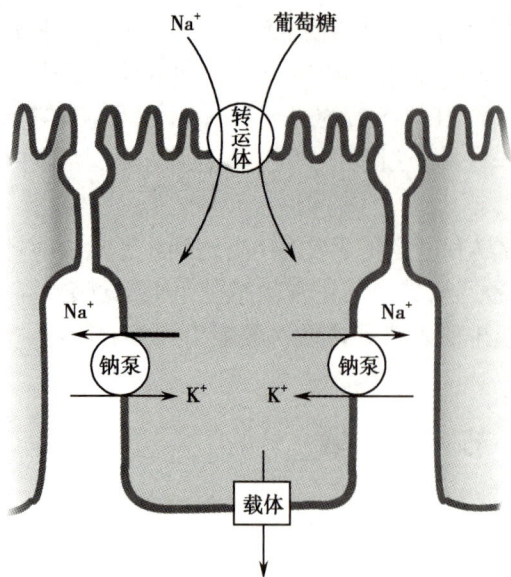

图 6-5　葡萄糖吸收途径示意图

重点提示

糖吸收的机制及糖、蛋白质、脂肪吸收的途径

(二) 蛋白质的吸收

食物中的蛋白质经消化分解为氨基酸后才能被吸收。其机制与单糖吸收相似，也属于继发性主动转运，吸收途径也是直接进入血液。

(三) 脂肪的吸收

脂肪（甘油三酯）的消化产物为甘油、脂肪酸和甘油一酯。它们在肠腔内需要与胆汁中的胆盐结合，形成水溶性混合微胶粒，然后透过肠黏膜上皮细胞表面的静水层，进入细胞。

进入上皮细胞的脂肪消化产物，其去路有两条，它们取决于脂肪酸分子的大小。中链脂肪酸、短链脂肪酸和甘油是水溶性的，可直接经毛细血管进入血液。而长链脂肪酸和甘油一酯在肠黏膜细胞内又重新合成甘油三酯，并与细胞中的载脂蛋白结合形成乳糜微粒，乳糜微粒以出胞方式离开上皮细胞，进入毛细淋巴管。因此，脂肪的吸收包括血液和淋巴两条途径。由于人类膳食中的动物油、植物油含长链脂肪酸较多，故脂肪的吸收以淋巴途径为主（图 6-6）。

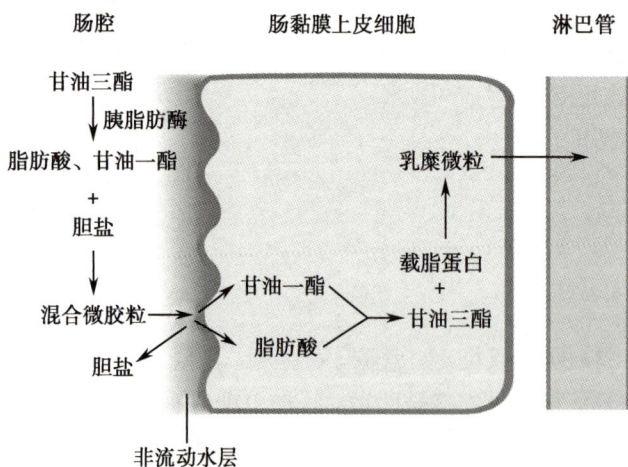

图 6-6　脂肪在小肠内消化和吸收示意图

重点提示

脂肪的吸收途径

(四) 胆固醇的吸收

肠道中的胆固醇主要来自食物和胆汁。其吸收过程和途径与长链脂肪酸相同。胆固醇的吸收受多种因素影响，脂肪和脂肪酸可促进胆固醇的吸收；各种植物固醇以及食物中纤维素、果胶、琼

脂等妨碍胆固醇的吸收。

（五）水的吸收

水的吸收是被动的，主要依靠溶质吸收产生的渗透作用来完成。各种溶质特别是 NaCl 主动吸收所产生的渗透压梯度是水吸收的主要动力。

（六）无机盐的吸收

1. 钠的吸收　成人每日摄入的钠为 5~8g，由消化腺分泌入消化液中的钠为 20~30g，而每日大肠吸收的钠为 25~35g，说明肠内容物中 95%~99% 的钠被吸收。钠的吸收是主动的，原动力来自肠黏膜上皮细胞基底侧膜上的钠泵。钠的吸收可为葡萄糖、氨基酸和水的吸收提供动力。

2. 铁的吸收　成人每日吸收的铁量约为 1mg。铁吸收量的多少与人体对铁的需求量有关。铁的吸收是主动过程，吸收的主要部位在十二指肠和空肠。食物中的铁绝大部分是三价铁（Fe^{3+}）不易被吸收，当它还原成二价铁（Fe^{2+}）时容易被吸收。维生素 C 能将 Fe^{3+} 还原成 Fe^{2+}，促进铁的吸收；盐酸有利于铁的溶解，也可促进铁的吸收。胃大部分切除或胃酸分泌减少的病人，影响铁的吸收可导致缺铁性贫血。

> **重点提示**
>
> 铁的吸收部位及促进铁吸收的药物

3. 钙的吸收　从食物中摄入的钙仅有 20%~30% 被吸收，大部分随粪便排出。钙的吸收是主动过程，吸收的主要部位在十二指肠。维生素 D、盐酸和脂肪酸等可促进钙的吸收。氯化钙、葡萄糖酸钙等可溶性的钙更易吸收。某些食物中含有草酸和植酸，与钙结合后可形成不溶解的钙盐，妨碍钙的吸收。

（七）维生素的吸收

大多数水溶性维生素（如维生素 B_1、B_2、B_6、C、PP）主要是依赖于 Na^+ 的同向转运体在小肠上段被吸收的。维生素 B_{12} 必须先与内因子结合，形成水溶性复合物才能在回肠吸收。脂溶性维生素 A、D、E、K 随脂类消化产物的吸收而被吸收。

第三节　消化器官活动的调节

消化器官的各个部分具有不同的结构和功能特点，它们相互配合、协调一致地进行活动，并与整体功能相适应，共同完成消化食物和吸收营养物质的目的。这些功能活动都是在神经和体液因素的共同调节下实现的。

一、神经调节

神经系统对消化器官活动的调节，是通过外来自主神经和内在神经双重作用共同完成的。外来自主神经包括交感神经和副交感神经；内在神经是指分布在消化管壁内的神经丛，又称壁内神经丛。

（一）交感神经和副交感神经

消化道中除口腔、咽、食管上段的肌组织及肛门外括约肌为骨骼肌，受躯体神经支配外，其余部分的肌组织均为平滑肌，受交感神经和副交感神经双重支配（图 6-7）。

1. 交感神经　支配消化道的交感神经节前纤维从第 5 胸段至第 2 腰段的脊髓侧角发出，在腹腔神经节和肠系膜神经节内更换神经元，节后纤维分布到胃肠各部。情绪紧张、焦虑、剧烈运动等状态下，交感神经兴奋，节后纤维末梢释放去甲肾上腺素（NA），使胃肠运动减弱，消化腺分泌减少（但唾液腺分泌增加），括约肌收缩。总之，交感神经兴奋可抑制消化活动。

2. 副交感神经　支配消化器官的副交感神经主要有迷走神经和盆神经。节前纤维分别由延髓和 2~4 骶髓节段发出，进入消化道在壁内神经丛中更换神经元，其节后纤维支配消化道平滑肌和腺体。副交感神经大部分节后纤维末梢释放的递质是 ACh，通过兴奋 M 受体，使胃肠运动增强，消化腺分泌增加，括约肌舒张。总之，副交感神经兴奋可促进消化活动。

（二）壁内神经丛

壁内神经丛包括黏膜下神经丛（麦氏神经丛）和肌间神经丛（欧氏神经丛）两类（图 6-8），是由大量的神经元和神经纤维组成的复杂的神经网络，广泛分布于消化道壁内，可独立完成调节消化腺分泌、消化道运动及血管舒缩的局部反射。但在整体内，壁内神经丛还常受外来神经的调节和控制。

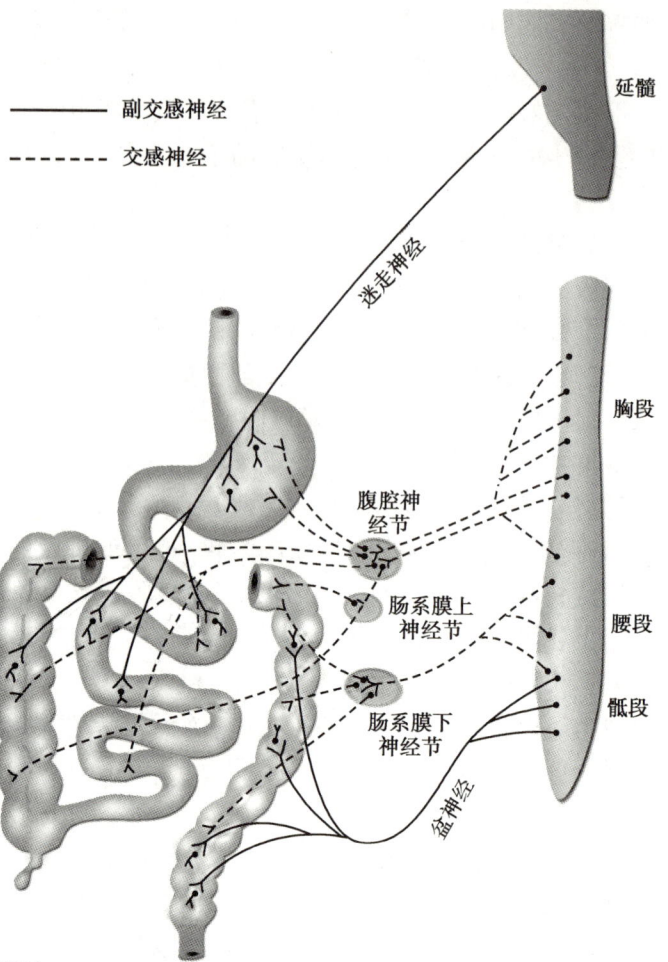

—— 副交感神经
----- 交感神经

延髓

迷走神经

胸段

腹腔神经节

腰段

肠系膜上神经节

骶段

肠系膜下神经节

盆神经

图 6-7　胃肠的神经支配示意图

黏膜层
黏膜肌层
黏膜下层和麦氏神经丛
环行肌层
欧氏神经丛
纵行肌层
浆膜层
交感神经节后纤维

传入纤维

迷走神经传入纤维

脊髓传入纤维

迷走神经传出纤维

交感神经节前纤维

图 6-8　胃肠壁内神经丛及其与外来神经的联系示意图

重点提示

交感神经和副交感神经对消化道的调节作用

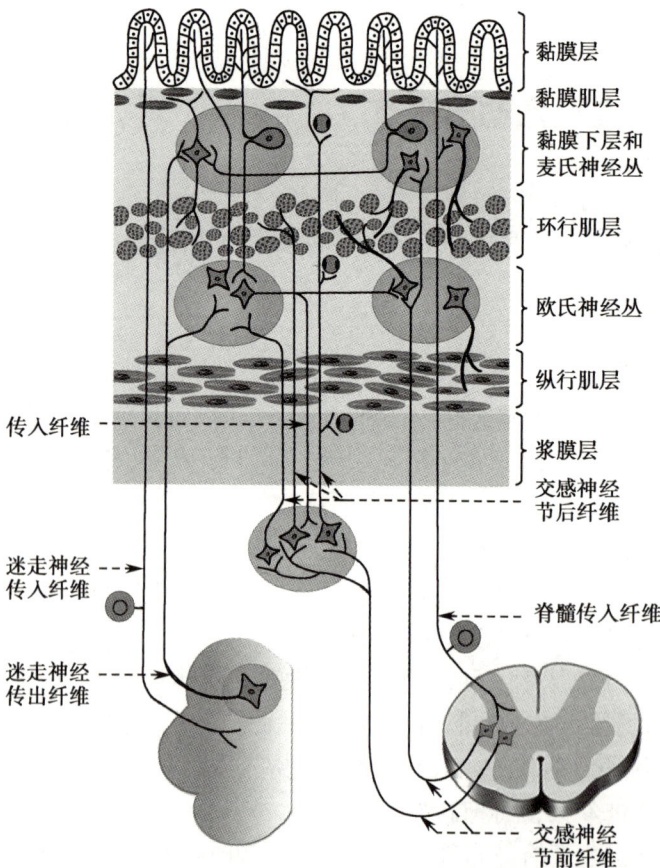

二、体液调节

消化器官的功能活动除了受神经调节外，还受体液因素的调节。在胃肠道黏膜内散在分布着40多种内分泌细胞，其总量超过体内所有内分泌腺细胞的总和。因此，消化道被认为是体内最大、最复杂的内分泌器官。由消化道内散在分布的内分泌细胞合成和释放的激素，统称为**胃肠激素**（gastrointestinal hormone）。

胃肠激素的生理作用非常广泛，各种激素的作用也不尽相同。主要作用是调节消化器官的功能，总体上有三个方面（表6-1）：①调节消化腺的分泌和消化道的运动，这是胃肠激素的主要作用。②调节其他激素的释放。血糖浓度升高时，抑胃肽可刺激胰岛素释放。③营养作用。有些胃肠激素可促进消化系统组织的生长。

表 6-1　五种主要胃肠激素的分泌部位和主要生理作用

激素名称	分泌部位	主要生理作用	引起释放的因素
促胃液素	胃窦、十二指肠黏膜	促进胃肠运动、黏膜生长，促进胃液（以 HCl 为主）、胰液和胆汁分泌	迷走神经、蛋白质消化产物
缩胆囊素	十二指肠、空肠黏膜	促进胰液分泌，促进胆囊收缩和胆汁排放。促进小肠运动，促进胰腺外分泌组织生长	蛋白质消化产物、脂肪酸
促胰液素	十二指肠、空肠黏膜	促进胰液中 HCO_3^- 和水的分泌，抑制胃液分泌和胃肠运动	盐酸、脂肪酸
抑胃肽	十二指肠、空肠黏膜	抑制胃液分泌和胃的运动，促进胰岛素分泌	脂肪酸、葡萄糖、氨基酸
胃动素	胃、小肠、结肠黏膜	在消化期间刺激胃和小肠的运动	迷走神经、盐酸、脂肪

另外，经研究证明，多种胃肠激素不仅存在于胃肠道黏膜内，也存在于中枢神经系统中，这些双重分布的肽类物质统称为脑-肠肽。目前已知的脑-肠肽有促胃液素、缩胆囊素、P物质、胃动素等。脑-肠肽的提出揭示了神经系统与消化系统之间存在紧密的内在联系。

> **重点提示**
>
> 引起胃肠激素释放的主要因素

（杨桂染　刘　娜）

> **思考与练习**

1. 胃黏膜的保护机制有哪些？
2. 为什么说胰液是消化力最强的消化液？

ER 6-6

练习题

第七章 | 能量代谢与体温

ER 7-1 　　ER 7-2

教学课件　　　　思维导图

学习目标

知识目标：

1. 掌握能量代谢、基础代谢率和体温的概念，影响能量代谢的主要因素，体温的正常值及机体的产热与散热途径；

2. 熟悉基础状态和测定基础代谢率的临床意义，体温的生理波动，体温调节中枢和体温调定点学说；

3. 了解机体能量的来源和去路，能量代谢的测定。

能力目标：

1. 能正确判断患者是否发热，理解发热的机制；

2. 能熟练进行人体体温测量，了解临床常用的降温方法和机制。

素质目标：

1. 形成根据现象分析事物本质的思维习惯；

2. 培养健康的生活方式，做好体重管理；

3. 培养珍爱生命、救死扶伤、大爱无疆的意识，提升健康宣教能力。

新陈代谢是生命活动最基本的特征，包括合成代谢和分解代谢。合成代谢储存能量，分解代谢释放能量，两者相伴发生。通常将生物体内物质代谢过程中所伴随能量的释放、转移、储存和利用，称为**能量代谢**（energy metabolism）。

温故知新

新陈代谢的过程

情景导入

早晨，当你吃完早餐后稍作休息，请思考：

1. 今天，你吃的早餐是什么？它们包括哪些营养成分？

2. 从进食后到现在，你消耗了许多能量，这些能量是从哪里来的？

第一节　能量代谢

一、机体能量的来源和去路

（一）能量的来源

外部环境中的热能和光能，不能被机体利用。机体一切生命活动所需的能量，来自食物中糖、脂肪和蛋白质，它们氧化分解时，释放出化学能。然而机体并不能直接利用这种形式的能量，而是由**腺苷三磷酸**(adenosine triphosphate，ATP)直接提供。

1. 糖类 糖是机体主要的能源物质，占所需能量的 50%~70%。葡萄糖被吸收后，一部分进入血液供全身组织细胞利用，其余部分经合成代谢以肝糖原和肌糖原的形式储存在肝和肌肉内。在供氧充足的情况下，葡萄糖进行有氧氧化，1mol 葡萄糖完全氧化可合成 30~32mol ATP；在缺氧的情况下，葡萄糖进行无氧氧化，1mol 葡萄糖经无氧氧化只能合成 2mol ATP。通常情况下脑组织主要依赖葡萄糖的有氧氧化供能。由于脑组织的糖原储存量较少，对血糖的依赖性较高，因此，当发生低血糖或缺氧时，可引起脑功能活动障碍，出现头晕等症状，重者可发生抽搐甚至昏迷。

2. 脂肪 脂肪的主要功能是储存和供给能量。体内储存的脂肪量约占体重的 20%，一般情况下机体所消耗的能量有 30%~50% 来自脂肪。脂肪氧化时产能较多，同等质量脂肪氧化释放的能量约为糖的 2 倍。

3. 蛋白质 蛋白质主要用于构建细胞结构与执行特殊生理功能。一般情况下，机体不靠蛋白质供能，只有在某些特殊情况下，当长期不能进食或体力极度消耗时，机体才依靠分解蛋白质提供能量。

（二）能量的去路

各种能源物质在体内氧化分解释放的能量，50% 以上转化为热能用于维持体温，其余部分主要以化学能的形式储存于 ATP 等化合物的高能磷酸键中。当能量过剩时，ATP 将高能磷酸键转移给肌酸（C），在肌酸激酶催化下合成磷酸肌酸（CP）而储存起来；反之，组织消耗 ATP 增多时，CP 将高能磷酸键转移给腺苷二磷酸（ADP）而生成 ATP，以补充组织细胞 ATP 的消耗，从而满足机体各种生理活动的需求。因此，ATP 既是体内直接的供能物质，又是能量储存的重要形式（图 7-1）。

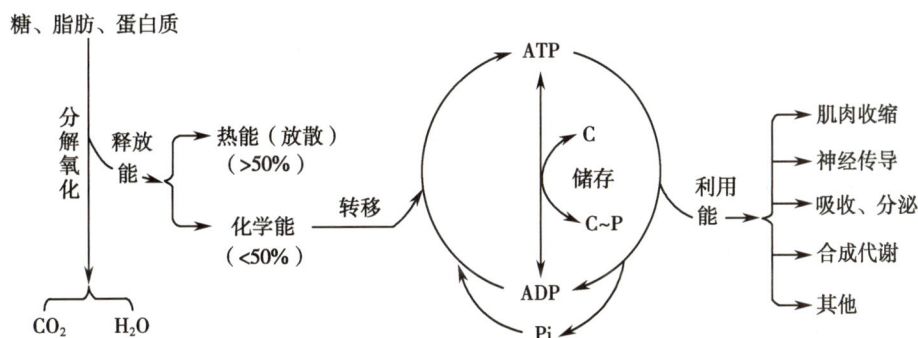

图 7-1　体内能量代谢示意图

C：肌酸；Pi：无机磷酸；C~P：磷酸肌酸。

知识拓展

BMI 与肥胖

临床上常用体重指数（body mass index，BMI）和腰围作为判断肥胖的简易诊断标准。BMI = 体重（kg）/ 身高的平方（m²）。在我国，成人体重指数在 20~25kg/m² 之间为理想体重，25kg/m² 可视为超重界限，28kg/m² 为肥胖界限。腰围主要反映腹部脂肪的分布。

肥胖与脂肪肝、糖尿病、心血管疾病等多种疾病密切相关。因此，人们应该注意改善膳食结构并养成良好的生活习惯，以减少肥胖及其多种相关疾病的发生。

二、能量代谢的测定

（一）能量代谢的测定原理

机体的能量代谢水平通常用**能量代谢率**（energy metabolism rate）来衡量。能量代谢率指单位时间内机体所消耗的能量。根据能量守恒定律，体内食物氧化所释放的能量最终都将转化为热能散发到体外。因此，测定一定时间内机体产热量，即可测出能量代谢率。

（二）与能量代谢测定相关的概念

1. 食物的热价　1g营养物质氧化分解（或在体外燃烧）时，所释放的热量称为该种营养物质的热价（表7-1）。食物的热价分为物理热价和生物热价，前者是指营养物质在体外燃烧时释放的热量；后者是指营养物质在体内氧化分解时产生的热量。

表7-1　糖、脂肪和蛋白质氧化时的热价、氧热价和呼吸商

营养物质	物理热价（$kJ \cdot g^{-1}$）	生物热价（$kJ \cdot g^{-1}$）	耗O_2量（$L \cdot g^{-1}$）	CO_2产量（$L \cdot g^{-1}$）	氧热价（$kJ \cdot L^{-1}$）	呼吸商
糖	17.15	17.15	0.83	0.83	21.13	1.00
脂肪	39.75	39.75	2.03	1.43	19.58	0.71
蛋白质	23.43	17.99	0.95	0.76	18.93	0.80

2. 食物的氧热价　某种营养物质氧化时，每消耗 1L O_2 产生的热量，称为该营养物质的氧热价，它反映的是某种营养物质氧化时耗 O_2 量与产热量之间的关系（表7-1）。

3. 呼吸商　机体内营养物质在氧化分解过程中，会消耗 O_2，同时产生 CO_2。在一定时间内，机体产生的 CO_2 量和耗 O_2 量之比，称为**呼吸商**（respiratory quotient，RQ）。根据各种营养物质化学反应式可以推算出糖、脂肪和蛋白质的呼吸商（表7-1）。

测定呼吸商，可以帮助估算某段时间内机体利用能量的主要来源。在一般生理情况下，正常人摄取混合食物时的呼吸商在0.85左右。

4. 非蛋白呼吸商　通常情况下，机体蛋白质的代谢量可忽略不计，机体能量主要来自糖和脂肪以不同的比例氧化分解。将一定时间体内氧化糖和脂肪所产生的 CO_2 和耗 O_2 量的比值称为**非蛋白呼吸商**（non-protein respiratory quotient，NPRQ）（表7-2）。

表7-2　非蛋白呼吸商、糖和脂肪氧化比例、氧热价

非蛋白呼吸商	糖氧化比例	脂肪氧化比例	氧热价（$kJ \cdot L^{-1}$）
0.71	1.10%	98.90%	19.64
0.72	4.75%	95.20%	19.69
0.75	15.60%	84.40%	19.84
0.80	33.40%	66.60%	20.10
0.82	40.30%	59.70%	20.20
0.85	50.70%	49.30%	20.36
0.90	67.50%	32.50%	20.61
0.95	84.00%	16.00%	20.87
0.98	93.60%	6.37%	21.03
1.00	100.00%	0.00	21.13

（三）能量代谢测定的方法

能量代谢测定的方法通常有直接和间接两种测热法。在临床实践中，常用简便的间接测热法来测量能量代谢率，即在忽略蛋白质产热量的情况下，根据国人的统计资料，受试者进食混合膳食的 NPRQ 为 0.82，对应的氧热价为 20.20kJ/L，故只需测定受试者在一定时间内的耗氧量，然后乘以 20.20kJ/L，即可计算出该段时间内机体的产热量。

能量代谢率的高低与体重没有比例关系，而与体表面积是正比关系，以单位时间内单位体表面积的产热量为单位，即用 $kJ/(m^2 \cdot h)$ 或 $kJ/(m^2 \cdot min)$ 来表示。

三、影响能量代谢的因素

影响机体能量代谢的因素有很多，如性别、年龄、情绪、睡眠、环境温度、进食等，而最主要的有以下四种。

（一）肌肉活动

肌肉活动对能量代谢的影响最为显著。机体劳动或运动时的耗 O_2 量可达安静状态的 10~20 倍。由于机体的耗 O_2 量与肌肉活动或劳动强度成正相关，因此可以将能量代谢率作为评价肌肉活动或劳动强度的指标（表 7-3）。

表 7-3　机体不同状态下的能量代谢率

机体状态	产热量（ $kJ \cdot m^{-2} \cdot min^{-1}$ ）	机体状态	产热量（ $kJ \cdot m^{-2} \cdot min^{-1}$ ）
静卧休息	2.73	扫地	11.37
课堂上课	3.40	打排球	17.50
擦窗户	8.30	打篮球	24.22
洗衣服	9.89	踢足球	24.98

（二）精神活动

机体处于精神紧张状态时，如激动、愤怒、恐惧、焦虑等，机体的产热量将会明显增加。这主要是由于精神紧张引起交感神经兴奋、骨骼肌紧张性增强、甲状腺激素和肾上腺素等激素释放增多所致。

（三）食物的特殊动力作用

进食后，即使在安静状态下，机体也会出现能量代谢率提高的现象，一般从进食后 1 小时左右开始，持续 7~8 小时。进食能刺激机体额外消耗能量的现象，称为**食物的特殊动力作用**（specific dynamic action of food）。在三种主要营养物质中，进食蛋白质产生的特殊动力效应最为显著，约为 30%；糖和脂肪的效应分别为 6% 和 4% 左右；进食混合性食物约为 10%。食物的特殊动力作用机制尚不清楚，可能与肝脏处理氨基酸或合成糖原等过程有关。

（四）环境温度

人体处于安静状态下，环境温度在 20~30℃时，其能量代谢较为稳定。当环境温度低于 20℃时，能量代谢率开始增加；若低于 10℃，则能量代谢率显著增加，这是因为寒冷刺激引起肌紧张增强、战栗、甲状腺激素分泌增加等，使机体能量代谢率提高。当环境温度超过 30℃时，由于体内化学反应加速、代谢活动增强，以及发汗、呼吸、循环等活动增强，使能量代谢率提高。

> **重点提示**
>
> 影响能量代谢的因素

四、基础代谢

（一）基础代谢与基础代谢率的概念

基础代谢（basal metabolism，BM）是指机体处于基础状态下的能量代谢。**基础代谢率**（basal metabolic rate，BMR）是指机体在单位时间内的基础代谢。所谓基础状态是指人体处在清醒、安静，不受肌肉活动、环境温度、精神紧张及食物等因素影响时的状态。在测定 BMR 时，受试者保持清醒、静卧，肌肉放松，至少 2 小时以上无剧烈运动，无精神紧张，食后 12~14 小时，室温保持在 20~25℃。机体在基础状态下的能量消耗主要用于维持基本的生命活动，如循环、呼吸等，能量代谢率比较稳定。但 BMR 并不是人体最低水平的代谢率，因为熟睡时的代谢率更低，低于 BMR 8%~10%，而做梦时的能量代谢率可稍增高。

（二）测定 BMR 的临床意义

BMR 随性别、年龄等不同而有差异。当其他情况相同时，男性的 BMR 平均比同龄女性高，幼年比成年高，年龄越大，BMR 越低。但同一个体的 BMR 是比较稳定的。

BMR 测定有两种方法，即根据脉率和脉压计算，BMR＝（脉率＋脉压）－111；或用基础代谢测定仪测定。前者简便易行，后者较可靠。临床上在评价基础代谢水平时，通常将实测值和正常平均值进行比较，采用相对值来表示，计算公式为：

$$BMR（相对值）＝（实测值－正常平均值）÷ 正常平均值 × 100\%$$

一般来说，BMR 的相对值在 ±15% 范围内均为正常。只有相对数值在 ±20% 之外时，才具有病理学意义。许多疾病都可出现 BMR 的改变，特别是影响甲状腺功能的疾病。当甲状腺功能减退时，BMR 可比正常值低 20%~40%；而甲状腺功能亢进时，BMR 可比正常值高 25%~80%。BMR 的测定是临床上诊断某些疾病的辅助方法之一，尤其是用于甲状腺疾病的辅助诊断；但目前由于可通过直接测定血清激素（T_3、T_4 和 TSH）水平来反映甲状腺功能，故 BMR 的测定在甲状腺疾病诊断上已极少应用。

> **重点提示**
>
> 甲状腺功能改变与 BMR 的关系

第二节　体　温

> **情景导入**
>
> 某医院儿科急诊室外，一位家长急匆匆地抱着一位小女孩来就诊。女孩面色潮红，呼吸急促，身体发热。护士向家长询问得知：孩子 3 岁，已经感冒发热 3 天，用感冒药和抗生素效果都不好。家人也给孩子用低浓度乙醇擦过身体，可是孩子发热一直反反复复不见下降。今晨女孩体温升到了 39.8℃，家人担心病情加重，故来医院就诊。
>
> **请思考：**
>
> 1. 什么是发热？
> 2. 日常生活中遇到发热患者，除了吃药外，还有无其他降温措施？

人和高等动物的体温总是保持相对稳定，这是内环境稳态的重要表现，也是机体进行新陈代谢和生命活动的必要条件。机体的温度分为体表温度和体核温度。体表温度是指机体浅表部位的温度，易受环境温度等因素的影响而不稳定，各部位之间温差较大；而机体深部的温度，即体核温度，一般不随环境温度的变化而变化，相对稳定，且各部位之间的温差较小。生理学所讲的**体温**（body temperature，T）通常是指机体深部的平均温度，是临床护理工作中生命体征监测的重要指标之一。

一、正常体温及生理波动

（一）体温的测量部位及正常值

由于机体深部的温度不易测量，所以临床上通常用直肠、口腔和腋窝等部位的温度来代表体温。直肠温度最接近体核温度，其正常值为 36.9~37.9℃，测量时应将温度计插入直肠 6cm 以上；口腔温度的正常值为 36.7~37.7℃，清醒病人可选择舌下测量口腔温度；腋窝温度的正常值为 36.0~37.4℃，测量时应保持腋窝干燥，受试者上臂紧贴胸廓，测量时间需要持续 5~10 分钟。

重点提示

临床常用的体温测量部位及正常值

（二）体温的生理波动

在生理情况下，体温可受昼夜、性别、年龄、环境温度、精神与肌肉活动等因素的影响，但变化范围一般不超过 1℃。

1. 昼夜变化 人体体温在一昼夜中呈现周期性波动，清晨 2~6 时最低，午后 1~6 时最高。这种体温在昼夜交替中呈现的周期性波动称为体温的昼夜节律或日节律。体温的日节律取决于生物体的内在因素，而与精神活动或肌肉活动状态等无关。目前认为，生物节律主要受下丘脑视交叉上核的控制。

2. 性别 通常情况下，男性和女性体温略有差别，成年女性的体温平均高于男性 0.3℃。此外，育龄期女性的基础体温随月经周期而变动。在排卵前期（卵泡期）较低，排卵日最低，排卵后（黄体期）升高 0.3~0.6℃，并维持在较高水平，直至下次月经期前。排卵后的体温升高，一般认为与黄体分泌的孕激素有关。临床上，通过测定育龄女性基础体温的变化，有助于了解有无排卵及排卵日期。

3. 年龄 不同年龄的人能量代谢率水平不同，体温也有差异。儿童、青少年的体温较高，成年人次之，老年人体温偏低。新生儿（尤其是早产儿）由于体温调节系统发育不完善，其体温易受环境温度变化的影响。老年人由于调节能力减退，对环境温度变化的适应能力下降。因此，护理工作中应加强对新生儿尤其是早产儿以及老年人的体温护理。

4. 肌肉活动 肌肉活动时，代谢增强，产热量增多，可使体温升高，因此，临床上在测定体温前应先让受试者安静一段时间，若测定小儿体温时应防止其哭闹。

5. 其他因素 情绪激动、精神紧张、进食等情况对体温也会产生影响，所以测定体温时，应予充分考虑。麻醉药可显著影响体温的自动调节机制，抑制血管收缩，使皮肤血管扩张，机体散热量增加，易使术中或术后患者体温降低，甚至引发战栗，因此，应注意为麻醉手术患者保暖。

重点提示

体温的生理波动

二、机体的产热与散热

人体体温之所以能够维持相对稳定，是在体温调节中枢的控制下，产热和散热过程取得动态平衡的结果。

（一）产热过程

1. 产热器官 不同的生理状态下，机体不同器官的产热量差异很大（表 7-4）。机体安静时主要由内脏产热，约占总产热量的 56%。内脏中肝的代谢最旺盛，产热量最高；机体活动状态下以骨骼肌产热为主，产热量可达总产热量的 73%，剧烈运动时可达总产热量的 90%。因此骨骼肌的紧张度稍有增强，其产热量即可发生明显改变。

2. 产热方式 安静状态时，产热量主要来自基础代谢。而在寒冷环境下，机体散热量增加，此时机体主要通过战栗产热和非战栗产热两种方式来增加产热量。

表 7-4　几种组织器官在不同状态下的产热量

组织、器官	占体重百分比	产热量	
		（安静状态）	（运动或劳动）
脑	2.5%	16%	3%
内脏	34%	56%	22%
骨骼肌	40%	18%	73%
其他	23.5%	10%	2%

（1）**战栗产热**：战栗是指在寒冷环境中骨骼肌发生不随意的节律性收缩，其节律为 9~11 次 /min。战栗的特点是屈肌和伸肌同时收缩，许多肌纤维同步化放电，同时肌肉收缩不做外功，能量全部转化为热量。当发生战栗时，机体能量代谢率可增加 4~5 倍，有利于维持机体在寒冷环境中的体热平衡。因此，战栗是机体在寒冷环境下的高效产热方式。

（2）**非战栗产热**：是指通过提高组织能量代谢率来增加产热的方式。非战栗产热作用最强的组织分布在肩胛下区、颈部大血管周围、腹股沟等处的褐色脂肪组织。褐色脂肪组织的代谢产热量约占非战栗产热总量的 70%。褐色脂肪组织在成人极少，新生儿较多。由于新生儿体温调节功能尚不完善，不能发生战栗，所以非战栗产热对新生儿的意义尤为重要。

3. 产热调节　机体的产热活动受神经、体液等多因素的调节。寒冷刺激可使下丘脑后部的战栗中枢兴奋，经传出通路到达脊髓前角运动神经元，引起战栗；还能引起下丘脑释放促甲状腺激素释放激素，后者刺激腺垂体释放促甲状腺激素，从而促进甲状腺产生和分泌甲状腺激素，甲状腺激素是调节产热活动最重要的体液因素；也可通过交感神经系统兴奋，促进肾上腺髓质释放肾上腺素和去甲肾上腺素，通过神经 - 体液调节使代谢性产热增加。

（二）散热过程

人体主要的散热部位是皮肤，当环境温度低于体温时，大部分体热通过皮肤以辐射、传导、对流等方式向外界散发，小部分体热随呼气、尿、粪等排泄物排出体外。在劳动或运动时，还会有汗腺分泌汗液，通过水分的蒸发增加散热。

1. 散热的方式

（1）**辐射散热**：是指机体以热射线的形式将体热传给外界温度较低物体的一种散热方式。人体在 21℃ 的环境中，在裸体情况下约有 60% 的热量是通过辐射方式发散的。散热量的多少主要取决于皮肤与周围环境的温差，以及皮肤的有效辐射面积。机体与环境的温差越大、辐射面积（体表暴露面积）越大，辐射散热量越多。反之，则越少。

（2）**传导散热**：是指机体将热量直接传给与之接触的温度较低物体的一种散热方式。传导散热的效率取决于两者之间的温差、接触面积及温度较低物体的导热性能。脂肪、棉毛织物的导热性能差，传导散热量少，因此穿棉衣更保暖；而水的导热性能良好，故临床上常用冰帽、冰袋给高热患者进行物理降温。

（3）**对流散热**：是指通过气体流动进行热量交换的一种散热方式。对流散热量的多少除取决于机体与周围环境之间的温差、有效散热面积外，受风速的影响较大。风速越大，散热量越多，反之越少。

（4）**蒸发散热**：是指机体通过体表水分的蒸发来散热的一种方式。蒸发是环境温度等于或高于体温时，机体唯一有效的散热方式。正常情况下，每蒸发 1g 水可带走大约 2.43kJ 的热量。临床上对高热的病人使用乙醇擦浴降温，就是利用了蒸发散热的原理。蒸发散热分为不感蒸发和出汗两种形式。不感蒸发指机体水分通过皮肤、口腔、呼吸道黏膜表面蒸发，是不为人所觉察的蒸发形式，与汗腺活动无关，又称不显汗，不受体温调节的影响。人体 24 小时的不感蒸发量约为 1 000ml/d，在活动或运动状态下，不感蒸发量可以增加。婴幼儿不感蒸发的速率比成人高。

出汗也称可感蒸发，是指汗腺主动分泌汗液的过程，汗液蒸发时可带走大量的热量。人体皮肤上分布有两种汗腺，即大汗腺和小汗腺。大汗腺局限于腋窝和阴部等处，与体温调节反应无关。小汗腺可见于全身皮肤，手掌和足跖最多，额部和手背次之，四肢和躯干最少。汗腺的分泌能力以躯干为最强。小汗腺是体温调节反应最重要的效应器。

由温热性刺激引起的机体出汗称为温热性出汗，中枢位于下丘脑，通过支配汗腺的交感胆碱能纤维使全身小汗腺分泌汗液。通过汗液的蒸发散热，维持体温的相对稳定。精神紧张或情绪激动时也会引起出汗，称为精神性出汗，其中枢位于大脑皮质的运动区，通过支配汗腺的交感肾上腺素能纤维引起汗腺分泌。人在安静状态下，当环境温度达到 30℃ 左右时便开始出汗；当空气湿度较高，且衣着较多时，气温在 25℃ 时便可引起出汗；劳动或体育运动时，气温即便在 20℃ 以下，也可引起出汗。出汗量与出汗速度受环境温度、湿度及机体活动的影响。环境温度越高，出汗速度越快。正常情况下，汗液中的水分占 99% 以上，溶质成分中大部分是 NaCl 和尿素等。大量出汗时，由于水分的丢失比盐多，故易发生脱水。

> **与后续知识的联系**
>
> 体温的评估及护理

> **重点提示**
>
> 皮肤散热的方式及临床应用

2. 皮肤散热的调节　机体通过改变皮肤的血流量和发汗来调节散热。在炎热环境中，交感神经兴奋性降低，皮肤血管扩张，微循环的动 - 静脉短路大量开放，血流量增加，汗腺分泌增多，散热量增加。而在寒冷环境中，则散热量减少。汗腺主要接受交感胆碱能神经纤维的支配，其末梢释放乙酰胆碱（ACh），作用于汗腺的 M 受体，促进汗腺分泌。因此，在炎热夏季应慎用阿托品等 M 受体阻断药，以免引起闭汗，诱发中暑。

ER 7-3

中暑如何处理？

三、体温调节

机体体温的相对稳定，有赖于自主性体温调节和行为性体温调节的共同参与。前者是指在体温调节中枢的控制下，机体通过改变皮肤血流量、汗腺活动、战栗和调控代谢水平等方式，使产热和散热保持动态平衡，以维持体温相对稳定。后者是指机体通过有意识地改变姿势和行为来调节产热和散热，以维持体温相对稳定。通常所说的体温调节，主要指自主性体温调节。

自主性体温调节中枢在下丘脑，由此发出的传出指令作用于内脏、骨骼肌和皮肤血管、汗腺等，以调节产热、散热过程，从而维持体温相对稳定。外界环境温度与机体状态的变化，将对体温稳定产生干扰，机体可通过温度感受器将温度干扰信息反馈至体温调节中枢，经体温调节中枢整合后发出指令，调整产热、散热器官的活动，建立起当时条件下的体热平衡，维持体温相对稳定（图 7-2）。

（一）温度感受器

温度感受器是感受温度变化的特殊结构装置，按其感受刺激的性质可分为热感受器和冷感受器；按其分布位置可分为外周温度感受器和中枢温度感受器。

1. 外周温度感受器　是指存在于人体皮肤、黏膜、肌肉和内脏中对温度变化敏感的游离神经末梢，包括冷感受器和热感受器；其中冷感受器的数目大约是热感受器的 5~11 倍，因此，外周温度感受器主要对冷刺激敏感，且对温度的变化速率更为敏感。

2. 中枢温度感受器　是指存在于中枢神经系统内对温度变化敏感的神经元，主要分布于下丘脑、脊髓、延髓、脑干网状结构等处，包括热敏神经元和冷敏神经元。其中视前区 - 下丘脑前部（PO/AH）以热敏神经元居多，当局部组织温度升高时发放神经冲动频率增加；脑干网状结构和下丘脑弓状核以冷敏神经元居多，当局部组织温度降低时发放神经冲动频率增加。

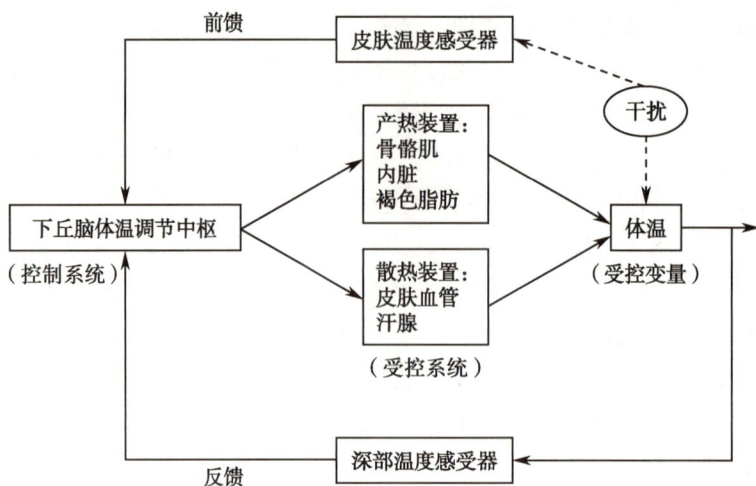

图 7-2 自主性体温调节的反馈控制示意图

（二）体温调节中枢

体温调节中枢存在于从脊髓到大脑皮质的整个中枢神经系统中。对多种恒温动物进行脑分层横断实验证明，只要保持下丘脑及其以下神经组织的结构完整，动物就能够保持体温相对稳定，如果破坏下丘脑，动物体温则不能维持稳定，这说明调节体温的基本中枢位于下丘脑。现已证明，PO/AH 是机体最重要的体温调节中枢，PO/AH 中的某些温度敏感性神经元不仅能感受局部脑温的变化，而且能对下丘脑以外的部位，如中脑、延髓、脊髓，以及皮肤、内脏等处传入的温度变化信息进行整合和处理。

（三）体温调定点学说

调定点学说认为，体温调节中枢就像是一个恒温器，PO/AH 的温度敏感性神经元在体温调节中起到调定点作用，即其对体温的感受有一定的阈值，正常人一般为 37℃。当体温高或低于 37℃ 时，即可引起相应的散热或产热效应，以维持体温的相对稳定。

任何原因导致调定点改变时，均能引起热、冷敏神经元活动发生相应的改变，使机体的产热与散热活动在新的调定点水平上达到平衡。临床上，由细菌、病毒等感染所致的发热即是由于其释放的致热原作用于 PO/AH 中温度敏感性神经元，引起体温调定点上调的结果。发热初期，由于调定点升高，机体的体温仍低于新的调定点，故会出现一系列对冷环境所发生的体温调节反应，如恶寒、战栗、竖毛、皮肤血管收缩等，使产热增加、散热减少，直到体温上升到新的调定点，此时，产热与散热在新的调定点水平达到平衡；当发热的病因被去除后，致热原消失，温度敏感性神经元的兴奋性恢复正常，体温调定点被重新设置到正常水平，由于此时体温高于调定点，机体通过扩张皮肤血管和发汗等方式使散热多于产热，体温随之下降，直到回到正常调定点水平。

ER 7-4

体温调节过程

（黄维琳）

思考与练习

1. 人体散热的途径有哪些？皮肤的散热方式主要有哪些？
2. 为什么发热患者在体温上升期会出现恶寒现象？

ER 7-5

练习题

第八章 | 肾脏的排泄功能

教学课件

思维导图

ER 8-1　ER 8-2

学习目标

知识目标:

1. 掌握尿生成的基本过程,肾小球的滤过及其影响因素,肾糖阈的概念,抗利尿激素和醛固酮的作用;

2. 熟悉渗透性利尿的概念,抗利尿激素及醛固酮分泌的调节,肾小管和集合管的重吸收机制及分泌功能,尿量正常值和排尿反射;

3. 了解尿液的理化特性,肾脏泌尿功能对维持内环境稳态的意义,尿的浓缩与稀释功能。

能力目标:

1. 能运用本章所学基本知识,解释常见泌尿系统疾病的临床表现;

2. 能正确分析各种因素对尿生成的影响。

素质目标:

1. 培养良好的生活习惯,增强体质,预防肾脏疾病的发生;

2. 激发帮助肾病患者的职业热情,培养职业精神。

情景导入

患儿,5 岁,呼吸道感染后 10 余天,发现晨起后双眼睑浮肿、尿量减少,到医院就诊。尿液常规检查发现:红细胞(++),尿蛋白定性(+++),初步诊断为急性肾小球肾炎。

请思考:

1. 急性肾小球肾炎时尿中为何会出现红细胞和蛋白质?

2. 患儿尿量减少的原因是什么?

温故知新

肾脏的结构特征及肾脏血液循环的特点

排泄(excretion)是指机体经血液循环将代谢终产物和进入体内的各种异物以及过剩的物质通过排泄器官排出体外的过程。机体的排泄器官包括肾脏、皮肤、肺、消化道等,其中肾脏通过生成尿液的形式进行排泄,其排出物质的种类最多、数量最大,是人体最主要的排泄器官(表 8-1)。通过尿的生成与排出,肾脏能够调节水、电解质和酸碱平衡,调节动脉血压等,从而维持机体内环境稳态。肾脏也是一个内分泌器官,能分泌肾素,参与动脉血压的调节;分泌促红细胞生成素,调节红细胞的生成;肾脏中的 1-α 羟化酶可使 25- 羟维生素 D_3 转化为 1,25- 二羟维生素 D_3,参与调节钙的吸收和血钙水平;肾脏还能生成激肽、前列腺素,参与局部或全身血管活动的调节等。本章主要介绍肾脏的排泄功能。

表 8-1　排泄器官和主要排泄物

排泄器官	排泄物质
肾脏	水、无机盐、尿素、尿酸、肌酐、药物、色素等
呼吸道	CO_2、水、挥发性物质等
皮肤	水、无机盐、少量尿素等
消化道	无机盐、胆色素、毒物、铅、汞等

第一节　尿的生成过程

尿的生成在肾单位和集合管中进行,是一个连续、复杂的过程,包括肾小球的滤过、肾小管和集合管的重吸收以及肾小管和集合管的分泌三个相互联系的基本环节。血浆通过肾小球的滤过作用形成原尿,再通过肾小管和集合管的重吸收、分泌作用以及对尿液的浓缩或稀释作用,最后形成终尿(图 8-1)。

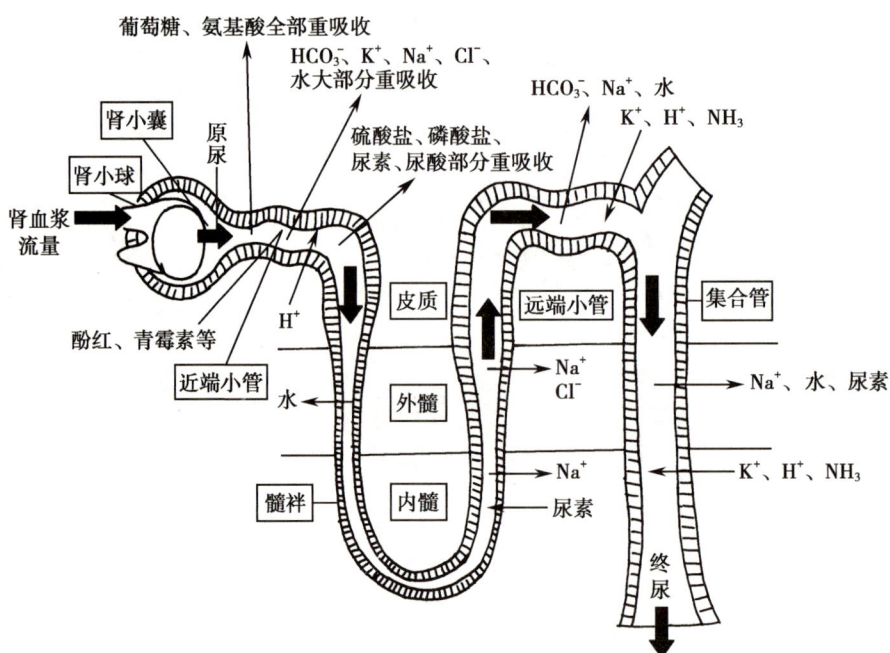

图 8-1　尿生成基本过程示意图

一、肾小球的滤过功能

肾小球滤过是指血液流经肾小球毛细血管时,除了血细胞和大分子蛋白质外,血浆中的水和小分子物质通过滤过膜,进入肾小囊形成超滤液(原尿)的过程。

肾小球滤过是尿生成的第一步。通过微穿刺技术从大鼠肾小囊腔内抽取原尿进行化学分析,证明原尿中除蛋白质含量极低外,其他各种成分的浓度及晶体渗透压、酸碱度等都与血浆基本相同(表 8-2),故原尿是血浆的超滤液。

决定肾小球滤过的因素主要有三个方面:滤过膜、有效滤过压和肾血浆流量。

表 8-2　血浆、原尿和终尿的主要成分比较

单位：g/L

成分	血浆	原尿	终尿
水	900	980	960
蛋白质	80.0	0.30	0
葡萄糖	1.00	1.00	0
Na^+	3.30	3.30	3.50
K^+	0.20	0.20	1.50
Cl^-	3.70	3.70	6.00
磷酸根	0.03	0.03	1.20
尿素	0.30	0.30	20.0
尿酸	0.02	0.02	0.50
肌酐	0.01	0.01	1.50
氨	0.001	0.001	0.400

> **重点提示**
>
> 尿液生成的基本过程及原尿与血浆成分的主要区别

（一）滤过膜

1. 滤过膜的组成　滤过膜是血浆中的物质经肾小球进入肾小囊所通过的结构。由内向外分别是肾小球毛细血管内皮细胞层、基膜层和肾小囊脏层上皮细胞层。在电镜下观察，毛细血管内皮细胞上有许多直径为 70~90nm 的圆形小孔（窗孔），允许血浆中的水分子和小分子溶质自由通过，而血细胞不能通过；基膜层是由水合凝胶构成的微纤维网，具有 2~8nm 的多角形网孔，蛋白质难以通过，是滤过膜的重要屏障，其网孔的大小决定分子大小不同的溶质是否可滤过；而肾小囊脏层上皮细胞层的细胞具有足突，足突之间形成裂隙，裂隙表面附有一层滤过裂隙膜，膜上有直径为 4~14nm 的微孔，能阻止血浆蛋白通过，是滤过膜的最后一道屏障。以上三层结构共同构成了肾小球滤过的机械屏障（图 8-2）。另外，在滤过膜各层均覆盖着一层带负电荷的糖蛋白，构成了肾小球滤过的电学屏障。

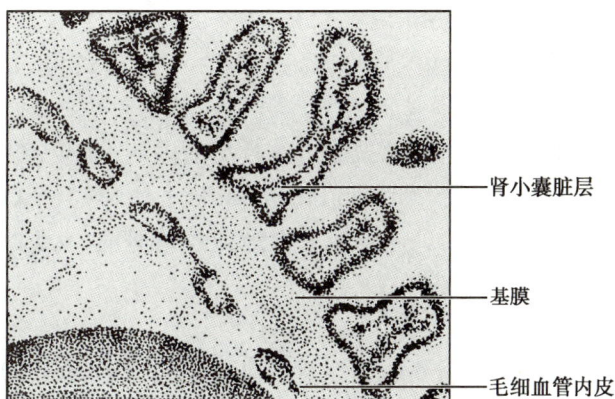

图 8-2　滤过膜结构示意图

2. 滤过膜的通透性　滤过膜的组织结构特点决定了它的通透性。血浆中的物质能否通过滤过膜，主要取决于被滤过物质的分子大小及所带电荷。一般来说，分子有效半径小于 2.0nm 的中性物质可自由滤过（如葡萄糖）；有效半径大于 4.2nm 的物质不能滤过；而有效半径在 2.0~4.2nm 之间的各种物质，则随着有效半径的增加，滤过量逐渐降低。此外，血浆白蛋白的有效半径虽然只有 3.6nm，但由于带负电荷，所以难以通过滤过膜的电学屏障。各种血细胞和血浆中的蛋白质均不能

透过滤过膜，故滤液中既无血细胞，也几乎无蛋白质。

(二) 有效滤过压

肾小球滤过的动力是**有效滤过压**（effective filtration pressure, EFP），与组织液的生成原理相似，是由滤过的动力和阻力两部分组成的（图8-3）。

1. 滤过的动力　肾小球毛细血管血压和肾小囊内液的胶体渗透压是肾小球滤过的动力。由于肾小囊内超滤液中的蛋白质含量极低，所形成的胶体渗透压可忽略不计，故肾小球毛细血管血压是促使肾小球滤过的唯一动力。实验测得入球小动脉端和出球小动脉端的毛细血管内压力几乎相等，约为45mmHg。

2. 滤过的阻力　肾小囊内压和血浆胶体渗透压是肾小球滤过的阻力。囊内压通常比较稳定，约为10mmHg。血浆胶体渗透压在毛细血管入球端为25mmHg，随着血浆中的水和晶体物质不断被滤出，血浆胶体渗透压逐渐升高，在出球端约为35mmHg。

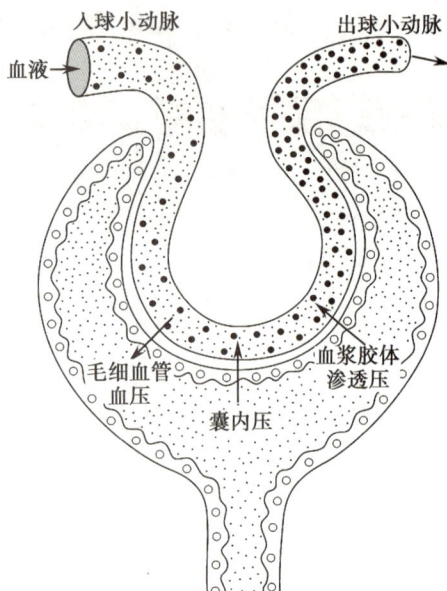

图 8-3　肾小球有效滤过压示意图

肾小球有效滤过压 = 肾小球毛细血管血压 -（血浆胶体渗透压 + 肾小囊内压）

入球端: 有效滤过压 = 45 -（25 + 10）= 10mmHg

出球端: 有效滤过压 = 45 -（35 + 10）= 0mmHg

当血浆胶体渗透压升高到35mmHg时，有效滤过压下降到零，此时滤过停止。这种情况称为滤过平衡。

由此可见，尽管肾小球毛细血管全长都具有滤过功能，但只有从入球小动脉端到有效滤过压为零的这一段毛细血管才具有滤过作用。滤过平衡点越靠近出球小动脉端，有效滤过的毛细血管长度越长，滤过面积就越大，肾小球滤过率就越高；相反，滤过平衡点越靠近入球小动脉端则肾小球滤过率就越低。

(三) 肾小球滤过率和滤过分数

肾小球滤过率（glomerular filtration rate, GFR）是指每分钟两肾生成的原尿量，它是衡量肾功能的重要指标之一。正常成人安静时两侧肾小球滤过率约为125ml/min，故两侧肾脏每24h滤出的原尿量可达180L。

血液在流经肾小球时，并非所有血浆都被滤过到肾小囊内，而是仅占其中的一部分。肾小球滤过率与肾血浆流量的比值称为**滤过分数**（filtration fraction, FF）。据测定，肾血浆流量约为660ml/min，则滤过分数为（125/660）× 100% = 19%。这意味着血液流经肾脏时，大约有1/5的血浆经肾小球毛细血管滤出，进入肾小囊形成超滤液。

(四) 影响肾小球滤过的因素

肾小球有效滤过压、滤过膜的面积和通透性及肾血浆流量是影响肾小球滤过的主要因素。

1. 有效滤过压　构成有效滤过压的任何一个因素发生改变，都会影响肾小球的滤过。

(1) 肾小球毛细血管血压：当人体动脉血压在70~180mmHg范围内变动时，通过肾脏自身调节，肾小球毛细血管血压能维持相对稳定，肾小球滤过率基本不变。当动脉血压发生显著变化超出肾血流自身调节范围时，肾小球毛细血管血压会发生相应变化而影响肾小球滤过。如发生大出血使血容量减少，血压下降超出了肾血流量自身调节的范围时，肾小球毛细血管血压降低，导致有效滤过压下降，肾小球滤过率降低，尿量减少。

(2) 血浆胶体渗透压：正常人的血浆胶体渗透压不会有很大变动，只有在某些原因使血浆蛋白浓度降低时（如肝脏功能障碍合成血浆蛋白减少、静脉快速输入大量生理盐水造成的稀释作用），才引起血浆胶体渗透压下降，从而使有效滤过压增大，肾小球滤过率增加，尿量增多。

（3）**肾小囊内压**：生理情况下，肾小囊内压一般较稳定。但在病理情况下，如肾盂或输尿管结石、肿瘤压迫等原因使输尿管梗阻，肾盂内压升高，肾小囊内压才会升高，致使有效滤过压降低，肾小球滤过率下降，尿量减少。

2. 滤过膜的面积和通透性　人两侧肾脏肾小球毛细血管总面积约 $1.5m^2$ 以上，正常情况下，滤过面积和通透性保持稳定，有利于血浆的滤过。当肾脏发生疾病时，如急性肾小球肾炎引起肾小球毛细血管管腔狭窄，导致有效滤过面积减少，肾小球滤过率降低，患者可出现少尿甚至无尿。当病变造成滤过膜上带负电荷的糖蛋白减少导致电学屏障作用降低或滤过膜的机械屏障被破坏时，滤过膜通透性增大，血浆蛋白、血细胞滤出，患者可出现蛋白尿和血尿。

3. 肾血浆流量　肾血浆流量（renal plasma flow，RPF）是尿液生成的前提。正常成人在安静状态下，每分钟两肾的血流量约为心输出量的 1/5，按心输出量 6L/min 计算，肾血流量每分钟约为 1 200ml。血浆约占全血容积的 55%，则肾血浆流量约为 660ml/min。

肾血浆流量对肾小球滤过率的影响并不是通过改变有效滤过压，而是改变滤过平衡点。当肾血浆流量增加，如静脉内快速输入生理盐水时，肾小球滤过率也相应升高。这是因为肾血浆流量加大，肾小球毛细血管内血浆胶体渗透压的上升速度减慢，滤过平衡点向出球小动脉端移动，肾小球毛细血管有效滤过长度增加，使肾小球滤过率增加。相反，当肾血浆流量减少时，如各种原因所致的大失血或休克，肾交感神经兴奋，肾血管收缩，血浆胶体渗透压上升的速度加快，肾小球滤过率降低。

重点提示

分析大失血、静脉快速输入大量生理盐水时尿量的变化

重点提示

分析急性肾小球肾炎时患者尿液的变化

重点提示

影响肾小球滤过率的因素

二、肾小管和集合管的重吸收功能

原尿进入肾小管后称为小管液。小管液在流经肾小管各段和集合管时，大部分水和溶质被肾小管和集合管上皮细胞重新转运回血液的过程，称为肾小管和集合管的**重吸收**（reabsorption）。与原尿相比，终尿的质和量都发生了很大的变化（表8-2）。正常人两肾生成的超滤液可达 180L/d，而终尿量仅约 1.5L/d，表明其中 99% 以上的水被肾小管和集合管重吸收。

（一）重吸收部位和特点

1. 重吸收的主要部位　肾小管各段和集合管因形态结构上存在差异，所以重吸收能力不尽相同。近端小管重吸收的物质种类最多，量最大，是重吸收的主要部位。正常情况下，小管液中的葡萄糖、氨基酸等营养物质，几乎全部在近端小管被重吸收；约 80% 的 HCO_3^-，65%~70% 的水和 Na^+、K^+、Cl^- 等，也在近端小管被重吸收。其他各段肾小管和集合管重吸收的量少于近端小管，但也与机体水、电解质和酸碱平衡的调节密切相关。

重点提示

重吸收的主要部位

2. 重吸收的特点

（1）**选择性**：各段肾小管和集合管对溶质的重吸收具有选择性。如葡萄糖、氨基酸在近端小管被完全重吸收，Na^+、K^+、HCO_3^- 以不同比例在不同部位被重吸收，肌酐则不能被重吸收。这样既保留了对机体有用的物质，又能清除有害和过剩的物质，实现血液净化。

（2）**有限性**：由于肾小管和集合管上皮细胞膜上转运体的数量有限，因此物质在肾小管和集合

管的重吸收有一定限度。若血浆中某物质浓度过高,致使小管液中该物质的浓度超出了上皮细胞的最大重吸收限度时,该物质不能被全部重吸收,就会在终尿中出现。

(二)重吸收方式

肾小管和集合管的重吸收有主动重吸收和被动重吸收两种方式。

1. 主动重吸收 肾小管上皮细胞逆浓度差或电位差转运物质的形式,称为主动重吸收,需要消耗能量。主动重吸收又分为原发性主动重吸收和继发性主动重吸收两种。原发性主动重吸收所需能量由 ATP 或高能磷酸键水解直接提供;继发性主动重吸收所需能量不是直接来源于 ATP 或其他高能键的水解,而是来自其他溶质顺电化学梯度移动所释放的能量。例如,肾小管上皮细胞通过同向转运的方式将葡萄糖、氨基酸等物质与 Na^+ 一同从小管液中重吸收;如果两种物质转运的方向相反,则称为逆向转运,如 Na^+-H^+、Na^+-K^+ 的逆向转运。

2. 被动重吸收 小管液中的溶质顺电化学梯度通过肾小管上皮细胞进行转运的形式称为被动重吸收。例如尿素顺浓度差、Cl^- 顺电位差从小管液扩散到管周组织液的过程、水在渗透压的作用下以渗透的方式被重吸收。在被动重吸收过程中,浓度差、电位差、渗透压差起着物质转运的动力作用,不需要消耗能量。

(三)重吸收途径

重吸收途径有跨细胞途径和细胞旁途径,以前者为主。跨细胞途径是指小管液中的物质先通过肾小管和集合管上皮细胞的管腔膜进入细胞内,再跨过侧膜进入管周组织间液中。细胞旁途径是指小管液中的物质通过肾小管和集合管上皮细胞之间的紧密连接直接进入细胞间隙后被吸收。

(四)几种物质的重吸收

1. Na^+、Cl^- 的重吸收 肾小球每天滤过的 Na^+ 约 500g,而每天从尿中排出的 Na^+ 仅 3~5g,表明滤过的 Na^+ 约有 99% 在肾小管和集合管被重吸收。

(1)近端小管:近端小管是 Na^+ 和 Cl^- 重吸收的主要部位(图 8-4)。在近端小管前半段,Na^+ 进入上皮细胞的过程与 H^+ 分泌及葡萄糖和氨基酸的转运相耦联。由于上皮细胞基底侧膜上钠泵的作用,造成细胞内低 Na^+,小管液中的 Na^+ 通过管腔膜上的 Na^+-H^+ 交换体顺浓度差进入上皮细胞内,而上皮细胞内的 H^+ 则被分泌到小管液中。小管液中的 Na^+ 还可通过管腔膜上的 Na^+-葡萄糖同向转运体和 Na^+-氨基酸同向转运体与葡萄糖和氨基酸一起转运到上皮细胞内。进入上皮细胞内的 Na^+ 再经基底侧膜上的钠泵泵出细胞,进入细胞间液;随着细胞间液中 Na^+ 浓度上升,渗透压升高,水随之进入细胞间液。细胞间液的静水压上升,可促使 Na^+ 进入毛细血管而被重吸收。Cl^- 在近端小管前半段不被重吸收,在后半段通过与 HCO_3^- 的逆向转运(上皮细胞顶膜)及 K^+-Cl^- 同向转运体(上皮细胞基底侧膜)被重吸收。

(2)髓袢:髓袢降支细段对 Na^+、Cl^- 几乎没有通透性,但对水的通透性高,由于水分不断渗透至管周组织液,使小管液中 Na^+、Cl^- 浓度升高,小管液的渗透压不断升高;髓袢升支细段对水不通透,而对 Na^+、Cl^- 的通透性高,Na^+、Cl^- 便顺浓度差扩散至管

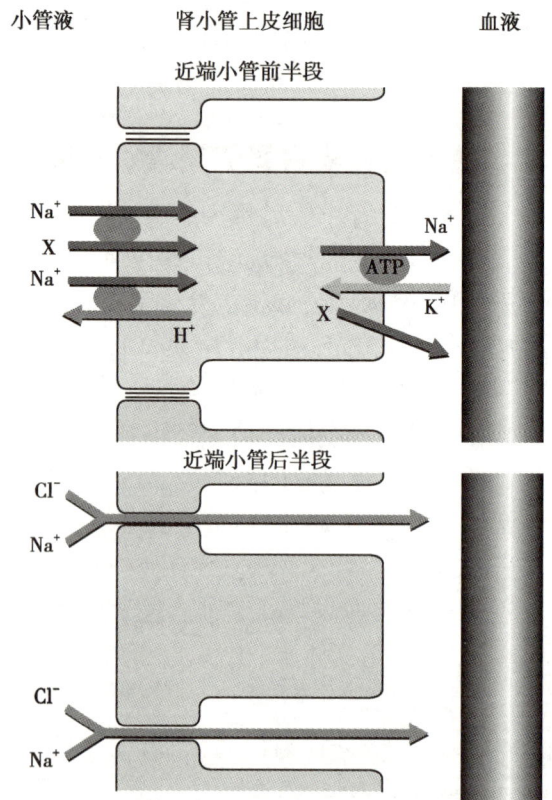

图 8-4　近端小管 NaCl 的重吸收
X 代表葡萄糖、氨基酸、磷酸盐和 Cl^- 等。

周组织液，小管液的渗透压逐渐降低；而髓袢升支粗段对 Na^+、Cl^- 的重吸收是通过管腔膜上的 Na^+-$2Cl^-$-K^+ 同向转运体和基底侧膜上的钠泵协同作用实现的。髓袢升支粗段上皮细胞管腔膜上的同向转运体与 Na^+、Cl^-、K^+ 结合，将 3 种离子转运入细胞后，Na^+ 由钠泵泵到组织间液，Cl^- 经基底侧膜中的氯通道进入组织间液，而 K^+ 则顺浓度梯度经管腔膜返回小管液中。在此机制中 Na^+ 属于主动转运，而 Cl^- 属于继发性主动转运（图 8-5）。速尿、利尿酸等利尿药物能抑制上皮细胞管腔膜的 Na^+-$2Cl^-$-K^+ 同向转运体的转运功能，使髓袢升支粗段 Na^+、Cl^- 的重吸收受到抑制而产生利尿作用。

（3）远曲小管和集合管：在远曲小管，小管液中的 Na^+ 和 Cl^- 通过管腔膜上的 Na^+-Cl^- 同向转运体，主动转运到小管上皮细胞内。噻嗪类利尿药可抑制 Na^+-Cl^- 同向转运体，产生利尿作用。远曲小管对水仍不通透，因而随着 NaCl 的重吸收，小管液的渗透压进一步降低。集合管对 NaCl 的重吸收与 K^+ 和 H^+ 的分泌有关。

2. HCO_3^- 的重吸收　小管液中的 HCO_3^- 大部分在近端小管被重吸收。小管液中的 HCO_3^- 与小管液中的 H^+ 在碳酸酐酶的作用下形成 H_2CO_3，H_2CO_3 进一步分解为 H_2O 及 CO_2，CO_2 扩散进入上皮细胞再次形成 H_2CO_3，并分解为 H^+ 及 HCO_3^-，HCO_3^- 经基底侧膜上的转运体进入细胞间液而入血（图 8-6）。

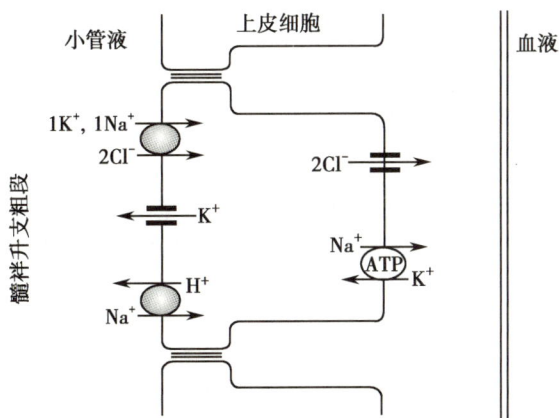

图 8-5　髓袢升支粗段 $1Na^+$:$2Cl^-$:$1K^+$ 同向转运模式图

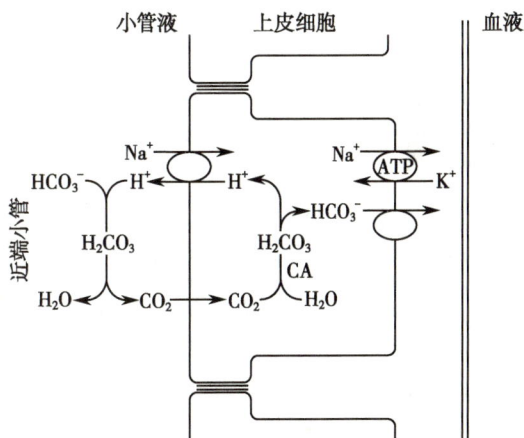

图 8-6　碳酸氢钠重吸收示意图
CA：碳酸酐酶。

3. K^+ 的重吸收　小管液中的 K^+ 绝大部分在近端小管被重吸收。近端小管对 K^+ 重吸收的过程是通过近端小管上皮细胞的管腔膜主动转运入细胞，经扩散进入组织间液而入血。终尿中的 K^+ 主要来自于远曲小管和集合管的分泌。

4. 水的重吸收　正常情况下肾脏对水的重吸收量很大，小管液中的水分有 99%以上被重吸收，排出量不到 1%。水的重吸收主要有两种情况：一是在近端小管，由于 Na^+、HCO_3^-、Cl^-、葡萄糖和氨基酸等的重吸收，使小管液的渗透压降低，管周组织液的渗透压升高。水在这一渗透压梯度的作用下进入细胞间液，然后进入管周毛细血管而被重吸收。近端小管对水的重吸收占重吸收水量 65%~70%，这与体内是否缺水无关，称为必需性重吸收；二是在集合管，水的重吸收量与体内是否缺水有关，受抗利尿激素的调节，属于调节性重吸收。正常情况下，调节性重吸收是影响终尿量的关键。

5. 葡萄糖的重吸收　正常情况下，超滤液中的葡萄糖浓度与血浆浓度基本相同，但终尿中几乎不含葡萄糖，说明葡萄糖经肾小球滤出后在肾小管内全部被重吸收。葡萄糖重吸收的部位只在近端小管。

ER 8-3

HCO_3^- 的
重吸收过程

与后续知识的联系

噻嗪类及髓袢类利尿药的
作用机制

葡萄糖的重吸收是与 Na^+ 协同进行的。葡萄糖与 Na^+ 结合于近端小管管腔膜上的同向转运体，当 Na^+ 顺电化学梯度进入上皮细胞内时，葡萄糖则逆浓度梯度以继发性主动转运的方式被转运至细胞内。进入上皮细胞中的 Na^+ 通过基底侧膜上的钠泵进入细胞间液，葡萄糖则以易化扩散的方式经细胞间液入血（图8-7）。

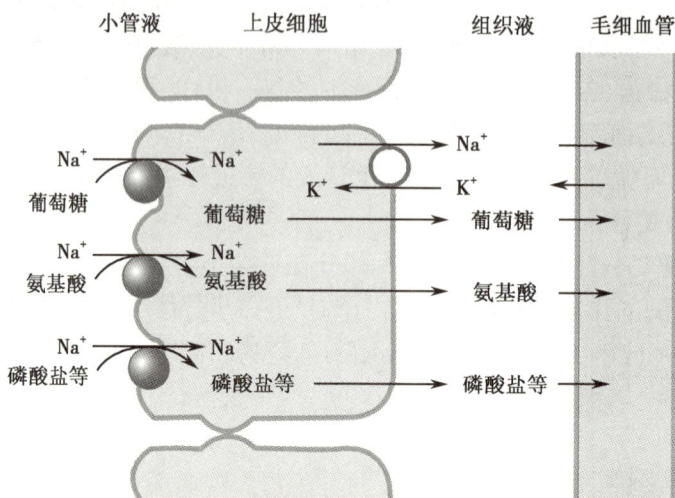

图 8-7 近端小管对葡萄糖、氨基酸和磷酸盐等的重吸收示意图
实心圆表示转运体，空心圆表示钠泵。

因肾小管上皮细胞管腔膜上同向转运体蛋白数量有限，近端小管对葡萄糖的重吸收有一定限度。当血糖浓度升高超过肾小管对葡萄糖的重吸收限度时，葡萄糖将不能被全部重吸收，未被重吸收的葡萄糖则随尿液排出而导致糖尿。尿中开始出现葡萄糖时的最低血糖浓度称为**肾糖阈**（renal glucose threshold），其正常值为 $8.88\sim9.99$ mmol/L（$160\sim180$ mg/100ml）。血糖浓度超过肾糖阈后，随着血糖浓度的升高，近端小管对葡萄糖重吸收达极限的上皮细胞数量增加，随尿排出的葡萄糖也随之增多。

> **重点提示**
>
> 葡萄糖重吸收机制、肾糖阈的概念和正常值

三、肾小管和集合管的分泌功能

肾小管和集合管的**分泌**（secretion）是指肾小管和集合管的上皮细胞将自身代谢产生的物质或血液中的物质转运至小管液的过程。体内的某些代谢产物或过多的物质，如 H^+、NH_3、K^+ 等，通过单纯的滤过不能充分排出，需要肾小管和集合管分泌排出体外。

（一）H^+ 的分泌

H^+ 在近端小管、远端小管和集合管均可分泌，但主要在近端小管以 Na^+-H^+ 交换方式进行（图8-8）。小管上皮细胞内的 CO_2 和 H_2O 在碳酸酐酶的催化作用下形成 H_2CO_3，后者解离成 H^+ 和 HCO_3^-，H^+ 以 Na^+-H^+ 交换的方式转运至小管液，Na^+ 和 HCO_3^- 重吸收回血，这对维持机体内环境的酸碱平衡有重要意义。

（二）NH_3 的分泌

NH_3 主要由远曲小管和集合管分泌。NH_3 主要是肾小管上皮细胞的代谢产物，主要由谷氨酰胺脱氨生成。NH_3 属于脂溶性物质，可通过细胞膜向管周组织液和小管液自由扩散。NH_3 的分泌与 H^+ 的分泌密切相关，H^+ 的分泌降低了小管液中的 pH，使 NH_3 向 pH 较低的小管液中扩散；进入小管液中的 NH_3 与 H^+ 结合生成 NH_4^+，降低了小管液中 H^+ 的浓度，促进了 H^+ 的分泌。所以 NH_3 与 H^+ 的分泌是相互促进的。NH_4^+ 与小管液中强酸盐（如 NaCl）的负离子结合生成 NH_4Cl 随尿排

出（图 8-8）。同时，强酸盐解离出来的 Na^+ 则通过 Na^+-H^+ 交换进入上皮细胞，再与 HCO_3^- 一起转运回血液。因此，肾小管分泌 NH_3 和 H^+ 的同时可以重吸收 Na^+ 和 HCO_3^-，所以 NH_3 的分泌对维持机体酸碱平衡有很大作用。

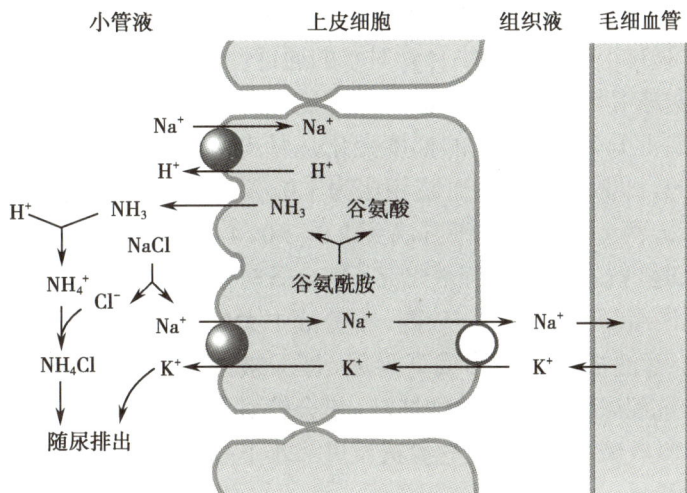

图 8-8　H^+、NH_3 和 K^+ 的分泌
实心圆表示转运体，空心圆表示钠泵。

（三）K^+ 的分泌

终尿中 K^+ 主要由远端小管和集合管分泌。远端小管和集合管上皮细胞内的 K^+ 浓度较高，可通过管腔膜上 K^+ 通道，顺浓度梯度扩散到小管液（即 K^+ 分泌）；另一方面，由于远端小管和集合管重吸收 Na^+，造成小管液呈负电位，也为 K^+ 向小管液中扩散提供了电位梯度；此外，K^+ 分泌还与肾小管泌 H^+ 有关。

在近端小管除 Na^+-H^+ 交换外，还存在 Na^+-K^+ 交换，二者之间存在竞争性抑制关系。酸中毒时小管液中的 H^+ 浓度升高，Na^+-H^+ 交换增强，而 Na^+-K^+ 交换则受抑制，K^+ 分泌减少，可导致高血钾；相反，碱中毒时，上皮细胞内 H^+ 生成减少，Na^+-H^+ 交换减弱，Na^+-K^+ 交换增强，可导致低血钾。

> **重点提示**
>
> 酸中毒时血钾浓度的变化

> **知识拓展**
>
> ## 世界肾脏日
>
> 慢性肾脏疾病（chronic kidney disease，CKD）是导致糖尿病、高血压及心血管疾病等高发病率和高病死率的重要原因。2006 年国际肾脏病学会（International Society of Nephrology，ISN）和国际肾脏基金联合会（International Federation of Kidney Foundation，IFKF）联合倡议，将每年 3 月份的第 2 个星期四定为"世界肾脏日"，希望引起全球对 CKD 及相关的心血管疾病予以重视。

四、尿液的浓缩与稀释

尿液的浓缩与稀释是尿液的渗透压与血浆渗透压相比而言的。尿液的渗透压可随体内液体量的变化而出现大幅度变动。体内缺水时，尿液被浓缩，排出渗透压明显高于血浆渗透压的尿液，即高渗尿；体内水过剩时，尿液被稀释，排出渗透压低于血浆渗透压的尿液，即低渗尿。肾脏对尿液的浓缩和稀释能力在维持体液平衡和体内渗透压稳定中具有极为重要的作用。

（一）尿浓缩与稀释的基本过程

尿浓缩是小管液中的水被重吸收而溶质仍留在小管液中形成的。尿稀释是小管液的溶质被重吸收，而水难以被重吸收造成的。实现尿浓缩和稀释功能的基础主要有两个方面：①肾髓质渗透压梯度；②肾小管特别是集合管对水的通透性。

肾髓质渗透压梯度是指肾组织间液的渗透压随髓质外层向乳头部的深入而不断上升，呈现明显的梯度变化。肾皮质部的组织间液为等渗的，即其渗透压和血浆相比为1.0，肾髓质随着向乳头部的深入，两者的比值逐渐升高到2.0、3.0、4.0（图8-9）。当机体缺水时，抗利尿激素释放增多，集合管对水的通透性增加，加之周围组织液的渗透压较高，小管液中大量的水进入组织间液，小管液被浓缩而形成高渗尿，即尿被浓缩。当体内水过剩时，抗利尿激素的释放被抑制，集合管对水的通透性降低，水的重吸收减少，小管液的渗透压进一步下降而形成低渗尿，即尿被稀释。

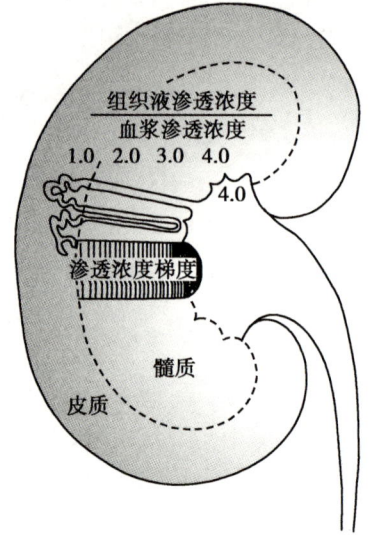

图 8-9 肾髓质渗透压梯度示意图

（二）肾髓质高渗透压梯度的形成

肾髓质高渗透压梯度的形成主要与各段肾小管对 Na^+、水和尿素的通透性不同有关（图8-10）。

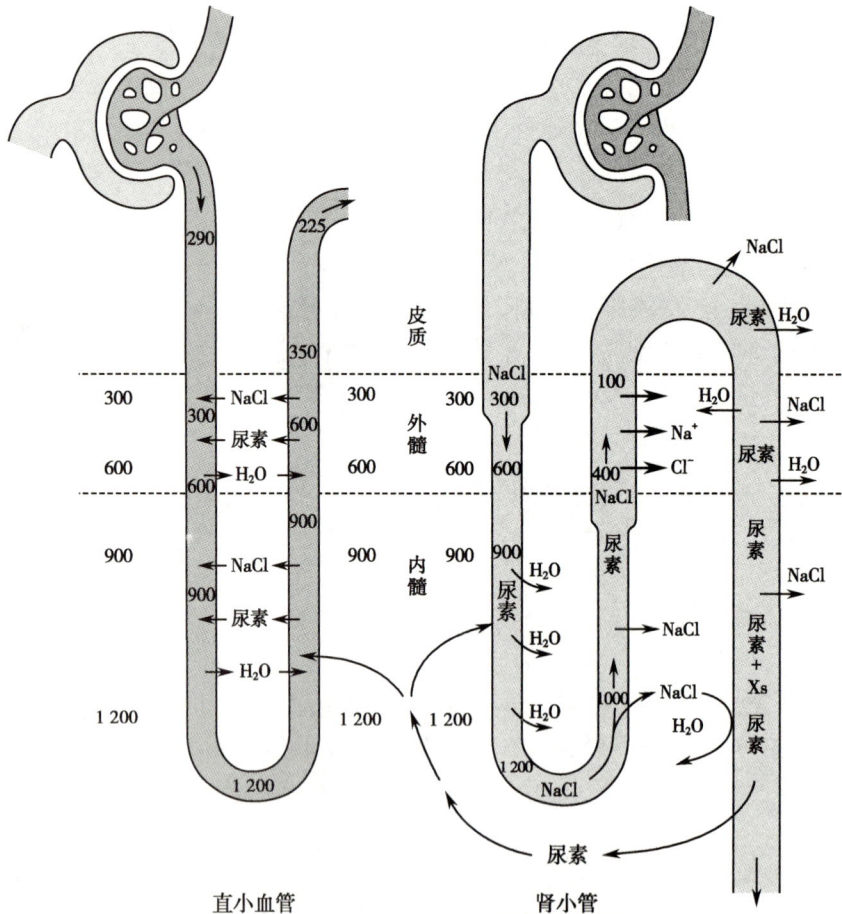

图 8-10 肾髓质渗透压梯度形成和维持

1. 外髓部高渗透压梯度的形成　在外髓部，由于髓袢升支粗段能主动重吸收 NaCl，对水却不通透，故升支粗段外周组织间液因为重吸收 NaCl 而形成高渗，随着对 NaCl 的重吸收，升支粗段管周组织液的渗透压逐渐升高，于是从皮质到近内髓部的组织液形成渗透压逐渐增高的梯度。可见，外髓部高渗透压梯度的形成是由于 NaCl 主动重吸收。

2. 内髓部高渗透压梯度的形成　内髓部高渗透压梯度主要由集合管扩散出来的尿素进行再循环和由髓袢升支细段扩散出来的 NaCl 共同形成。由于内髓部集合管管壁对尿素通透性增加，小管液中尿素顺着浓度差向内髓部组织液扩散，使内髓部组织液渗透压升高。而在升支细段，管壁对尿素的通透性大，进入内髓组织液中的尿素又顺浓度差扩散入升支细段，在小管液中流至内髓集合管时再扩散入组织液，形成尿素的再循环，尿素的再循环有助于内髓高渗透压梯度的形成和加强。而 NaCl 的扩散发生于内髓部，在升支细段，管壁对 Na$^+$ 易通透，NaCl 顺浓度差扩散入组织液，参与内髓部高渗透压梯度的形成。二者共同配合使内髓组织液的渗透压由近外髓部至乳头部逐渐增高，形成了内髓部的高渗透压梯度。

(三) 肾髓质高渗透压梯度的保持

直小血管在维持肾髓质间液高渗中起到重要作用。直小血管的降支和升支是并行的血管，与髓袢相似，在髓质中形成袢。直小血管壁对水和溶质都有高度通透性。当血液经直小血管降支向髓质深部流动时，由于在任一平面的组织间液中的溶质浓度比血浆中的高，故组织间液中的溶质不断向直小血管内扩散，而血液中的水则进入组织间液，使直小血管内血浆渗透压与组织液趋向平衡。愈向内髓部深入，直小血管中血浆的渗透压越高，在折返处，其渗透压达最高值。当直小血管内血液在升支中向皮质方向流动时，髓质渗透压越来越低，即在升支任一平面的血浆渗透压均高于同一水平的组织间液，血浆中的溶质浓度比组织间液中的高，这一血管内外的渗透梯度和浓度差梯度又使血液中的溶质向组织液扩散，而水又从组织液向血管中渗透。这一逆流交换过程使肾髓质的渗透梯度得以维持。

第二节　尿生成的调节

机体通过自身调节、体液调节和神经调节对尿生成的各个环节进行调节，使肾脏的泌尿活动更加稳定，更好地适应机体的需求。

一、肾内自身调节

(一) 小管液中溶质浓度

由于肾小管内外的渗透压梯度是水重吸收的动力，故小管液中溶质浓度升高成为对抗肾小管和集合管重吸收水的力量。小管液中溶质浓度增大，小管液的渗透压随之升高，阻碍水的重吸收，导致尿量增多的现象称为**渗透性利尿**(osmotic diuresis)。例如，糖尿病患者多尿，是因为患者血糖浓度超过肾糖阈，肾小球滤液中的葡萄糖不能被肾小管完全重吸收，使小管液中的溶质浓度增加，渗透压升高，导致水重吸收减少，尿量增多。临床上常用被肾小球滤过但不能被肾小管重吸收的物质，如甘露醇或山梨醇等，以增加小管液中溶质浓度来提高小管液的渗透压，对抗水的重吸收，达到渗透性利尿的目的。

> **重点提示**
>
> 渗透性利尿的机制、糖尿病患者多尿的原因

(二) 球－管平衡

近端小管的重吸收与肾小球滤过率之间存在着平衡关系。肾小球滤过率增加时，滤液中 Na$^+$ 与水含量增加，近端小管对 Na$^+$ 和水的重吸收率也相应增加。正常情况下无论肾小球滤过率增多或减少，近端小管呈**定比重吸收**(constant fraction reabsorption)，该段小管重吸收 NaCl 和水始终占肾小球滤过率的 65%~70%，这种定比关系称为**球－管平衡**(glomerulo-tubular balance)，可使终尿量及溶质不致因肾小球滤过率的增减而出现大幅度波动，从而保持尿量和尿钠的相对稳定。

二、神经调节

肾主要受交感神经支配。交感神经兴奋时对尿生成过程的影响是：①使肾血管收缩，肾小球毛细血管血浆流量减少，肾小球毛细血管血压降低，导致肾小球滤过率降低，出现少尿或无尿。②直接刺激球旁细胞分泌肾素，肾素通过激活血管紧张素原刺激醛固酮的分泌，使肾小管和集合管对 Na^+、水重吸收增加，K^+ 分泌增多，尿量减少。③通过 α 肾上腺素受体直接刺激近端小管重吸收 NaCl 和水，尿量减少。

三、体液调节

参与调节肾脏泌尿功能的体液因素主要有抗利尿激素、醛固酮和心房利尿钠肽等。

（一）抗利尿激素

1. 抗利尿激素的来源和作用　抗利尿激素（antidiuretic hormone，ADH）由下丘脑视上核和室旁核的神经元分泌，在神经垂体储存并释放入血。抗利尿激素主要生理作用是提高集合管上皮细胞对水的通透性，促进水的重吸收，使尿量减少，从而发挥抗利尿作用。大剂量的抗利尿激素，除抗利尿作用外，还能收缩全身小动脉（包括冠状动脉），使外周阻力增大，动脉血压升高，因此又称为血管升压素。

2. 抗利尿激素分泌的调节　抗利尿激素释放的调节受多种因素的影响，其中主要的因素是血浆晶体渗透压和循环血量的变化。

（1）**血浆晶体渗透压**：血浆晶体渗透压是影响抗利尿激素释放的最主要因素。在下丘脑视上核及其附近存在对血浆晶体渗透压变化十分敏感的渗透压感受器。当人体大量出汗、呕吐、腹泻等失水增多时，血浆晶体渗透压升高，刺激渗透压感受器，使抗利尿激素合成和释放增加，水的重吸收增多，导致尿液浓缩、尿量减少，有利于血浆晶体渗透压恢复到正常范围。相反，正常人如果在短时间内一次饮用 1~2L 清水，约 30 分钟后，尿量就会明显增加。这种由于大量饮用清水引起尿量明显增多的现象称为**水利尿**（water diuresis）。水利尿的主要原因是由于大量水被吸收入血，血浆晶体渗透压降低，抑制了抗利尿激素的合成和释放。实验表明，如果饮入等量的生理盐水，尿量在 30 分钟后轻度增加，这是因为胃肠道对水和盐同时吸收入血，不会引起血浆晶体渗透压的改变，因此尿量增加不明显。

> **重点提示**
>
> 水利尿的机制

（2）**循环血量**：在左心房和胸腔大静脉处存在容量感受器，当循环血量发生改变时，可刺激容量感受器，反射性调节抗利尿激素的释放，从而调节血容量。当血容量过多时（如静脉大量补液），对容量感受器刺激增强，兴奋经迷走神经传入下丘脑，反射性地抑制抗利尿激素的合成和释放，从而使水重吸收减少，尿量增多，排出体内过多水分，使血容量恢复正常；反之，当血容量减少时（如大失血），对容量感受器的刺激减弱，抗利尿激素释放增加，水重吸收增多，尿量减少，从而有利于血容量和血压的恢复。

（3）**其他因素**：剧烈的疼痛、应激性刺激、高度的精神紧张、恶心、呕吐以及血管紧张素Ⅱ的作用等，均可促进抗利尿激素的释放。而寒冷刺激和心房利尿钠肽则抑制其释放。某些药物，如尼古丁和吗啡，可刺激抗利尿激素的释放，乙醇可抑制抗利尿激素的释放，故饮酒后尿量可增加。在临床上，由于下丘脑、下丘脑-垂体束或神经垂体病变，引起抗利尿激素合成、释放障碍，患者尿量增多，每日可达 10L 以上，称为尿崩症。

> **重点提示**
>
> 抗利尿激素的作用及分泌的调节因素

综上所述，血浆晶体渗透压升高和循环血量减少，都可反射性促进抗利尿激素的合成和释放，通过负反馈调节，维持血浆晶体渗透压和循环血量的相对稳定。

（二）醛固酮

1. 醛固酮的来源和作用　醛固酮（aldosterone）是肾上腺皮质球状带分泌的一种盐皮质激素。醛固酮的主要作用是促进远曲小管和集合管对 Na^+ 的主动重吸收和促进 K^+ 的分泌，具有保 Na^+、保水、排 K^+ 的作用。

2. 醛固酮分泌的调节　醛固酮的分泌主要受肾素 - 血管紧张素 - 醛固酮系统和血 Na^+、血 K^+ 浓度变化的影响。

（1）**肾素 - 血管紧张素 - 醛固酮系统**：肾素、血管紧张素、醛固酮三者在功能上紧密联系，称为肾素 - 血管紧张素 - 醛固酮系统（RAAS）。肾素是由球旁细胞分泌的一种蛋白水解酶，能催化血浆中的血管紧张素原生成血管紧张素 I（十肽），血管紧张素 I 在血管紧张素转换酶的作用下生成血管紧张素 II（八肽），血管紧张素 II 可在氨基肽酶作用下进一步降解为血管紧张素 III（七肽）。血管紧张素 II 和血管紧张素 III 都具有收缩血管和刺激醛固酮分泌的作用，但前者的缩血管作用更强，后者主要刺激醛固酮的分泌（图 8-11）。

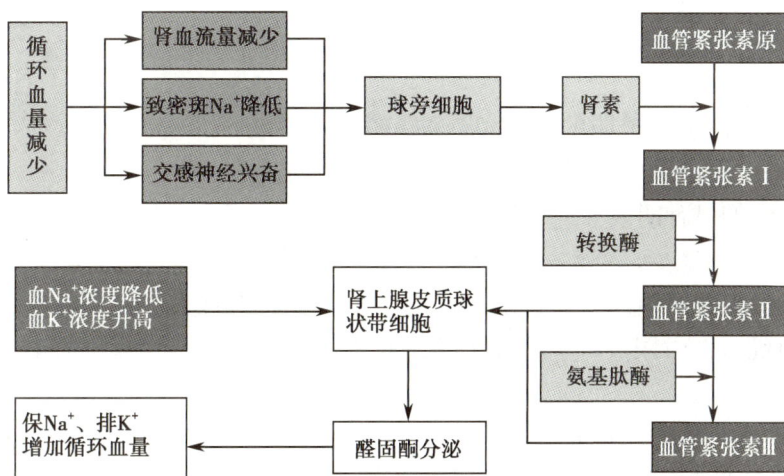

图 8-11　肾素 - 血管紧张素 - 醛固酮系统示意图

肾素的分泌受肾内因素和肾外因素的调节。①肾内因素：肾小体血管有两种感受器，即入球小动脉的牵张感受器和致密斑感受器。当动脉血压下降或循环血量减少时，对入球小动脉牵张感受器的刺激减弱，肾素分泌增加；同时，由于肾小球毛细血管血压下降和血流量减少，滤过率减少，远端小管的小管液中 Na^+ 含量降低，刺激致密斑感受器，肾素分泌量也可增加。②肾外因素：球旁细胞受交感神经的直接支配，当动脉血压下降或者循环血量减少，肾交感神经兴奋，刺激球旁细胞分泌肾素增加。肾上腺素和去甲肾上腺素也有类似作用。

（2）**血 Na^+ 浓度和血 K^+ 浓度**：血 Na^+ 浓度降低或血 K^+ 浓度升高（血 Na^+/ 血 K^+ 比值降低），也可直接刺激肾上腺皮质球状带增加醛固酮的分泌，实现保 Na^+、保水和排 K^+。醛固酮的分泌对血 K^+ 浓度的变化更为敏感，而血 Na^+ 浓度必须明显改变才能引起同样的反应。

（三）心房利尿钠肽

心房利尿钠肽是由心房肌细胞合成并释放的肽类激素，具有明显的促进 NaCl 和水的排出作用。血容量过高可刺激心房容量感受器，进而使心房分泌心房利尿钠肽，通过强大的利尿作用使血容量恢复正常。

与后续知识的联系

血管紧张素转化酶抑制剂的降压机制

重点提示

醛固酮的作用及分泌的调节因素

第三节　尿液及其排放

一、尿液的成分和理化性质

尿的质和量不仅反映肾本身的结构和功能，还可以反映机体其他方面的功能变化，尿量的测定和尿量理化性质的检验，是临床上发现某些病理变化的途径之一。

（一）尿液的成分和尿量

1. 尿液的成分　尿的成分中，水占 95%~97%，溶质可分为有机物和无机盐两大类。有机物主要为含氮的代谢终产物，最主要的是尿素，其余有肌酐、尿酸等。正常尿中蛋白质含量极少，用一般方法难以测出。若出现蛋白尿，尿液可呈泡沫状。无机盐主要是 NaCl，其余有硫酸盐、磷酸盐、钾盐和铵盐等。正常尿液不含葡萄糖，尿糖定性实验阴性。

2. 尿量　正常成人排出的尿量为 1 000~2 000ml/24h。通常将排尿量持续在 2 500ml/24h 以上称为多尿，持续少于 500ml/24h 称为少尿，持续少于 100ml/24h 称为无尿。少尿和无尿可导致代谢产物在机体内蓄积，破坏内环境稳定，严重者可引起尿毒症。

> **重点提示**
>
> 正常成人每24h排出的尿量，多尿、少尿、无尿的判断标准

（二）尿液的理化特性

1. 颜色　正常尿液多为透明的淡黄色液体，颜色主要来自胆红素代谢产物（尿胆原、尿胆素）。尿液的颜色还受某些食物和药物的影响，如进食胡萝卜或服用核黄素，尿液可呈深黄色；大量饮水后，尿液被稀释，颜色变浅；机体缺水时，尿量减少，尿液被浓缩，颜色变深。

某些病理变化时，尿的颜色可有明显的改变。尿中有较多红细胞时，外观呈洗肉水色称肉眼血尿；尿中有大量血红蛋白时尿液可呈暗红色或酱油色，称血红蛋白尿；尿中有淋巴液时呈乳白色称乳糜尿。

2. 比重和渗透压　尿的比重介于 1.015~1.025 之间，与尿量相关联。饮水多时，尿液稀释，比重降低；饮水少或者出汗多时，尿液浓缩，比重增高。尿崩症时，尿比重近乎纯水，可降低至 1.005 以下。尿液渗透压与比重基本呈平行关系。尿液渗透压可在 50~1 200mmol/L 的范围内变化。

3. pH　正常尿的 pH 介于 5.0~7.0 之间，可随饮食种类的变化而波动。素食的人由于食入生物碱较多，尿液呈碱性。荤素杂食的人，由于蛋白代谢产物呈酸性，故尿液呈酸性。此外，剧烈运动后，尿中的酸类物质排泄增多，尿呈明显的酸性。

二、尿液的排放

尿的生成是个连续不断的过程。尿液生成后，经过输尿管输送入膀胱内储存。当尿液达到一定容量时，通过排尿反射，将尿液经尿道排出体外。

（一）膀胱和尿道的神经支配及作用

支配膀胱和尿道的神经分别是盆神经、腹下神经和阴部神经，三组神经中均含有传入神经纤维。

1. 盆神经（副交感纤维）　盆神经兴奋时可使膀胱逼尿肌收缩，尿道内括约肌松弛，促进排尿。

2. 腹下神经（交感神经纤维）　腹下神经兴奋时可使膀胱逼尿肌松弛，尿道内括约肌收缩，阻止排尿。

3. 阴部神经（躯体神经）　阴部神经兴奋时，可使尿道外括约肌收缩，阻止排尿，这一作用受意识控制。

（二）排尿反射

排尿反射是一种受意识和自主神经双重控制的反射活动，其反射中枢包括脊髓骶段初级排尿

中枢和大脑皮质的高级排尿中枢。

当膀胱内的尿液达到 400~500ml 时，膀胱内压明显升高，刺激膀胱壁上的牵张感受器，冲动沿盆神经传入到骶髓的初级排尿中枢，同时，冲动上行达大脑皮质的高级排尿中枢，产生尿意。若环境不许可，大脑皮质高级排尿中枢会抑制脊髓初级排尿中枢。若环境条件允许，则大脑皮质高级排尿中枢发出兴奋冲动到达脊髓，加强初级排尿中枢的活动。神经冲动经盆神经传出，引起膀胱逼尿肌收缩，尿道内括约肌松弛，尿液进入后尿道，刺激后尿道壁上感受器，冲动再次传到脊髓排尿中枢，进一步加强膀胱逼尿肌收缩和反射性抑制阴部神经，使尿道外括约肌松弛，尿液被快速驱出体外。因此排尿是一个正反馈过程，一旦启动就不断加强，直至尿液排完为止。此外，在排尿过程中，有意识地通过加强腹部肌肉的收缩，对排尿也有促进作用（图 8-12）。

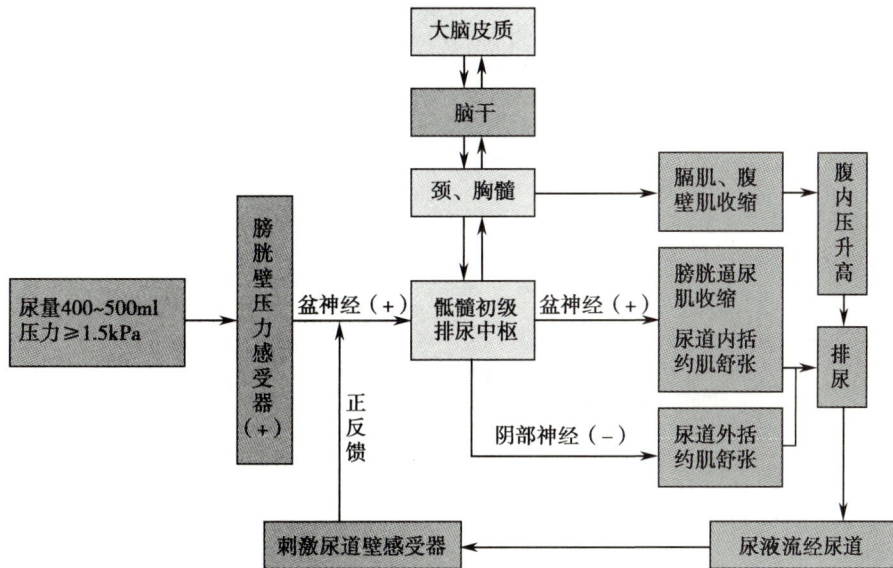

图 8-12　排尿反射示意图
（+）：表示冲动增多；（-）：表示冲动减少。

婴幼儿因大脑皮质发育尚未完善，对脊髓初级排尿中枢的控制能力较弱，所以婴幼儿排尿次数较多，且易发生夜间遗尿现象。

（三）排尿异常

排尿反射的任何一个环节发生障碍，均会造成排尿异常。临床上，常见的排尿异常有尿频、尿失禁和尿潴留等。

1. 尿频　正常成人白天排尿 3~5 次，夜间 0~1 次。每次尿量为 200~400ml。若排尿次数增多，称为尿频。尿频的主要原因是由膀胱炎症或机械性刺激引起。生理性尿频常见原因有饮水过多、精神紧张或气候改变等。

2. 尿失禁　若高位脊髓受损，骶髓初级排尿中枢的活动不能得到高位中枢的控制，虽然排尿反射的反射弧完好，但此时可出现尿失禁。尿失禁多见于脊髓受损，如昏迷、截瘫等，也可见于因手术、分娩所致的膀胱括约肌损伤或支配括约肌的神经损伤等病变所致的膀胱控制尿液的能力丧失。

3. 尿潴留　膀胱内尿液充盈但不能自主排出称为尿潴留。尿潴留可因支配膀胱的盆神经或脊髓初级排尿中枢活动障碍或抑制，尿道机械性受阻（如前列腺增生或肿瘤压迫尿道）引起，也可由于某些心理因素引起不能用力排尿或不习惯卧床排尿等原因所致。

> **重点提示**
>
> 排尿反射的初级中枢，尿失禁和尿潴留的原因

尿失禁及干预

　　国际尿控协会（ICS）将尿失禁（urinary incontinence，UI）定义为"能被客观证实的、有尿液不自主流出的一种尿控失常现象"，又被称为"社交癌"，是世界五大慢性疾病之一。其可分为压力性尿失禁、急迫性尿失禁及混合性尿失禁，其中压力性尿失禁最为常见。而且，女性患者多于男性，特别是中老年女性。UI不仅给患者带来焦虑、尴尬和沮丧等不良情绪，而且严重地影响了患者的工作和生活质量。

　　随着我国人口老龄化加快、卫生服务需求增长，基于社区的慢性病管理和干预越来越受到重视。社区干预是管理中老年女性UI的有效方法，可通过积极开展社区健康教育、提高社区医护人员对UI的认知水平、重视UI公众宣传、建立并逐步完善UI专科护士培养体系等一系列的干预措施，提升UI患者的认知水平，改善其生活质量。

（李新爱　周　华）

1. 大量饮清水后，尿量会发生什么变化？为什么？
2. 糖尿病病人多尿的原因是什么？

ER 8-4

练习题

第九章 | 感觉器官的功能

教学课件

思维导图

学习目标

知识目标:

1. 掌握视近物时眼的调节,视网膜的两种感光换能系统,声波传入内耳的途径;

2. 熟悉感受器的一般生理特性,眼折光异常产生的原因及矫正方法,视野、视力的概念,明适应、暗适应的概念及其产生机制;

3. 了解前庭器官的功能,耳蜗的感音换能作用。

能力目标:

1. 能分析解释感觉器官的生理现象及感官疾病的临床表现;

2. 能熟练进行瞳孔对光反射检查、视力检查、色盲检查、声波传导检查,并能运用所学知识对检查结果进行分析判定。

素质目标:

1. 强化爱眼护耳意识,养成良好的用眼用耳习惯;

2. 培育视力健康文化,积极参与近视防控工作;

3. 培养大爱无疆、无私奉献的精神。

第一节 概 述

感觉(sensation)是客观事物在人脑中的主观反映。感觉是由感受器或感觉器官、传入神经和大脑皮质的感觉中枢共同活动而产生。本章只讨论与感受器和感觉器官有关的一些基本生理现象。

温故知新

眼球及耳的结构

一、感受器与感觉器官

感受器(receptor)是指分布于体表或组织内部的一些专门感受机体内外环境变化的结构或装置。最简单的感受器是感觉神经末梢,如体表或组织内部与痛觉有关的游离神经末梢。有些感受器是裸露的神经末梢包绕一些结缔组织被膜,如环层小体、肌梭等。另外,体内还有一些结构和功能上高度分化的感受细胞连同它们的附属结构,构成复杂的**感觉器官**(sense organ),如眼、耳等。

二、感受器的一般生理特性

(一)感受器的适宜刺激

一种感受器通常只对某种特定形式的刺激最敏感,将这种形式的刺激称为该感受器的适宜刺激(adequate stimulus)。如视网膜感光细胞的适宜刺激是一定波长的电磁波,耳蜗中毛细胞的适宜刺激是一定频率的声波。

（二）感受器的换能作用

各种感受器都能将它们接受的不同形式的刺激能量转换为传入神经的动作电位,这种能量转换称为感受器的换能作用(transducer function)。因此,可以把感受器看成是"生物换能器"。在换能过程中,一般不是直接把刺激能量转变为神经冲动,而是先在感受器细胞或传入神经末梢引起一种过渡性的局部膜电位变化,称为感受器电位(receptor potential)。感受器电位大多表现为去极化(感光细胞表现为超极化),当去极化达到阈电位水平时,就可以使感受器的传入神经纤维产生动作电位。

（三）感受器的编码功能

感受器在将刺激转换成神经纤维上的动作电位时,不仅发生了能量形式的转换,而且会将刺激所包含的环境变化的信息转移到神经动作电位的某种特有序列之中,称为感受器的编码(coding)作用。感觉中枢正是根据这些电信号的特定排列组合,进行分析综合,才获得了对外界各种主观感觉和内环境变化的各种信息。

（四）感受器的适应现象

当某种强度恒定的刺激持续作用于感受器时,感觉神经纤维动作电位的发放频率会随时间推移逐渐降低,这种现象称为感受器的适应(adaptation)现象。例如"入芝兰之室,久而不闻其香"的生活体验。其意义在于很快适应环境,有利于机体接受新的刺激。

> **重点提示**
>
> 感受器的适应现象

第二节 视觉器官

> **情景导入**
>
> 某小学对三年级学生进行视力检查时发现,近视率达到 65% 以上,与往年数据相比较,有逐步升高的趋势。结合所学知识,讨论如何对小学生展开用眼卫生、预防近视的健康宣教。
>
> **请思考:**
>
> 1. 近视的原因是什么?如何矫正?
> 2. 近视防控措施有哪些?

眼是人的视觉器官,适宜刺激是波长为 380~760nm 的电磁波。视觉由视觉器官、视神经和视觉中枢三部分共同完成。机体所获得的关于周围环境的信息中,至少有 70% 来自视觉。

一、眼的折光功能

（一）眼的折光系统

人眼的折光系统是一个复杂的光学系统,包括角膜、房水、晶状体和玻璃体(图 9-1)。折光系统中最主要的折射发生在角膜。由于晶状体的曲率半径可以改变,因此,晶状体在眼的调节中起重要作用。

为了研究和应用方便,通常用简化眼来说明折光系统的成像功能(图 9-2)。**简化眼**(reduced eye)是一个假想的人工模型。简化眼由一个前后径为 20mm 的单球面折光体构成,折射率为 1.33,外界光线进入折光体时只在球形界面折射一次,该球形

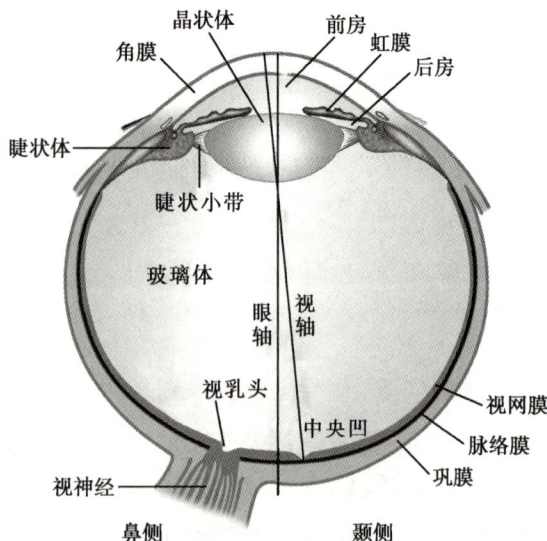

图 9-1 眼球的水平切面示意图（右眼）

界面的曲率半径为5mm，球面的中心即为节点（在角膜前表面的后方5mm处），后主焦点在节点后15mm处，相当于视网膜的位置。这个模型和正常人眼在安静不进行调节时相同，能使远处物体发出的平行光线正好聚焦在视网膜上，形成一个清晰的物像。

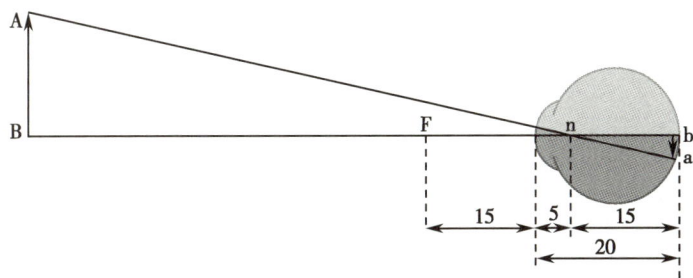

图 9-2　简化眼成像示意图

单位为 mm，F 为前焦点，n 为节点，AnB 和 anb 是相似三角形，如果物距已知，就可由物体的大小（AB）计算出物像的大小（ab），也可算出两三角形对顶角（视角）的大小。

（二）眼的调节

　　正常人眼看 6m 以外物体时，从物体上任一点发出的所有进入眼内的光线可认为是平行光线，对正常眼来说，不需要任何调节就能在视网膜上形成清晰的物像，引起清晰的视觉。通常将眼不做任何调节所能看清物体的最远距离称为**远点**(far point)。正常眼的远点理论上应为无限远。

　　当看 6m 以内的近物时，从物体上发出的光线呈现不同程度的辐散，如果眼不作任何调节，由于光线到达视网膜时尚未聚焦，物像将成像在视网膜之后，因此只能形成一个模糊的视觉。但是，正常眼看近物时也非常清楚，这是由于眼在看近物时进行了调节，使进入眼的光线经过折射后，刚好成像在视网膜上。人眼的调节主要包括晶状体的调节、瞳孔的调节和双眼球会聚，三种调节方式是同时进行的，其中以晶状体的调节最为重要。

　　1. 晶状体的调节　当看近物时，视网膜上模糊的物像信息传到大脑皮质视觉中枢，反射性引起动眼神经中的副交感纤维兴奋，使睫状肌收缩，悬韧带松弛，晶状体由于自身的弹性而变凸，眼的折光能力增强，使物像前移并成像于视网膜上，从而产生清晰的视觉（图9-3）。

　　人眼看近物时的调节能力，主要取决于晶状体的弹性大小，通常用近点表示。**近点**(near

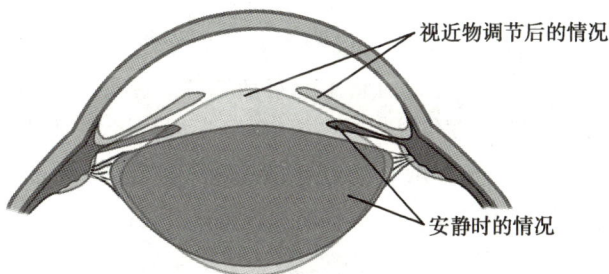

图 9-3　晶状体和瞳孔的调节示意图

point）是指眼作最大限度调节后，所能看清物体的最近距离。近点越近，表示晶状体弹性越好，眼的调节能力越强。随着年龄增长，晶状体的弹性逐渐变差，近点也会随之远移。10 岁儿童约为 8.6cm，20 岁时约为 10.4cm，60 岁时可达 83.3cm。这种由于晶状体弹性下降，导致看远物正常，看近物模糊的现象称为老视，俗称老花眼，看近物时需戴凸透镜进行矫正，以增加折光能力。

2. 瞳孔的调节 正常人瞳孔直径的变化范围为 1.5~8.0mm。当视近物时，可反射性地引起双侧瞳孔缩小，称为瞳孔近反射或瞳孔调节反射。其意义在于视近物时，减少眼折光系统造成的色像差和球面像差，保证成像的清晰。强光照射眼时，瞳孔会缩小；光线减弱后，瞳孔会变大，这种现象称为瞳孔对光反射。其意义在于调节进入眼内的光线量，既可以使视网膜不致因光线过强而受到损害，还可以在弱光下产生清晰的视觉。该反射的效应是双侧性的，称为互感性对光反射。瞳孔对光反射的中枢在中脑，临床上常把它作为判断中枢神经系统病变部位、麻醉的深度和病情危重程度的重要指标。

ER 9-3

眼的近反射

3. 双眼球会聚 当双眼注视一个由远移近的物体时，两眼视轴同时向鼻侧会聚的现象，称为双眼球会聚，也称辐辏反射。其生理意义是使物体成像于两眼视网膜的对称点上，避免复视。

重点提示

眼视近物时的调节

（三）眼的折光异常

正常人眼无需作任何调节就可使平行光线聚焦于视网膜上，因而可以看清远物。看近物时，只要物距不小于近点，经过眼的调节便能使物体在视网膜上清晰成像。因眼球的形态或折光能力异常，致使平行光线不能在视网膜上聚焦成像，导致视物模糊不清或变形，称为折光异常也称屈光不正，包括近视、远视和散光（图 9-4）。

1. 近视 近视（myopia）是指看远物不清楚，只有当物体距离眼睛较近时才能看清楚。其发生是由于眼球前后径过长或折光系统的折光能力过强所致。前者称为轴性近视，后者称为屈光性近视。近视眼看远物时，因远物发出的平行光线被聚焦于视网膜前方，所以在视网膜上形成的像是模糊的（图 9-4B）。在看近物时，由于近物发出的是辐散的光线，故不需要调节或只需作较小程度的调节，就能使光线聚焦于视网膜上，形成清晰的像。因此，近视眼的近点和远点都移近。近视眼可用凹透镜矫正。

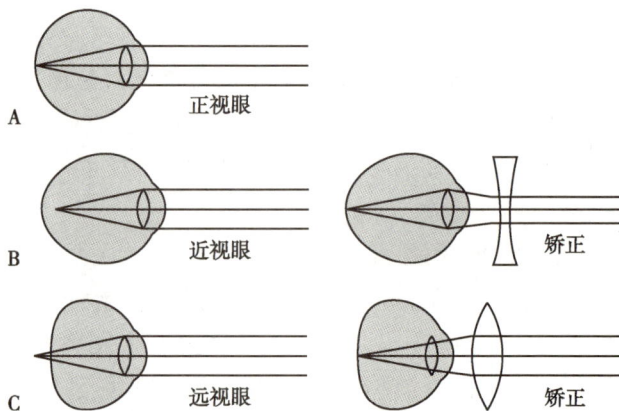

图 9-4 正视眼、近视眼和远视眼及其矫正示意图
A. 正视眼；B. 近视眼及其矫正；C. 远视眼及其矫正。

2. 远视 远视（hyperopia）的发生是由于眼球前后径过短（轴性远视）或折光系统的折光能力过弱（屈光性远视），使来自远物的平行光线聚焦在视网膜的后方，因而不能在视网膜上形成清晰的像（图 9-4C）。因此，远视眼的近点比正常眼远。在看远物时，需要经过眼的调节以增加折光能力才能看清物体；在看近物时，则需要作更大程度的调节才能看清物体。由于远视眼无论看远物还是近物都需要进行调节，故易发生调节疲劳而产生头痛。远视眼可用凸透镜矫正。

ER 9-4

眼的折光异常

3. 散光 散光（astigmatism）主要是由于角膜表面不呈正球面，不同经线上的曲率半径不相等，使进入眼内的光线不能全部聚焦在视网膜上，从而引起视物不清或物像变形。散光可用柱面形透镜矫正。

重点提示

眼的折光异常及其
矫正方法

二、眼的感光功能

（一）视网膜的结构特点

视网膜由外向内依次分为四层：色素上皮细胞层、感光细胞层、双极细胞层和神经节细胞层（图9-5）。

在视神经穿过视网膜的地方形成视神经乳头，此处没有感光细胞，故没有感光功能，是视野中的**生理盲点**（blind spot）。由于正常人都是双眼视物，一侧视野中的盲点可被另一侧视觉所弥补，所以正常人感觉不到视野中盲点的存在。

（二）视网膜的两种感光换能系统

人视网膜中存在两种感光换能系统。一种是视杆系统，由视杆细胞和与之相联系的双极细胞及神经节细胞等组成。视杆系统对光线的敏感度较高，能在昏暗环境中感受弱光刺激而引起视觉，主要功能是暗光下视物，视物时不能分辨颜色，只能辨别明暗，对物体细微结构的分辨力较差，也称晚光觉系统。另一种是视锥系统，由视锥细胞和与之相联系的双极细胞及神经节细胞等组成。视锥系统对光线的敏感度较低，只有在强光条件下才能被激活，主要功能是白昼或较明亮的环境中视物，能分辨颜色，对物体表面细微结构的分辨能力高，也称昼光觉系统。

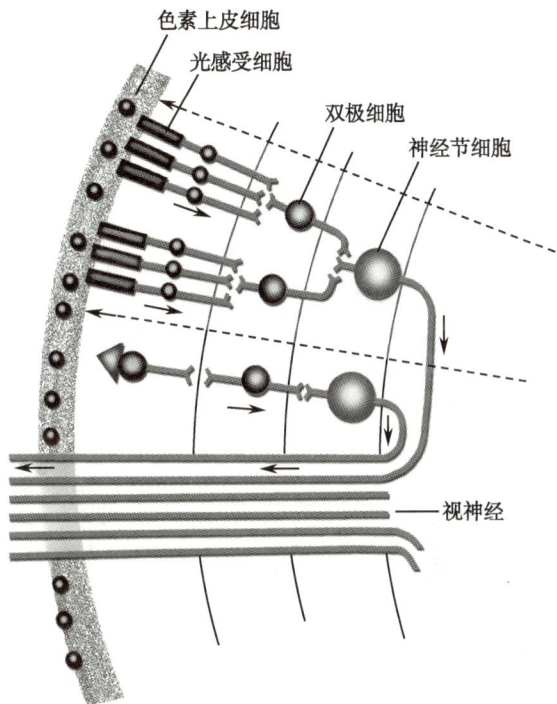

图9-5 视网膜结构模式图

——→神经冲动方向；┈┈┈→光线方向。

（三）视杆细胞的感光原理

视杆细胞内的感光物质是视紫红质，它是一种结合蛋白质，由视蛋白和视黄醛构成。视紫红质在强光照射下，可迅速分解为视蛋白和全反型视黄醛；在暗处，全反型视黄醛先转变为11-顺型视黄醛，再与视蛋白重新合成视紫红质（图9-6）。生理情况下，视紫红质既有分解过程又有合成过程，两者处于动态平衡，其反应的平衡点取决于光照强度。弱光下，合成速度大于分解速度，视杆细胞内的视紫红质增多，能感受弱光刺激；反之，强光下，视紫红质的分解远远大于合成，其含量减少，使视杆细胞几乎失去感光能力。

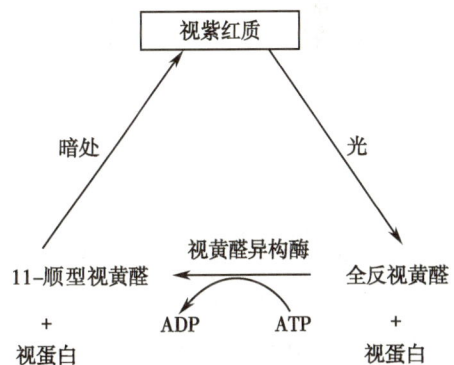

图9-6 视紫红质的光化学反应

在视紫红质的分解与合成过程中，有一部分视黄醛被消耗，若得不到及时补充，就会因视紫红质合成不足而致暗光环境下视觉障碍，引起夜盲症。维生素A与视黄醛的化学结构相似，经体内代谢可转变为视黄醛。故应适当摄入猪肝、胡萝卜、鱼肝油等富含维生素A的食物，以防夜盲症的发生。

（四）视锥细胞的感光原理与色觉

视锥细胞中的感光物质（视色素）也由视黄醛和视蛋白组成，只是视蛋白的分子结构不同。三原色学说认为，在视网膜上分布有三种不同的视锥细胞，分别含有对红、绿、蓝三种光敏感的感光色素。当不同波长的光线照射视网膜时，会使三种视锥细胞以一定的比例兴奋，这样的信息传到中枢，就会产生不同颜色的感觉。

三、与视觉有关的几种生理现象

（一）视力

视力又称**视敏度**（visual acuity）是指眼对物体细微结构的分辨能力，即分辨物体上两点之间最小距离的能力。通常以视角的大小作为衡量标准。视角是指物体上两点发出的光线射入眼球经节点交叉所形成的夹角。眼能辨别的视角越小，表示视力越好。

（二）视野

单眼固定注视正前方一点时，该眼所能看见的空间范围，称为视野。用视野计可绘出视野图。视野受面部结构影响，鼻侧和上侧视野较小，颞侧和下侧视野较大。在同一光照条件下，颜色不同，视野也不一致。白色视野最大，黄、蓝、红次之，绿色视野最小（图9-7）。借助视野检查，可以辅助判断某些视网膜或视觉传导通路的病变。

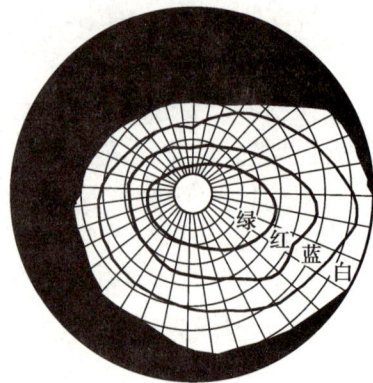

图 9-7　正常人右眼的颜色视野图

（三）暗适应和明适应

1. 暗适应　当人长时间处于明亮环境而突然进入暗处时，最初看不清任何物体，经过一定时间后，才能逐渐恢复暗处的视力，这种现象称为暗适应。暗适应是眼在暗处对光的敏感性逐渐提高的过程。在亮处由于受到强光的照射，视紫红质大量分解，储备很少，突然到暗处后不足以引起对暗光的感受，所以初入暗环境时视物不清，随着视紫红质合成增加，对光刺激的敏感性逐步提高，从而恢复在暗处的视觉。

2. 明适应　当人从暗处突然进入亮处时，最初只感到耀眼的光亮，看不清物体，经过一定时间后，才能恢复视觉，这种现象称为明适应。人在暗处时，视杆细胞内蓄积了大量视紫红质，由于视紫红质对光较敏感，遇强光迅速分解，因而产生耀眼的光感。待视杆细胞中的视紫红质大量分解后，对光相对不敏感的视锥细胞便承担起在亮光下的感光作用而恢复视觉。

> **重点提示**
>
> 视力、视野、明适应、暗适应

> **知识拓展**
>
> #### 爱眼护眼，从我做起
>
> 2023年6月6日是第28个全国"爱眼日"，活动主题为"关注普遍的眼健康"。眼睛是人体重要的感觉器官之一，养成健康的用眼习惯，预防近视，要尽量做到：①正确使用电子产品。每次使用电子产品时间尽量不超过30分钟。②掌握正确的读写姿势。③保持良好的视觉环境。④保证充足睡眠及合理饮食。⑤适量进行户外活动，每天至少在阳光下运动2小时。爱眼护眼，从我做起！

第三节　位听觉器官

耳是听觉器官，也是位置觉和平衡觉器官。耳分为外耳、中耳和内耳三部分。内耳又称迷路，包括耳蜗、前庭和半规管。耳蜗的适宜刺激是频率为20~20 000Hz之间的声波。声波通过外耳、中耳传到内耳，经内耳的换能作用将声波的机械能转变为听神经纤维上的神经冲动，后者沿听觉传导路上传至大脑皮质听觉中枢引起听觉。

一、耳的听觉功能

（一）外耳的功能

外耳由耳郭和外耳道组成。耳郭具有收集声波并帮助判断声源方向的作用。外耳道是声波传导的通路，同时还起到共鸣腔的作用，声波由外耳传导至鼓膜时其强度可增加约10倍。

（二）中耳的功能

中耳由鼓膜、鼓室、听小骨和咽鼓管等结构组成。中耳的主要功能是将声波振动的能量高效地传入内耳，其中鼓膜和听小骨在声音的传递过程中起着重要作用。

1. 鼓膜　为椭圆形半透明薄膜，它具有较好的频率响应和较小的失真度，可与声波同步振动，有利于把声波振动如实地传递给听骨链。

2. 听骨链　由锤骨、砧骨和镫骨依次连接而成。听骨链的作用是将声波由中耳传递至内耳耳蜗。在听骨链传音过程中，可使声波振幅稍减小而声压增大，即具有减幅增压的效应。

3. 咽鼓管　是连接咽与鼓室的通道，具有平衡鼓室内压和外界大气压的作用，对维持鼓膜的正常形态、位置和振动性能具有重要意义。鼻咽部炎症导致咽鼓管阻塞后，鼓室内的空气被吸收，可造成鼓膜内陷，并产生耳鸣、耳痛等症状，影响听力。

（三）声波传入内耳的途径

声波传入内耳的途径有气传导和骨传导两种，正常情况下以气传导为主。

1. 气传导　声波经外耳道引起鼓膜振动，再经听骨链和前庭膜传入耳蜗，此途径称为**气传导**（air conduction），是声波传导的主要途径。此外，鼓膜的振动也可引起鼓室内空气的振动，再经蜗窗（圆窗）膜传入内耳。

2. 骨传导　声波直接经颅骨和耳蜗骨壁传入内耳，使耳蜗内淋巴振动而产生听觉，此途径称为**骨传导**（bone conduction）。骨传导的效能比气传导低得多，因此在正常听觉中其作用甚微。但是当鼓膜或鼓室病变引起传音性耳聋时，气传导发生障碍，而骨传导却不受影响，甚至相对增强。当耳蜗病变引起感觉神经性耳聋时，气传导和骨传导同时受损。因此，临床上通过检查气传导和骨传导受损的情况，可以帮助判断听觉异常的产生部位和原因。

ER 9-5

气传导

> **重点提示**
>
> 声波传入内耳的途径

（四）内耳耳蜗的功能

内耳包括耳蜗和前庭器官两部分。其中，耳蜗是感音器官，它是一个形似蜗牛壳的骨质管道，被基底膜和前庭膜分为前庭阶、鼓阶和蜗管三个腔。前庭阶和鼓阶里有外淋巴，蜗管里有内淋巴。在基底膜上有声音感受器——螺旋器，螺旋器由内、外毛细胞及支持细胞等组成。毛细胞的顶部表面有听毛，有些听毛的顶端埋植于盖膜的胶冻状物质中，盖膜的外侧则悬浮于内淋巴中。毛细胞的底部有丰富的听神经末梢。基底膜振动时，使毛细胞和盖膜之间的相对位置发生改变，毛细胞受到刺激而兴奋，进而将传到耳蜗的机械振动转化为听神经纤维的神经冲动。

1. 基底膜的振动　当声波传入内耳时，可以通过外淋巴、内淋巴的振动而引起基底膜的振动。行波学说认为，基底膜的振动，首先发生在耳蜗底部，随后呈波浪状向耳蜗顶部传播。在振动传播过程中，幅度逐渐增大，到基底膜上的某一部位振幅达到最大。声波频率越高，行波传播得越近，最大振幅出现的部位越靠近蜗底部；反之，声波频率越低，行波传播得越远，最大振幅出现的部位越靠近蜗顶。这样，来自基底膜不同部位的听神经纤维冲动传到听觉中枢的不同部位，就可以产生不同音调的感觉。临床上已证实，耳蜗底部受损时主要影响高频听力，耳蜗顶部受损时主要影响低频听力。

2. 耳蜗的生物电现象　耳蜗的电变化主要有两种：一种是未受声波刺激时的静息电位；一种是受到声波刺激时产生的感受器电位。由于毛细胞顶部与盖膜紧密接触，因此当基底膜振动时，使静毛受到切应力作用而屈曲。由于静毛弯向外侧，使毛细胞产生去极化感受器电位；反之弯向内侧，产生超极化感受器电位。

3. 听神经动作电位　这是耳蜗对声波刺激进行换能和编码作用的最后结果。它的波幅和形状并不能反映声音的特性，但可以通过神经冲动的节律、间隔时间以及发放冲动的纤维在基底膜上起源的部位等，来传递不同形式的声音信息。

二、内耳的位置觉和运动觉功能

内耳迷路中的椭圆囊、球囊和三个半规管合称为前庭器官。前庭器官的感受细胞称为毛细胞，每个毛细胞顶部有 60~100 条纤毛，其中有一条最长，位于细胞顶端的一侧边缘处，称为动毛，其余的毛较短，称为静毛。当静毛倒向动毛一侧时，细胞去极化，神经纤维的冲动发放频率增加；当动毛倒向静毛一侧时，细胞发生超极化，神经纤维的冲动发放频率减少。

（一）半规管的功能

人两侧内耳中各有三条互相垂直的半规管，每条半规管一端都有膨大的壶腹，内有壶腹嵴，其中的毛细胞植于壶腹帽之中。壶腹嵴的适宜刺激是旋转变速运动。当身体或头部做旋转变速运动时，壶腹帽和毛细胞的相对位置发生改变，刺激毛细胞兴奋，其神经冲动经前庭神经传入中枢，产生旋转感觉，同时引起姿势反射，以维持身体平衡。

（二）椭圆囊和球囊的功能

椭圆囊和球囊的毛细胞位于囊斑上，其纤毛埋植在胶质状的位砂膜内。囊斑的适宜刺激是直线变速运动。当人体头部位置改变或做直线变速运动时，位砂膜与毛细胞的相对位置发生改变，刺激毛细胞兴奋，其神经冲动经前庭神经传入中枢，产生头部空间位置或直线变速运动感觉，同时引起姿势反射，以维持身体平衡。

（三）前庭反应

当前庭器官受刺激而兴奋时，其传入冲动到达有关的神经中枢后，除引起一定的位置觉、运动觉以外，还会引起各种不同的骨骼肌和内脏功能的改变，这种现象称为前庭反应。

人类前庭器官受到过强或过久的刺激，或前庭功能过敏时，可通过前庭神经核与网状结构的联系而引起自主神经功能失调，进而出现恶心、呕吐、眩晕、皮肤苍白、心率加快、血压下降等一系列内脏反应，称为前庭自主神经反应，例如生活中常见的晕车、晕船或晕机等。

（四）眼震颤

躯体作旋转变速运动时，眼球可出现一种不自主的节律性往返运动，这种现象称为眼震颤。临床上可通过旋转突然停止后眼震颤的持续时间来判断前庭功能是否正常。

（张丽勇）

思考与练习

1. 眼调节方式有哪几种？最主要的调节方式是什么？
2. 常见的三种折光异常及其矫正方法是什么？

ER 9-6

练习题

第十章 | 神经系统的功能

教学课件　　　思维导图

ER 10-1　　ER 10-2

学习目标

知识目标：

1. 掌握神经元的基本生理功能，突触概念，牵张反射的概念、类型及意义，自主神经系统的主要功能及生理意义；

2. 熟悉突触传递过程，感觉投射系统的生理功能，大脑皮质体表感觉中枢的定位特征，大脑皮质躯体运动中枢的定位特征，牵涉痛的概念及临床意义，小脑的功能；

3. 了解基底神经节、脑干网状结构对躯体运动的调节，下丘脑对内脏活动的调节。

能力目标：

1. 能够判断常见内脏疾病牵涉痛的部位，分析神经系统常见疾病的临床表现，建立初步的医学逻辑思维；

2. 能够独立完成反射弧分析的实验，能熟练进行几种人体腱反射的检查。

素质目标：

1. 能够主动调适心理状态与行为，养成健康的生活方式，增强健康宣教意识；

2. 能够珍爱生命，具有无私奉献和锲而不舍的探索精神。

人类由数以亿万计的神经细胞构成"神经网络"，对人体生理活动发挥调节作用。神经系统感受各种内、外环境的变化，迅速做出完善的适应性调节，从而维持内环境稳态。

温故知新

神经系统的结构组成

情景导入

刘某，男，56 岁，田间喷洒完农药回家后，出现腹痛、恶心、呕吐，逐渐神志不清，大小便失禁。家人将其送到急诊就医。查体发现患者呼之不应，肌肉颤动，瞳孔缩小，流涎，大汗淋漓，心率 60 次 /min。临床诊断为"有机磷农药中毒"。立即静脉注射阿托品，同时应用胆碱酯酶复活剂进行解救。

请思考：

1. 从生理学角度分析为何有机磷农药中毒会出现上述临床表现？

2. 为什么临床应用阿托品和胆碱酯酶复活剂进行解救？

第一节　神经元及反射活动的一般规律

一、神经元和神经纤维

神经系统的细胞主要有神经元和神经胶质细胞两类。神经元是构成神经系统的基本结构和功能单位。神经胶质细胞数量约为神经元的数十倍,对神经元起着支持、保护、营养和绝缘等作用。

(一)神经元的结构与功能

神经元由胞体和突起两部分构成,突起又分为树突和轴突。胞体是神经元代谢和功能活动的中心,其主要功能是合成蛋白质、酶类和递质等物质,接受刺激并整合信息。树突由胞体向周围呈管状延伸而成,其反复分支扩大了表面积,有利于接受更广泛的刺激,并传向胞体。绝大部分神经元都有一个粗细均匀、表面光滑的轴突。由树突和胞体传来的局部兴奋在轴突始段整合后爆发动作电位。动作电位沿轴突向神经末梢传导,使末梢释放神经递质。

> **重点提示**
>
> 神经元的基本结构

(二)神经纤维的结构与功能

神经元的轴突或长树突(合称轴索)外包神经胶质细胞共同构成神经纤维。

1. 神经纤维的分类　根据神经纤维有无髓鞘,将其分为有髓神经纤维和无髓神经纤维。根据神经纤维电生理学特性和传导速度将神经纤维分为 A、B、C 三类,其中 A 类纤维又可分为 α、β、γ、δ 四个亚类,这种方法多用于对传出神经纤维的分类;根据神经纤维的来源与直径大小将神经纤维分为 Ⅰ、Ⅱ、Ⅲ、Ⅳ 四类,Ⅰ 类纤维又包括 I_a 和 I_b 两个亚类,这种分类方法多用于对传入神经纤维的分类。不同类型的神经纤维传导兴奋的速度与神经纤维直径、髓鞘有无、髓鞘厚度以及温度有关(表 10-1)。

表 10-1　哺乳类动物周围神经纤维的分类

纤维分类	传导速度 /(m·s⁻¹)	纤维直径 /μm	功能	按来源与直径分类
A(有髓鞘)				
α	70~120	13~22	本体感觉、躯体运动	I_a　I_b
β	30~70	8~13	触 - 压觉	Ⅱ
γ	15~30	4~8	支配梭内肌(引起收缩)	
δ	12~30	1~4	痛觉、温度觉、触 - 压觉	Ⅲ
B(有髓鞘)	3~15	1~3	自主神经节前纤维	
C(无髓鞘)				
后根	0.6~2.0	0.4~1.2	痛觉、温度觉、触 - 压觉	Ⅳ
交感	0.7~2.3	0.3~1.3	交感节后纤维	

注:I_a 类纤维直径稍粗,为 12~22μm,I_b 类纤维直径略细,约为 12μm。

2. 神经纤维的功能与传导特征　神经纤维的主要功能是传导兴奋,即动作电位。神经纤维上传导的动作电位,称为神经冲动。神经纤维传导兴奋具有以下特征:

(1)**完整性**:兴奋在神经纤维上的传导,首先要求神经纤维在结构和功能两方面都保持完整。当神经纤维被切断、损伤、麻醉、冷冻时,兴奋传导均会发生阻滞。

(2)**双向传导**:在实验条件下,人为刺激神经纤维上任何一点,引起的兴奋可沿神经纤维向两端同时传导。但在整体情况下,神经冲动总是从胞体传向末梢,表现为传导的单向性,这是由突触的极性决定的。

（3）**绝缘性**：在一条神经干中有许多条神经纤维，但每条纤维传导兴奋时基本互不干扰，表现出相互绝缘的特性。其生理意义是保证神经调节的精确性。

（4）**相对不疲劳性**：在实验中用电刺激连续刺激神经纤维10余个小时，神经纤维仍能传导兴奋。与突触传递相比，神经纤维具有长时间保持传导兴奋的能力。

3. 神经纤维的轴浆运输　轴浆在胞体与轴突末梢之间流动，称为轴浆运输。轴浆运输是双向性的，自胞体向轴突末梢的轴浆流动称为顺向运输，自轴突末梢向胞体的轴浆流动称为逆向运输。顺向运输转运的物质主要是由神经元胞体合成的神经递质、神经激素及内源性神经营养物质等；逆向运输转运的物质主要是自末梢摄取的外源性物质。临床上，破伤风毒素、狂犬病病毒可借助于逆向轴浆运输的机制侵入中枢神经系统而引发疾病。

ER 10-3

顺向和逆向轴浆运输

4. 神经纤维的作用　神经纤维对所支配的效应器主要表现出两方面的作用。神经纤维通过神经末梢释放神经递质，对所支配的效应器进行功能调节，称为功能性作用。如运动神经元将神经冲动传向所支配的骨骼肌，引起肌细胞兴奋与收缩。神经末梢经常释放某些物质（如营养因子），持续调整所支配组织的代谢活动，从而引起其组织结构、生化和生理变化，这一作用与神经纤维传导的神经冲动无关，称为神经的营养性作用。例如，通过实验方法切断运动神经后，该神经所支配的肌肉内糖原合成减慢、蛋白质分解加速，肌肉逐渐出现萎缩。临床上，脊髓灰质炎患者所出现的肌肉萎缩就是由于肌肉失去了运动神经的营养性作用所致。

知识拓展

脊髓灰质炎

脊髓灰质炎（俗称小儿麻痹症），是由脊髓灰质炎病毒引起的严重危害儿童健康的急性传染病。主要是由于病毒侵犯脊髓前角运动神经元，引起同侧坐骨神经的运动功能障碍，随意运动丧失，导致弛缓性瘫痪；另外还会引起同侧下肢各肌群因失去神经的营养性作用而发生萎缩。

我国著名病毒学专家顾方舟为脊髓灰质炎的防治奉献了一生。他带领团队攻坚克难，最终研制出脊髓灰质炎减毒活疫苗，使儿童彻底远离了小儿麻痹症，用一颗甜甜的"糖丸"庇护了几代中国人的健康。"糖丸爷爷"顾方舟为抗击脊髓灰质炎不懈奋斗、无私奉献的精神值得每位医学生学习。

二、神经元之间的信息传递

神经元之间在结构上并没有原生质直接相连，而只是彼此靠近。通常将神经元之间相互接触并传递信息的部位称为**突触**（synapse）。根据神经元相互接触的部位不同，经典的突触分为轴突 - 树突突触、轴突 - 胞体突触、轴突 - 轴突突触三类；根据突触处信息传递的方式不同，突触可分为化学突触和电突触两类；根据突触传递的效应不同，突触又分为兴奋性突触和抑制性突触。

（一）突触的基本结构

神经元之间最常见的联系方式是化学突触。经典的化学突触由突触前膜、突触间隙和突触后膜三部分组成。突触前神经元轴突末梢有许多分支，每一分支末端形成的球形膨大称为突触小体。突触小体内有大量突触囊泡，其中储存着高浓度的神经递质。突触小体面对突触后神经元的膜，称为突触前膜。突触后神经元面对突触小体的膜称为突触后膜，其上密集分布着与相应递质结合的受体。突触前膜和突

ER 10-4

突触传递的机制

触后膜之间有 20~40nm 的间隙，称为突触间隙。突触间隙与突触后膜表面含有分解递质的酶。

（二）突触传递过程

突触前神经元的信息传递到突触后神经元的过程，称为突触传递。引起突触后膜产生去极化或超极化的膜电位变化称为**突触后电位**（ postsynaptic potential ），包括**兴奋性突触后电位**（ excitatory postsynaptic potential，EPSP ）和**抑制性突触后电位**（ inhibitory postsynaptic potential，IPSP ）。

1. 兴奋性突触后电位　突触后膜产生的局部去极化电位变化，称为兴奋性突触后电位。EPSP 产生的机制是突触前膜释放兴奋性神经递质，作用于突触后膜相应受体，使化学门控通道开放，提高了后膜对 Na^+、K^+ 的通透性，尤其是对 Na^+ 的通透性升高。由于 Na^+ 内流大于 K^+ 外流，从而引起后膜发生去极化（图 10-1）。EPSP 属于局部电位，经总和效应达到阈电位水平，就会爆发动作电位，并沿神经纤维传导；如果没有达到阈电位水平，也能使膜电位与阈电位的距离变近，使突触后神经元兴奋性升高，产生易化作用。

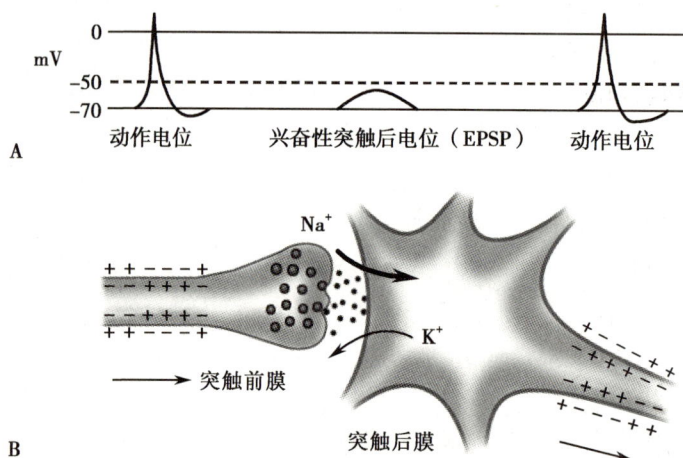

图 10-1　兴奋性突触后电位产生机制示意图
A. 电位变化；B. 突触传递。

2. 抑制性突触后电位　突触后膜产生的局部超极化电位变化，称为抑制性突触后电位。IPSP 产生机制是突触前膜释放抑制性神经递质，作用于突触后膜相应受体，使化学门控通道开放，提高了后膜对 K^+、Cl^- 的通透性，尤其是对 Cl^- 的通透性升高，Cl^- 内流，引起后膜发生超极化（图 10-2），从而出现抑制效应。

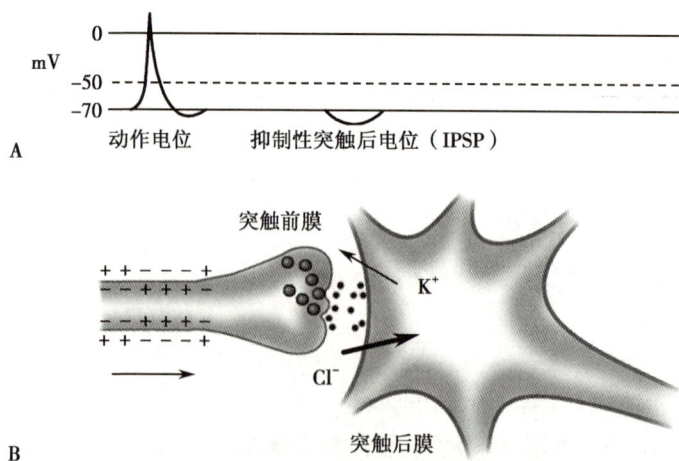

图 10-2　抑制性突触后电位产生机制示意图
A. 电位变化；B. 突触传递。

一个突触后神经元常与多个突触前神经元构成突触联系，产生的突触后电位既有 EPSP，也有 IPSP。因此，突触后神经元的胞体就好比整合器，突触后膜上电位改变的总趋势取决于同时产生的 EPSP 和 IPSP 的代数和。如果 EPSP 占优势，突触后神经元便呈现兴奋状态，如达到阈电位水平，突触后神经元便产生动作电位，把兴奋传递下去；如果 IPSP 占优势，突触后神经元则呈现抑制状态。

与后续知识的联系

传出神经系统药理

（三）突触传递的特征

兴奋在反射弧中枢部分的传递中，往往需要通过一次以上的突触接替。兴奋在突触的传递具有以下特征：

1. 单向传递 指兴奋只能从突触前神经元向突触后神经元传递，而不能反向传递。这是因为在突触结构中，只有突触前膜能释放神经递质，突触后膜上有相应受体，因而兴奋不能逆向传递。近年的研究发现，突触后的靶细胞也能释放一些物质（如一氧化氮），改变突触前神经元的递质释放过程。因此，从突触前后的信息沟通角度来看，也可以看作是双向的。

2. 中枢延搁 兴奋在中枢传递较慢，这一现象称为中枢延搁。这是因为突触传递需要经历递质的释放、扩散、与突触后膜受体结合、产生突触后电位等一系列过程，这些过程需耗时 0.3~0.5ms。因此，反射通路中突触的数目越多，中枢延搁时间就越长。

3. 总和 单根传入纤维的单一冲动只能使突触后神经元产生较小的 EPSP，一般不能引起突触后神经元产生动作电位。但是通过总和叠加起来，当达到阈电位水平时，就可使突触后神经元爆发动作电位。如果总和后的电位仍未达到阈电位，就产生易化作用。

4. 兴奋节律的改变 在某一反射弧的突触前神经元与突触后神经元上分别记录其放电频率，会发现两者的频率不同。这是因为突触后神经元的兴奋节律既受突触前神经元传入冲动频率的影响，又与其本身的功能状态有关。

5. 后发放 在反射活动中，当对传入神经的刺激停止后，传出神经仍继续发放冲动，使反射活动仍持续一段时间，这种现象称为后发放。主要通过神经元之间的环式联系及中间神经元的作用而实现。

6. 对内环境变化敏感和易疲劳 由于突触间隙与细胞外液相通，因而突触部位易受内环境理化因素的影响，如缺氧、酸中毒、麻醉药以及某些药物等均可影响突触传递。此外，用高频电脉冲连续刺激突触前神经元，突触后神经元的放电频率逐渐降低；同样的刺激作用于神经纤维，则放电频率在较长时间内不会降低。说明突触传递相对易发生疲劳，其原因可能与递质的耗竭有关。

重点提示

突触传递的过程、特征及突触后电位产生机制

（四）神经递质与受体

1. 神经递质 神经递质（neurotransmitter）是指由突触前神经元合成释放的，能与突触后膜的受体特异性结合并产生一定效应的化学物质。根据神经递质存在的部位不同，分为外周神经递质与中枢神经递质。

（1）外周神经递质：由周围神经末梢释放的神经递质称为外周神经递质。主要有乙酰胆碱和去甲肾上腺素。凡末梢释放乙酰胆碱的神经纤维，称为胆碱能纤维，包括交感和副交感神经节前纤维，大部分副交感神经节后纤维，少数交感神经节后纤维（如支配多数小汗腺和骨骼肌血管的舒血管纤维），以及躯体运动神经纤维。凡末梢释放去甲肾上腺素的神经纤维称为肾上腺素能纤维。体内大部分交感神经节后纤维属于肾上腺素能纤维。

此外，胃肠道管壁内还有肽能纤维和嘌呤能纤维，调节胃肠道平滑肌和消化腺的活动。

（2）中枢神经递质：中枢神经递质种类较多，功能复杂。根据化学性质不同，分为胆碱类（如乙酰胆碱）、单胺类（如肾上腺素、去甲肾上腺素、多巴胺等）、氨基酸类（如 γ- 氨基丁酸、甘氨酸、谷氨

酸等)、肽类（如下丘脑调节肽、阿片肽、脑 - 肠肽等）。

2. 受体　神经递质只有和受体结合才能发挥生理效应。下面主要介绍胆碱受体和肾上腺素受体（表 10-2）。

表 10-2　胆碱受体和肾上腺素受体的分布及生理功能

效应器		胆碱系统		肾上腺素系统	
		受体	作用	受体	作用
心脏	窦房结	M	心率减慢	β_1	心率加快
	房室传导系统	M	传导减慢	β_1	传导加快
	心肌	M	收缩力减弱	β_1	收缩力加强
血管	脑血管	M	舒张	α_1	收缩
	冠状血管	M	舒张	α_1	收缩
				β_2	舒张（为主）
	皮肤黏膜血管	M	舒张	α_1	收缩
	腹腔内脏血管			α_1	收缩（为主）
				β_2	舒张
	骨骼肌血管	M	舒张	α_1	收缩
				β_2	舒张（为主）
呼吸器官	支气管平滑肌	M	收缩	β_2	舒张
	支气管腺体	M	促进分泌	α_1	抑制分泌
				β_2	促进分泌
消化器官	胃平滑肌	M	收缩	β_2	舒张
	小肠平滑肌	M	收缩	α_2	舒张
				β_2	舒张
	括约肌	M	舒张	α_1	收缩
	唾液腺	M	分泌稀薄唾液	α_1	分泌黏稠唾液
	胃腺	M	促进分泌	α_2	抑制分泌
泌尿生殖	膀胱逼尿肌	M	收缩	β_2	舒张
	尿道内括约肌	M	舒张	α_1	收缩
	子宫平滑肌	M	可变[1]	α_1	收缩（有孕）
				β_2	舒张（无孕）
眼	瞳孔开大肌			α_1	收缩
	瞳孔括约肌	M	收缩		
皮肤	竖毛肌			α_1	收缩
	汗腺	M	促进温热性发汗	α_1	促进精神性发汗
内分泌	胰岛 β 细胞	M	促进胰岛素分泌	α_1	抑制胰岛素分泌
	肾上腺髓质	N_1	促进分泌		
代谢	脂肪分解			β_3	加强
	糖酵解			β_2	加强
其他	自主神经节	N_1	节后神经元兴奋		
	骨骼肌	N_2	收缩		

注：①因月经周期中雌、孕激素变化及妊娠等因素而发生改变。

（1）**胆碱受体**：能与乙酰胆碱结合而发挥生理效应的受体，称为胆碱受体。根据其分布及效应的不同可分为以下两种类型。

1）**毒蕈碱受体**：简称 M 受体。这类受体主要分布于副交感神经节后纤维及部分交感神经节后纤维支配的效应器细胞膜上，与 ACh 结合后，会出现一系列自主神经效应，如心脏活动抑制、胃肠道平滑肌收缩、瞳孔括约肌收缩、消化腺和汗腺分泌等，这些效应称为毒蕈碱样作用，简称 M 样作用。该作用可被 M 受体拮抗药阿托品阻断。

2）**烟碱受体**：简称 N 受体，包括 N_1 和 N_2 两个亚型。N_1 受体分布于自主神经节的突触后膜上，也称神经元型烟碱受体。乙酰胆碱与 N_1 受体结合，可导致自主神经节后神经元兴奋。N_2 受体分布在骨骼肌运动终板膜上，又称肌肉型烟碱受体。乙酰胆碱与 N_2 受体结合，则引起运动终板电位，导致骨骼肌的兴奋。上述作用称为烟碱样作用（N 样作用）。六烃季铵主要阻断 N_1 受体；筒箭毒碱主要阻断 N_2 受体，在临床中可作为肌肉松弛药使用。

（2）**肾上腺素受体**：能与去甲肾上腺素和肾上腺素结合的受体称为肾上腺素受体，这类受体分布在肾上腺素能纤维支配的效应器细胞膜上，分为 α 受体和 β 受体两类。去甲肾上腺素与 α 受体结合后的效应以兴奋为主，如血管平滑肌收缩使血压升高，有孕子宫平滑肌收缩，瞳孔开大肌收缩引起瞳孔放大等，但也有抑制性的，如小肠平滑肌舒张。酚妥拉明为 α 受体阻断药，可消除去甲肾上腺素引起的血管收缩、血压升高等效应。β 受体有 β_1、β_2 和 β_3 受体三种亚型。β_1 受体主要分布于心肌细胞上，去甲肾上腺素与 β_1 受体结合产生兴奋效应，如心率加快，心肌收缩力增强；β_2 受体分布于呼吸道、胃肠道、子宫及许多血管平滑肌细胞上，去甲肾上腺素与 β_2 受体结合产生抑制效用，可使平滑肌舒张；β_3 受体主要分布于脂肪组织，与脂肪分解有关。阿替洛尔是 β_1 受体阻断药，丁氧胺是 β_2 受体阻断药，普萘洛尔（心得安）对 β_1、β_2 受体都有阻断作用。

（3）**其他受体**：中枢神经递质的种类复杂，相应的受体也种类繁多，除胆碱受体、肾上腺素受体外，还有多巴胺受体、5- 羟色胺受体、γ- 氨基丁酸受体、甘氨酸受体和阿片受体等。

（五）中枢神经元的联系方式

反射是实现神经调节的基本活动方式，反射弧结构中最关键的部位是反射中枢。反射中枢是指脑和脊髓中完成某种反射所必需的神经元群及其突触联系。中枢神经系统内神经元的数量巨大，尤其是中间神经元数量最多，神经元之间的联系非常复杂，但最基本的方式有下列几种（图 10-3）。

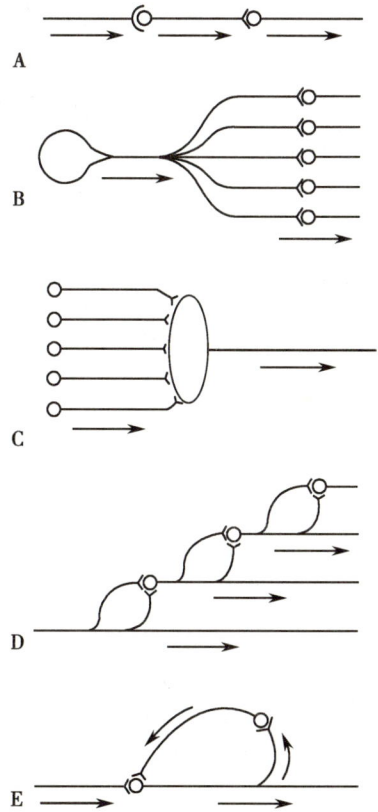

图 10-3　中枢神经元的联系方式示意图
A. 单线式联系；B. 辐散式联系；C. 聚合式联系；D. 链锁式联系；E. 环式联系。

1. **单线式联系**　指一个突触前神经元仅与一个突触后神经元发生突触联系。这种联系方式，点对点投射，信息传递准确。见于视网膜中央凹处的视锥细胞与双极细胞之间的联系。

2. **辐散式联系**　指一个神经元可通过其轴突末梢分支与多个神经元形成突触联系。这种联系方式使传入神经的信息同时向许多神经元扩布，引起多个神经元同时兴奋或抑制，从而扩大了神经元活动的影响范围。在中枢神经系统内，多见于感觉信息的传入。

3. **聚合式联系**　指许多神经元的轴突末梢共同与一个神经元建立突触联系。这种联系方式可使许多来源于不同神经元的兴奋或抑制在同一个神经元上发生整合。聚合式联系是产生总和的结构基础。在中枢神经系统内，多见于运动传出通路。

4. 链锁式联系 指一个神经元通过轴突侧支与另一个神经元联系，后者通过轴突侧支再与另一个神经元联系，如此反复，扩大了神经冲动的空间作用范围。

5. 环式联系 指一个神经元通过轴突侧支与若干个神经元联系后，又返回来与该神经元建立突触联系。这种联系方式是后发放与反馈的结构基础。若为正反馈，则兴奋加强或延续，产生后发放现象；若为负反馈，兴奋就会减弱或及时终止，如回返性抑制。

（六）中枢抑制

任何反射活动中，中枢既有兴奋过程，也有抑制过程，二者相辅相成，才能保证反射活动的实现。与中枢兴奋相比，中枢抑制的机制更为复杂。根据产生抑制的部位不同，中枢抑制可分为突触后抑制和突触前抑制。

1. 突触后抑制 是指由抑制性中间神经元活动引起的突触后神经元抑制。其机制是抑制性中间神经元兴奋后，释放抑制性神经递质，引起突触后膜超极化，产生 IPSP，使突触后神经元受到抑制，因此突触后抑制也可称为超极化抑制。突触后抑制有传入侧支抑制和回返性抑制两种形式。

（1）传入侧支抑制：又称交互抑制。传入神经纤维兴奋一个中枢神经元的同时，通过侧支兴奋一个抑制性中间神经元，进而使另一个神经元被抑制，这种现象称为**传入侧支抑制**（ afferent collateral inhibition ）（图 10-4A）。例如，屈肌反射的传入纤维进入脊髓后，在引起屈肌运动神经元兴奋的同时，通过侧支兴奋一个抑制性中间神经元，从而抑制了伸肌运动神经元，引起屈肌收缩伸肌舒张，以实现屈肌反射。可见，这种机制使不同中枢间的活动协调进行。

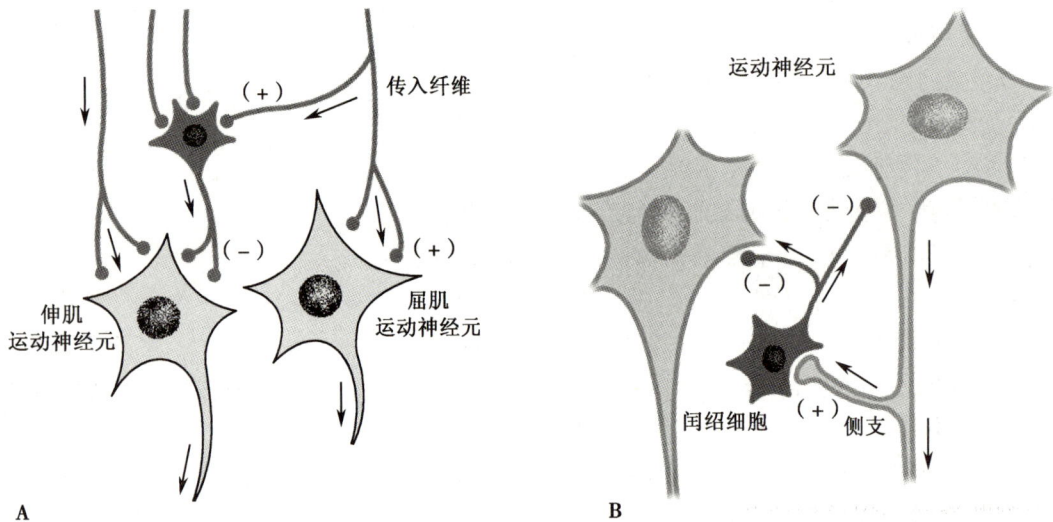

图 10-4　传入侧支抑制和回返性抑制示意图
A. 传入侧支抑制；B. 回返性抑制。
黑色星形细胞为抑制性中间神经元。
（+）兴奋；（−）抑制。

（2）回返性抑制：中枢神经元兴奋时，经轴突侧支去兴奋一个抑制性中间神经元，该抑制性中间神经元的轴突折返回来抑制原先发生兴奋的神经元及同一中枢的其他神经元，这一抑制过程称为**回返性抑制**（ recurrent inhibition ）（图 10-4B）。例如，脊髓前角运动神经元在支配骨骼肌时，其轴突发出侧支兴奋脊髓内的闰绍细胞（抑制性中间神经元），释放抑制性递质甘氨酸，转而抑制原先发生兴奋的神经元和其他神经元，其意义在于及时终止运动神经元的活动，或使同一中枢内许多神经元之间的活动同步化。破伤风患者出现强烈的肌痉挛，其原因之一是破伤风毒素破坏了闰绍细胞的功能，使运动神经元的活动不能被及时终止。

2. 突触前抑制 由于突触前神经元释放的兴奋性递质减少，使兴奋性突触后电位幅度减小而引起的抑制，也称去极化抑制。突触前抑制的结构基础是轴突 - 轴突突触。如图 10-5 所示，轴突 A 与轴突 B 构成轴突 - 轴突突触，轴突 A 与运动神经元 C 构成轴突 - 胞体突触，轴突 B 与运动神经元 C 不直接构成突触联系。若仅兴奋轴突 A，使神经元 C 产生约 10mV 的 EPSP；若仅兴奋轴突 B，则运动神经元 C 不发生反应；若先兴奋轴突 B，引起轴突 A 去极化，当神经元 A 兴奋传到轴突末梢时，轴突 A 动作电位的幅度减小，进入神经末梢的

图 10-5 突触前抑制示意图

A. 单独刺激轴突 A，引起兴奋性突触后电位；B. 单独刺激轴突 B，不引起突触后电位；C. 先刺激轴突 B，再刺激轴突 A，引起的兴奋性突触后电位减小。

Ca^{2+} 减少，释放的兴奋性神经递质减少，引起神经元 C 产生的 EPSP 去极化幅度仅 5mV，不足以引起动作电位的产生。

突触前抑制在中枢神经系统内广泛存在，尤其是多见于感觉传入通路中，对调节感觉传入活动具有重要作用。

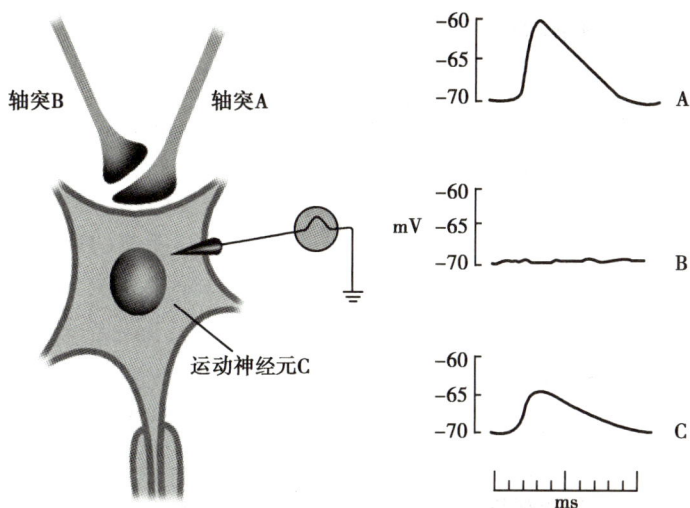

ER 10-5

突触前抑制机制

第二节　神经系统的感觉功能

当人体的各种感受器接受适宜刺激后，转换成动作电位，沿感觉传导通路到达中枢，经中枢的分析和整合就形成了各种不同的感觉。

温故知新

感觉传导通路

一、脊髓和低位脑干的感觉传导功能

脊髓和脑干是重要的感觉传导通路。躯干、四肢和一些内脏器官的感觉传入纤维由后根进入脊髓或低位脑干后，组成不同的感觉传导束，经脑干抵达丘脑。躯体感觉包括浅感觉和深感觉，两类感觉传导通路一般由三级神经元接替。

脊髓上行传导通路一旦被破坏，相应的躯干、四肢、头面部就会出现感觉障碍。根据临床表现，可以判断脊髓受损的部位及程度。

二、丘脑及其感觉投射系统

丘脑是人体最重要的感觉接替站。人体除嗅觉外的各种感觉传导通路都要在丘脑内交换神经元，再由丘脑感觉接替核发出纤维向大脑皮质投射。根据丘脑各部分向大脑皮质投射特征的不同，可把感觉投射系统分为**特异性投射系统**（specific projection system）和**非特异性投射系统**（nonspecific projection system）两类（图 10-6）。

（一）特异性投射系统

丘脑特异感觉接替核及其投射到大脑皮质的神经通路称为特异性投射系统。除嗅觉外的各种感觉经传导通路到达丘脑感觉接替核换元后再投射到大脑皮质特定区域，每一种感觉的传导投射路径都是专一的，具有点对点的投射关系。其主要功能是引起特定的感觉，并激发大脑皮质发出传

出冲动。丘脑联络核在结构上也与大脑皮质有特定的投射关系,也属于特异性投射系统,但不引起特定感觉,主要起联络和协调作用。

(二)非特异性投射系统

丘脑非特异投射核及其投射到大脑皮质的神经通路称为非特异性投射系统。感觉传导通路的第二级神经纤维经过脑干时,发出许多侧支,与脑干网状结构的众多神经元发生突触联系,并经多次换元后抵达丘脑非特异投射核,再由此发出纤维,弥散地投射到大脑皮质的广泛区域,不具有点对点的投射关系,因而不能产生特定感觉。非特异性投射系统的主要功能是维持和改变大脑皮质的兴奋状态。

非特异性投射系统的功能,还可以在动物实验中得到证实。当电刺激脑干网状结构时,可唤醒睡眠状态的动物;而切断脑干网状结构与高位脑联系时,动物则呈现睡眠状态。临床上脑干网状结构损害的患者也出现昏迷状态。这说明在脑

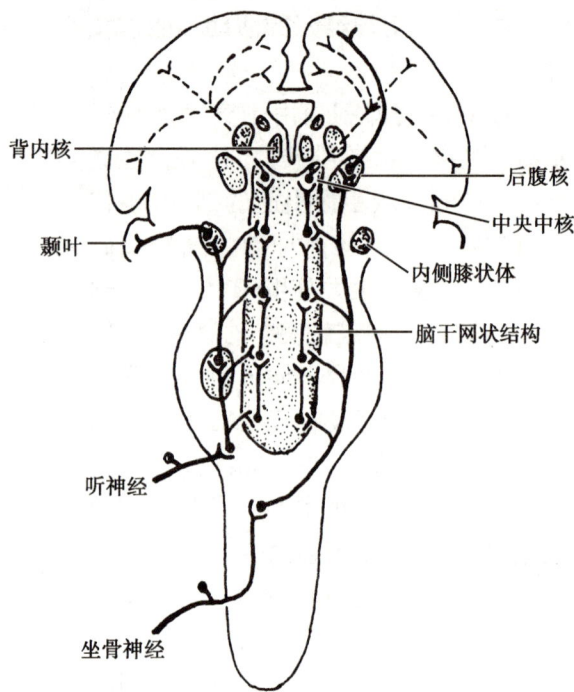

图10-6 感觉投射系统示意图

干网状结构内存在着对大脑皮质具有上行唤醒作用的功能系统,称为脑干网状结构上行激动系统。这种上行激动作用主要是通过丘脑非特异性投射系统发挥作用的。由于网状结构和非特异性投射系统都是多突触传递系统,因此易受一些药物(如巴比妥类催眠药)的影响。全身麻醉药(如乙醚)的作用也可能与抑制该系统的活动有关。

感觉传入的特异性投射系统和非特异性投射系统在功能上相互依托、协调配合,才保证了大脑皮质既能处于觉醒状态,又能产生各种特定的感觉。

三、大脑皮质的感觉分析功能

大脑皮质是感觉分析的最高级中枢。感觉信息经特异性投射系统投射到大脑皮质的特定区域,产生特定的感觉,如躯体感觉、视觉、听觉和味觉等。大脑皮质的感觉投射区有一定的区域分布,称为大脑皮质感觉代表区。

(一)体表感觉代表区

全身体表感觉在大脑皮质的投射区位于中央后回和中央旁小叶的后部,称为第一体表感觉区。其产生的感觉定位明确而且清晰。投射规律为:①交叉投射。躯体一侧传入冲动投向对侧皮质,但头面部感觉投射是双侧的。②投射区域的空间排列是倒置的。下肢代表区在皮质的顶部,上肢代表区在中间,头面部代表区在底部,但头面部代表区内部的安排是正立的。③投射区的大小与体表部位的感觉灵敏程度有关。如感觉灵敏度高的拇指、示指和嘴唇的代表区面积大;而感觉迟钝的躯干代表区则很小。在中央前回和岛叶之间还存在第二体表感觉区。其投射区域的空间安排是正立的和双侧性的,面积远比第一感觉区小。此区对感觉仅有粗糙的分析作用,感觉定位不明确,性质不清晰。有人认为,第二体表感觉区与痛觉有较密切的关系。

> **重点提示**
>
> 大脑皮质体表感觉区及投射的特征

(二)本体感觉区

本体感觉区主要位于中央前回,接受来自肌肉、肌腱和关节等处的感觉信息,感知身体在空间

的位置、姿势以及身体各部分在运动中的状态。

（三）内脏感觉区

内脏感觉区位于第一体表感觉区、第二体表感觉区、运动辅助区（位于中央旁小叶前方）和边缘系统等皮质部位。它与体表感觉投射区有较多的重叠，但内脏感觉投射区较小，且不集中。这可能是内脏感觉定位不准确、性质模糊的原因之一。

（四）视觉区

视觉投射区在大脑半球内侧面枕叶距状裂的上、下缘。左侧视皮质接受左眼颞侧和右眼鼻侧视网膜的传入纤维，右侧视皮质接受右眼颞侧和左眼鼻侧视网膜的传入纤维；距状裂的上缘接受来自视网膜的上半部投射，而距状裂的下缘接受来自视网膜的下半部投射；距状裂的后部接受来自视网膜中央黄斑区的投射，而距状裂的前部则接受来自视网膜周边区的投射。

（五）听觉区

听觉投射区位于颞叶的颞横回和颞上回。听觉的投射为双侧性的，故一侧传入通路或听皮质的损伤通常不产生明显的听觉障碍。不同音频的感觉信号在听觉皮质的投射有一定的分野。

（六）嗅觉区和味觉区

嗅觉投射区位于边缘叶的杏仁核和前梨状区。味觉投射区位于中央后回头面部感觉投射区的下侧。

四、痛觉

痛觉是伤害性刺激作用于机体时产生的一种不愉快感觉，通常伴有情绪变化和防卫反应。许多疾病都伴有痛觉产生，患者也常因疼痛而就医。作为机体对伤害性刺激的一种报警信号，痛觉具有保护意义。

（一）痛觉感受器

一般认为，痛觉感受器是游离的神经末梢。各种刺激达到一定强度造成组织损伤时，都能通过产生致痛物质，如 K^+、H^+、组胺、5-羟色胺等，使游离的神经末梢去极化，产生神经冲动，经感觉传入纤维传入中枢而引起痛觉。

（二）躯体痛

发生在体表某处的疼痛称为躯体痛。当伤害性刺激作用于皮肤时，可先后引起两种痛觉，即快痛和慢痛。快痛在刺激后（约 0.1s）很快发生，由 A_δ 纤维传导，投射到大脑皮质第一体表感觉区，是一种感觉清楚、定位明确、尖锐的"刺痛"；慢痛一般在刺激后 0.5~1.0s 才能被感觉到，由 C 类纤维传导，投射到大脑皮质第二体表感觉区，是一种定位不明确的"烧灼"痛，痛感强烈而难以忍受，撤除刺激后还持续几秒钟，并伴有情绪反应及心血管和呼吸等方面的变化。在外伤时，这两种痛觉相继出现，不易明确区分，但皮肤炎症时，常以慢痛为主。

（三）内脏痛

内脏痛是内脏组织器官受到伤害性刺激时产生的疼痛感觉。与躯体痛相比，内脏痛具有一些显著的特征：①疼痛发生缓慢，持续时间较长。②定位不准确。③对牵拉、痉挛、缺血、炎症等刺激敏感，而对切割、烧灼等刺激不敏感。④能引起明显的情绪反应，并常常伴有牵涉痛。

牵涉痛(referred pain)是指某些内脏疾病引起远隔的体表部位产生疼痛或痛觉过敏的现象。如心肌缺血时，可引起心前区、左肩和左上臂尺侧疼痛；阑尾炎早期可出现上腹部或脐周疼痛。因为牵涉痛的部位相对固定，所以牵涉痛在临床上对某些疾病的诊断具有一定价值。

> **重点提示**
>
> 内脏痛的特点和牵涉痛的部位

第三节 神经系统对躯体运动的调节

运动是机体最基本的功能活动之一，姿势是运动的背景和基础。躯体的各种运动和姿势都是骨骼肌在神经系统的控制下实现的。神经系统对躯体运动的调节是复杂的反射活动。

一、脊髓对躯体运动的调节

躯体运动最基本的反射中枢在脊髓，通过脊髓可完成一些比较简单的躯体运动反射，如牵张反射和屈肌反射。在整体情况下，脊髓对躯体运动的调节受高级中枢的调控。

（一）脊髓前角运动神经元

脊髓灰质前角中存在大量的运动神经元，主要有 α 和 γ 运动神经元。α 运动神经元支配梭外肌，γ 运动神经元支配梭内肌。由一个 α 运动神经元及其所支配的全部肌纤维组成的功能单位，称为**运动单位**（ motor unit ）。

（二）脊髓的躯体运动反射

1. 牵张反射 有神经支配的骨骼肌在受到外力牵拉时，反射性地引起受牵拉的同一块肌肉收缩，称为**牵张反射**（ stretch reflex ），包括**腱反射**（ tendon reflex ）和**肌紧张**（ muscle tonus ）两种类型。

（1）**腱反射**：指快速牵拉肌腱时发生的牵张反射，表现为受牵拉的肌肉快速而明显的缩短。如叩击股四头肌肌腱时股四头肌收缩引起膝跳反射。腱反射的传入纤维较粗，传导速度快，反射的潜伏期短，只够一次突触接替的时间延搁，因此认为腱反射是单突触反射。

（2）**肌紧张**：指缓慢持续牵拉肌腱时发生的牵张反射，表现为受牵拉的肌肉处于持续、轻度的收缩状态，但不表现为明显的动作。肌紧张是维持躯体姿势最基本的反射活动，是姿势反射的基础。例如人体处于直立位时，伸肌为了对抗重力的持续牵拉而发生肌紧张。肌紧张常表现为同一肌肉的不同运动单位交替性收缩，故能持久进行，不易疲劳。肌紧张的突触接替不止一个，属于多突触反射。

> **考点**
> 牵张反射的意义

临床上常通过检查腱反射和肌紧张了解神经系统的功能状态，如腱反射和肌紧张减弱或消失，提示反射弧某一环节有损伤；腱反射和肌紧张亢进，则提示高位中枢可能有病变。

牵张反射的感受器是肌梭，肌梭是一种长度感受器，牵张反射的感受器和效应器都在同一块肌肉中。当肌肉受到外力牵拉时，梭内肌感受装置被动拉长，使传入冲动增加，引起支配同一肌肉的 α 运动神经元活动和梭外肌收缩，从而形成一次牵张反射（图 10-7）。γ 运动神经元兴奋时，可使梭内肌收缩，中间部位的感受装置被牵拉，增强了肌梭的敏感性。因此，γ 运动神经元对调节牵张反射有重要的意义。

腱器官是指分布于肌腱胶原纤维之间的一种张力感受器，与梭外肌纤维呈串联关系。腱器官的传入神经通过脊髓中的抑制性中间神经元，抑制支配该肌纤维的 α 运动神经元。一般认为，当肌肉受到牵拉刺激时，首先兴奋肌梭，通过牵张反射使被牵拉的肌肉收缩；当牵拉力量进一步加大时，则兴奋腱器官，使牵张反射受到抑制，以避免过度牵拉的肌肉受到损伤。

2. 屈肌反射 当肢体的皮肤受到伤害性刺激时，受

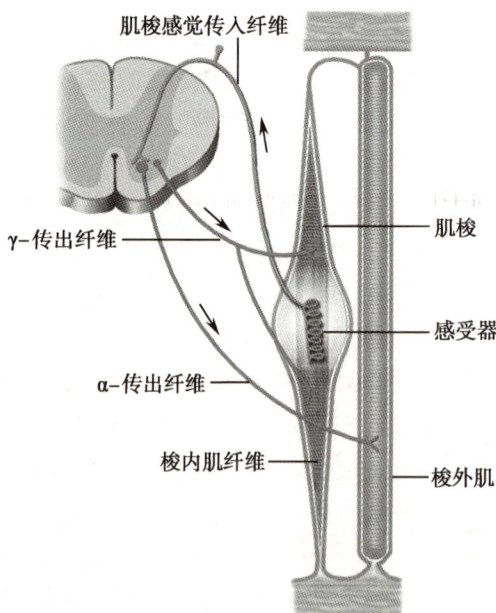

图 10-7 牵张反射示意图

肌梭感觉传入纤维
γ-传出纤维
α-传出纤维
梭内肌纤维
肌梭
感受器
梭外肌

刺激一侧的肢体出现屈曲，称为屈肌反射。屈肌反射使肢体离开伤害性刺激，起到保护作用。

3. 对侧伸肌反射 当一侧肢体受到较强的伤害性刺激时，则可在同侧肢体发生屈肌反射的同时出现对侧肢体伸直的反射活动，这一现象称为对侧伸肌反射。对侧伸肌反射能维持身体平衡，是一种姿势反射。

（三）脊休克

动物脊髓与高位中枢离断后，横断面以下的脊髓暂时丧失反射活动的能力而进入无反应状态，这种现象称为**脊休克**（spinal shock）。

脊休克的表现主要包括横断面以下的脊髓所支配的骨骼肌屈肌反射、对侧伸肌反射、腱反射和肌紧张减弱甚至消失，外周血管扩张，血压下降，发汗反射消失，尿便潴留等。脊休克现象是暂时的，经过一段时间后，一些以脊髓为基本中枢的反射活动可逐渐恢复。不同动物恢复的速度不同，这与脊髓反射对高位中枢的依赖程度有关。如蛙和大鼠在脊髓离断后数分钟内即可恢复；猫和犬数天后可恢复；人类恢复最慢，需要数周至数月才能恢复。恢复过程中，较简单和较原始的反射先恢复，较复杂的恢复较迟，这些反射活动往往不能很好地适应机体需要，脊髓离断面水平以下的感觉和随意运动能力会永久丧失。

脊休克的产生和恢复，说明脊髓具有完成某些简单反射的能力，但这些反射平时受到高位中枢的控制不易表现出来。

二、脑干对肌紧张的调节

脑干对肌紧张的调节作用，主要是通过网状结构易化区和抑制区的活动来实现的。

（一）脑干网状结构易化区

电刺激动物延髓网状结构背外侧、脑桥被盖、中脑的中央灰质及被盖，会加强肌紧张，这些区域称为易化区。此外，下丘脑和丘脑中线核群等部位也被归属于上述易化区。该区域范围较大，能自动发放神经冲动，主动加强肌紧张。

（二）脑干网状结构抑制区

电刺激动物延髓网状结构的腹内侧会抑制肌紧张，该区域称为抑制区。该区域范围较小，不能自主发放冲动，需要接受来自高位中枢如大脑皮质运动区、纹状体、小脑前叶蚓部等区域的始动作用，才能抑制肌紧张。

ER 10-6

经典的去大脑
僵直（γ僵直）

一般情况下，易化区比抑制区的活动强，因此在肌紧张的平衡调节中，易化区略占优势。易化区和抑制区对肌紧张的调节作用可以用去大脑僵直现象加以说明。在动物中脑上、下丘之间横切脑干后，动物出现伸肌（抗重力肌）紧张亢进，表现为四肢伸直、坚硬如柱、头尾昂起、脊柱挺硬，这一现象称为去大脑僵直。去大脑僵直的发生是由于在中脑水平切断脑干后，中断了大脑皮质和纹状体等高位中枢与脑干网状结构之间的功能联系，易化区和抑制区的活动失衡，使抑制区活动减弱，易化区活动占明显优势的结果（图10-8）。

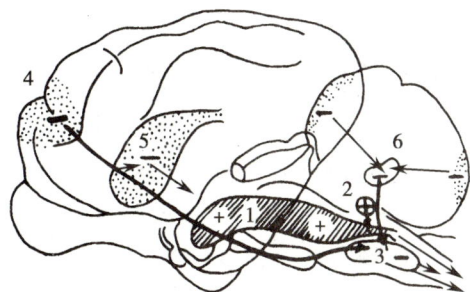

图 10-8 猫脑干网状结构下行易化和抑制系统示意图
＋表示易化区；－表示抑制区。
1. 网状结构易化区；2. 延髓前庭核；3. 网状结构抑制区；
4. 大脑皮质；5. 尾状核；6. 小脑。

三、小脑对躯体运动的调节

根据小脑的传入和传出纤维的联系情况，可将小脑分为前庭小脑、脊髓小脑和皮质小脑三个功能部分。小脑是调节躯体运动的重要中枢。

（一）维持身体平衡

前庭小脑主要由绒球小结叶构成,其功能是维持身体平衡。实验和临床研究发现,切除绒球小结叶的猴,或第四脑室附近的肿瘤压迫了绒球小结叶的患者,都表现出步基宽、站立不稳、步态蹒跚、没有支撑不能行走等症状。

（二）调节肌紧张

脊髓小脑由小脑前叶和后叶的中间带区构成,主要功能是调节肌紧张。小脑前叶蚓部有抑制肌紧张的作用,小脑前叶两侧部和后叶的中间带有加强肌紧张的作用,这些区域对肌紧张的调节通过脑干网状结构内的抑制区和易化区来实现。在进化过程中,小脑抑制肌紧张的作用逐渐减退,易化肌紧张的作用逐渐增强。所以当人类脊髓小脑损伤后,出现肌张力减退、四肢乏力等症状。

（三）协调随意运动

脊髓小脑除上述调节肌紧张的作用外,还能协助大脑皮质运动中枢对正在进行的随意运动进行调节。脊髓小脑损伤后,随意运动的力量、方向、速度及协调都会表现出很大的障碍,称为小脑性共济失调。皮质小脑是指半球的外侧部,与大脑之间不断通过环路进行联系,因此皮质小脑参与了随意运动的设计和运动程序的编制过程。

重点提示

小脑的功能

四、基底神经节对躯体运动的调节

（一）基底神经节的组成及功能

基底神经节是大脑基底白质内的灰质团块。基底神经节中与运动功能有关的主要是纹状体,包括尾状核、壳核(二者合称新纹状体)和苍白球(旧纹状体),此外,中脑黑质和丘脑底核等在功能上也被归为基底神经节。纹状体的主要传入冲动来自大脑皮质,传出通路自苍白球内侧部和黑质网状部到达丘脑,丘脑又投射回大脑皮质,形成环路。此环路参与随意运动的计划和执行、肌紧张的调节以及本体感受传入信息的处理。

（二）与基底神经节损伤有关的疾病

基底神经节损伤的主要临床表现可分为两大类:①运动过少而肌紧张过强,如帕金森病。②运动过多而肌紧张不全,如亨廷顿病。

1. 帕金森病 又称震颤麻痹。患者主要表现为全身肌张力升高、肌强直、随意运动减少、动作缓慢、面部表情呆板,常伴有静止性震颤。帕金森病是由于黑质多巴胺神经元受损,对纹状体内胆碱能神经元的抑制作用减弱,导致乙酰胆碱递质系统功能亢进,而出现上述一系列症状。临床应用左旋多巴能明显改善帕金森病的症状。

2. 亨廷顿病 又称舞蹈病。患者主要表现为不自主的上肢和头部的舞蹈样动作,并伴有肌张力降低,同时存在精神异常和痴呆等表现。亨廷顿病的病变部位在纹状体,由于纹状体内 γ- 氨基丁酸能神经元的变性或遗传性缺失,使抑制性神经递质 γ- 氨基丁酸合成减少,导致运动过多的症状出现。临床用利血平耗竭中枢神经内的多巴胺可缓解其症状。

重点提示

帕金森病和舞蹈病的病变部位

五、大脑皮质对躯体运动的调节

大脑皮质是调节躯体运动的最高级中枢,由大脑皮质运动区发出指令,通过运动传出通路到达脊髓前角和脑干的运动神经元,产生随意运动。

（一）大脑皮质运动区

大脑皮质中与躯体运动调控有密切关系的区域,称为大脑皮质运动区。主要运动区位于中央前回和中央旁小叶前部,具有以下功能特征:①交叉支配。一侧皮质运动区支配对侧躯体的骨骼肌。但在头面部,除睑裂以下的面肌和舌肌主要受对侧皮质支配外,其余部分多为双侧支配。②呈倒置安排。下肢的代表区在皮质顶部,上肢代表区在中间部,头面部代表区在底部,但头面部代表区的内部安排呈正立分布。③运动代表区的大小与运动的精细程度有关。肌肉的运动越精细、越复杂,其皮质代表区面积越大。

(二)运动传导通路

大脑皮质对躯体运动的调节通过皮质脊髓束、皮质脑干束和其他下行传导通路的协调活动完成。

皮质脊髓束中约有 80% 的纤维交叉到对侧组成皮质脊髓侧束,与脊髓前角外侧部运动神经元形成突触联系,控制四肢远端的肌肉,与精细的技巧性运动有关;其余约 20% 不交叉的纤维在脊髓同侧前索下行,称为皮质脊髓前束,与脊髓前角内侧部运动神经元形成突触联系,控制躯干和四肢近端的肌肉,与姿势的维持和粗略的运动有关。皮质脑干束下行至脑干运动神经核,发出脑神经,支配头面部肌肉的活动。

上述通路发出的侧支与一些起源于大脑皮质运动区的纤维一起经脑干内某些核团接替后形成顶盖脊髓束、网状脊髓束和前庭脊髓束,其功能与皮质脊髓前束相似,参与四肢近端肌肉粗略运动和姿势的调节;而红核脊髓束的功能与皮质脊髓侧束相似,参与四肢远端肌肉精细运动的调节。

第四节 神经系统对内脏功能的调节

内脏活动一般不受意识控制,主要接受自主神经系统调控。根据结构和功能的不同,自主神经系统分为交感神经系统和副交感神经系统两部分(图10-9)。

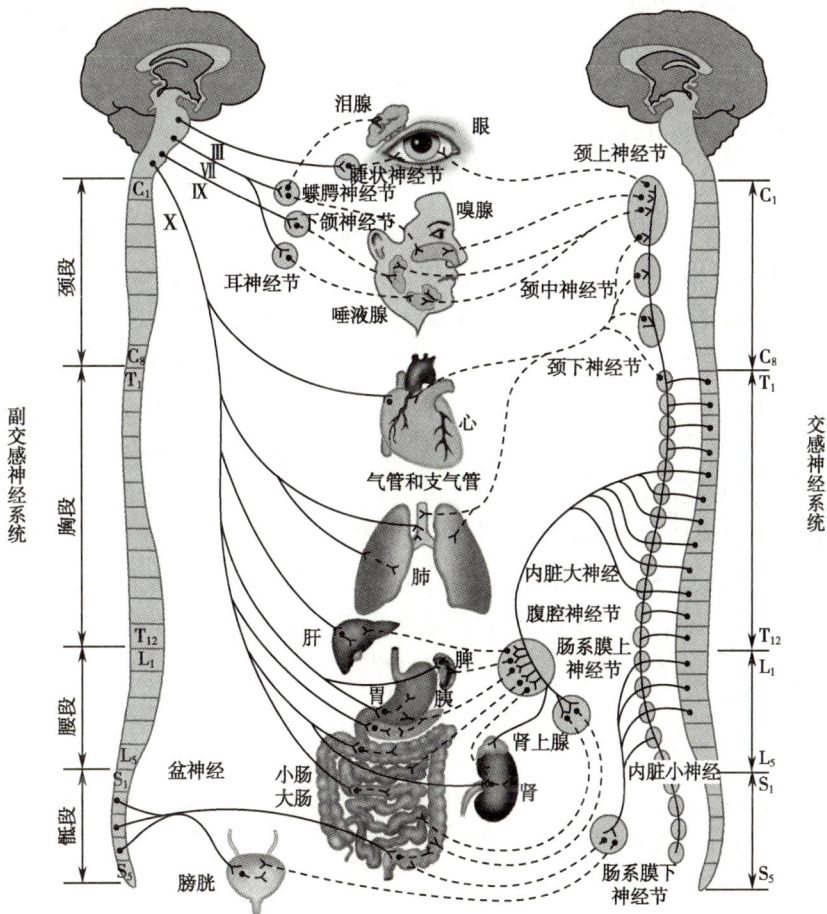

图 10-9 自主神经系统分布示意图
图中未显示支配血管、汗腺和竖毛肌的交感神经。
——节前纤维;……节后纤维。

一、自主神经系统的生理功能及其意义

(一)自主神经系统的生理功能

自主神经系统支配的效应器为心肌、平滑肌和腺体,主要调节机体的循环、呼吸、消化、代谢、排泄、内分泌和生殖等多方面的功能活动。现将自主神经系统对各器官系统的调节作用概括如下(表10-3)。

表10-3 自主神经的主要功能

支配器官	交感神经	副交感神经
循环器官	心率加快,心肌收缩力加强;腹腔内脏血管、皮肤血管、骨骼肌血管收缩(肾上腺素能)或舒张(胆碱能)	心率减慢、心肌收缩力减弱、血管舒张
呼吸器官	支气管平滑肌舒张	支气管平滑肌收缩;促进呼吸道黏膜腺体分泌
消化器官	抑制胃肠和胆囊运动;促进括约肌收缩;促进黏稠的唾液分泌	促进胃肠和胆囊运动;促进括约肌舒张;促进稀薄唾液分泌,使胃液、胰液、胆汁分泌增加
泌尿生殖器官	尿道内括约肌收缩、逼尿肌舒张,抑制排尿;已孕子宫平滑肌收缩,未孕子宫平滑肌舒张	膀胱逼尿肌收缩,尿道内括约肌舒张,促进排尿
眼	瞳孔开大肌收缩,瞳孔扩大	瞳孔括约肌收缩,瞳孔缩小;睫状肌收缩,促进泪腺分泌
皮肤	促进汗腺分泌,竖毛肌收缩	
内分泌和代谢	促进肾上腺髓质分泌;促进肝糖原分解	促进胰岛素分泌

(二)自主神经系统的生理意义

交感神经系统的活动一般比较广泛,当机体处于急剧变化的环境,如剧烈肌肉运动、寒冷、紧张、窒息、剧痛或失血等状况时,交感神经系统的活动明显加强,迅速引起肾上腺髓质激素分泌增多,即交感神经 - 肾上腺髓质作为一个整体参与反应,称为应急反应。表现为心脏活动加强,血压升高,血液循环加快;呼吸加深加快,肺通气量增多;内脏血管收缩,骨骼肌血管舒张,血液重新分布;肝糖原分解加速,血糖浓度升高,为心、肺、脑和肌肉活动提供充分的能量。这一切变化均有利于调动机体的潜能,动员能量储备,使机体迅速适应环境的急剧变化。

副交感神经系统的活动相对局限。在机体安静时副交感神经系统的活动较强,并伴有胰岛素的分泌,故称为迷走 - 胰岛素系统。表现为心脏活动抑制,瞳孔缩小,消化系统功能增强等。其生理意义在于促进消化吸收、排泄和生殖等活动,加强合成代谢,积蓄能量,有利于机体的休整和体能恢复。

重点提示

自主神经系统的功能

ER 10-7

自主神经系统的功能

二、内脏活动的中枢调节

在中枢神经系统的各级水平都存在调节内脏活动的中枢,但作用不同。较简单的内脏反射通过脊髓即可完成,而较复杂的内脏反射活动则需要延髓以上中枢的参与。

(一)脊髓对内脏活动的调节

脊髓是内脏反射活动的初级中枢。如脊髓可以完成血管张力反射、发汗反射、排尿反射及勃起反射等,说明脊髓对内脏活动有一定的调节能力。但这种反射调节功能是初级的,在失去高位中枢控制的情况下,不能很好地适应生理功能的需要。

（二）脑干对内脏活动的调节

延髓有心血管活动中枢，呼吸的基本中枢，以及吞咽、呕吐、咳嗽、喷嚏等反射活动的中枢。在动物实验和临床实践中观察到，如果损伤延髓，会立即导致死亡，故延髓有"生命中枢"之称。此外，脑桥有呼吸调整中枢、角膜反射中枢。中脑有瞳孔对光反射中枢，如瞳孔对光反射消失，提示病变可能侵害到中脑水平。

（三）下丘脑对内脏活动的调节

下丘脑是调节内脏活动的较高级中枢，也是调节内分泌活动的高级中枢。下丘脑把自主神经系统活动、内分泌活动和躯体活动三者联系起来，以实现对摄食、水平衡、体温、内分泌和情绪反应等许多重要功能的调节。

1. 对摄食活动的调节　在下丘脑调节下，机体根据能量的消耗来调节摄食活动。在动物实验中发现，下丘脑外侧区存在摄食中枢，而下丘脑的腹内侧核有饱中枢，这两个中枢之间还存在交互抑制作用。实验表明，饱中枢对血糖水平的变化比较敏感，因此血糖水平的高低可能影响摄食中枢和饱中枢的活动。

2. 水平衡的调节　机体对水平衡的调节包括摄水与排水两个方面。实验证明，在下丘脑摄食中枢的附近有饮水中枢。下丘脑内存在渗透压感受器，可根据血浆晶体渗透压的变化来调节视上核和室旁核抗利尿激素的分泌，进而控制肾小管和集合管对水的重吸收，调节机体水平衡。

3. 体温调节　体温调节的基本中枢在下丘脑。已知视前区 - 下丘脑前部存在着温度敏感性神经元，发挥体温调定点的作用，通过调节机体的散热和产热活动来维持体温的稳定（详见第七章）。

4. 对腺垂体和神经垂体分泌的调节　下丘脑促垂体区合成九种下丘脑调节肽，经垂体门脉入血到达腺垂体，调节腺垂体激素的分泌。此外，下丘脑视上核和室旁核合成抗利尿激素和催产素。

5. 情绪调节　动物实验表明，如果只保留下丘脑以下结构，动物会出现毛发竖起、张牙舞爪、心跳加速、出汗、瞳孔扩大、血压升高等一系列交感神经活动亢进的现象，好似发怒一样，故称为"假怒"；若损伤整个下丘脑则"假怒"不再出现。人类的下丘脑疾病，也常常出现不正常的情绪反应，说明下丘脑与情绪反应密切相关。平时受到大脑的抑制，下丘脑的情绪反应不易表现出来。

6. 生物节律控制　生物体内的许多功能活动按一定时间顺序呈现周期性变化，称为生物节律。日节律是最重要的生物节律，如体温、血压和很多激素的分泌等。由于视交叉上核通过与视觉的联系，使体内的日节律和外环境的昼夜节律同步化，所以下丘脑视交叉上核是控制日节律的关键部位。

（四）大脑皮质对内脏活动的调节

大脑皮质与内脏调节密切相关的结构是边缘系统和新皮质的某些区域。

大脑边缘叶以及与其密切联系的皮质下结构构成边缘系统。边缘系统是调节内脏活动的高级中枢，可调节血压、呼吸、胃肠、瞳孔、膀胱等的活动，故有人称为"内脏脑"。此外，边缘系统还与情绪、食欲、性欲、生殖以及防御等活动密切相关。

电刺激动物的新皮质，除能引起躯体运动外，也能引起血管舒缩、汗腺分泌、呼吸运动、直肠和膀胱活动的变化。切除大脑新皮质，除有关感觉和躯体运动丧失外，很多内脏功能也发生异常，说明大脑新皮质既是感觉和躯体运动的最高级中枢，也是调节内脏活动的高级中枢。

第五节　脑的高级功能

人的大脑不仅具有感觉、运动功能，还具有更高级、更复杂的学习、记忆、思维、语言、睡眠和觉醒等功能。这些功能的实现基于大脑皮质神经元的电活动。

一、大脑皮质的电活动

大脑皮质的电活动有两种形式：一是机体在安静状态下，大脑皮质未受到任何明显刺激时产生的一种持续的节律性电活动，称为自发脑电活动。临床上在头皮表面，记录出来的自发脑电活动曲线，称为**脑电图**（electroencephalogram，EEG）。另一种是人工刺激感受器或传入神经时，在大脑皮质一定部位引导出来的形式较为固定的电位变化，称为皮质诱发电位。

正常脑电图的波形不规则，一般依据其频率和振幅的不同，分为四种基本波形（图 10-10），其主要特征见表 10-4。

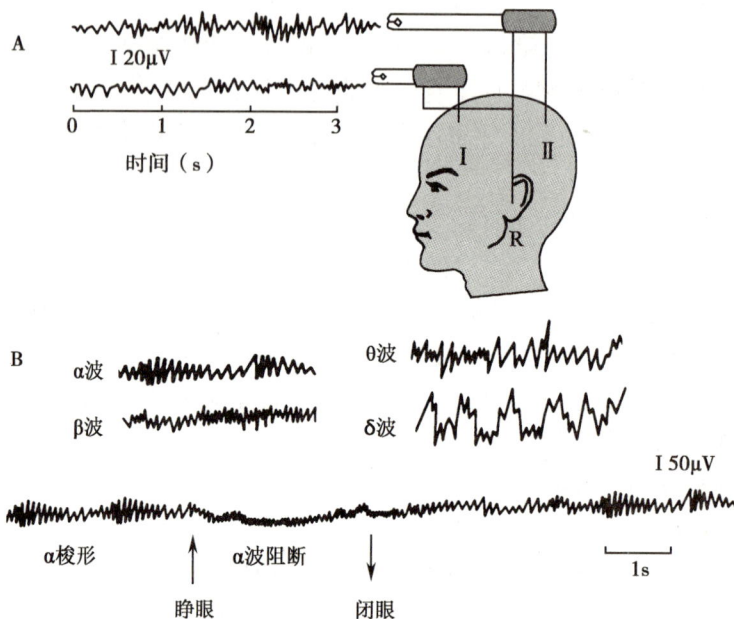

图 10-10　正常脑电图的描记和基本波形示意图
A. 脑电图的描记方法：参考电极放置在耳郭（R），由额叶（Ⅰ）和枕叶（Ⅱ）引导电极导出脑电波；B. 正常脑电图的基本波形。

一般情况下，脑电波随大脑皮质不同的生理情况而变化。当皮质神经元的电活动不一致时，就出现高频率低振幅的 β 波，称为去同步化快波，是大脑新皮质处在紧张活动状态时的主要脑电活动。当皮质神经元的电活动趋于一致时，就出现低频率高振幅的波形，称为同步化慢波，其中 α 波是安静状态时的主要脑电活动，θ、δ 波则是困倦或睡眠状态下的主要脑电活动。当睁开眼睛或机体受到其他刺激时，α 波立即消失而呈现快波，这一现象称为 α 波阻断。如果受试者再次安静闭眼，α 波将重新出现。一般认为，脑电波由慢波转化为快波时表示皮质兴奋，而由快波转化为慢波时表示皮质抑制。

> **重点提示**
>
> α 波阻断的概念

表 10-4　脑电图的正常波形

波形名称	频率 /Hz	波幅 /μV	主要特征
β 波	14~30	5~20	为快波，觉醒睁眼、兴奋、激动、注意力集中时出现，额叶、顶叶较显著
α 波	8~13	20~100	为慢波，呈梭形，清醒、安静、闭目时出现，睁眼或进行紧张性思维或接受其他刺激时消失（α 波阻断），枕叶显著
θ 波	4~7	100~150	为慢波，睡眠、困倦时出现，颞叶、顶叶较显著
δ 波	1~3	20~200	为慢波，睡眠、深度麻醉及婴儿期出现，额叶较显著

临床上,癫痫、颅内占位性病变等患者会出现脑电活动的异常表现,因此脑电图的变化对于脑疾病的诊断、分型、随访都有重要价值。

二、觉醒与睡眠

觉醒和睡眠是人和动物的正常生理活动,随昼夜节律发生周期性转换。觉醒状态下能产生感觉和从事各种活动,机体能迅速适应各种环境变化。睡眠状态可使机体的体力和精力得到恢复,对机体具有重要的保护意义。

(一) 觉醒状态的维持

觉醒状态有脑电觉醒和行为觉醒之分。脑电觉醒是指脑电波呈现去同步化快波,而行为上不一定处于觉醒状态。脑电觉醒的维持与脑干网状结构胆碱能系统和蓝斑上部去甲肾上腺素系统的活动有关。行为觉醒是指机体出现了觉醒时的各种行为表现,其维持可能与中脑黑质多巴胺递质系统的功能有关。

(二) 睡眠的时相及其特征

根据睡眠过程中脑电、肌电和眼电等活动的特征,将睡眠分为**慢波睡眠**(slow wave sleep, SWS)和**快波睡眠**(fast wave sleep, FWS)两个时相,又称非快速眼动睡眠和快速眼动睡眠。不同睡眠时相的特征及生理意义如表 10-5 所示。

表 10-5　两种不同睡眠时相的特征及生理意义比较

特征及生理意义	睡眠类型	
	慢波睡眠	快波睡眠
脑电图	同步化慢波	去同步化快波
眼肌图	无快速眼动	出现快速眼动
肌反射及肌紧张	减弱,仍有较多的肌紧张	肌肉几乎完全松弛,部分肢体抽动
心率、呼吸频率	减慢,但不显著	加快,变化不规则
血压	降低,但较稳定	升高或降低,变化不规则
做梦	偶尔	经常
唤醒阈值	低	高
睡眠持续时间	长(80~120min)	短(20~30min)
觉醒与睡眠时相转换	为首先和主要阶段	继慢波睡眠之后发生,可直接转为觉醒
生理意义	生长激素释放明显增多,有利于消除疲劳,恢复体力和促进儿童生长	脑组织蛋白质合成增加,促进幼儿神经系统的发育、成熟,促进成人建立新的突触联系,增强记忆功能,促进精力恢复

由上表可知,慢波睡眠有利于促进生长和体力恢复,一般成年人持续觉醒 15~16 小时便可称为睡眠剥夺,长期睡眠剥夺后,如果任其自然睡眠,则慢波睡眠尤其是深度睡眠将明显增加,以补偿前阶段的睡眠不足。快波睡眠有助于记忆的整合和巩固,如果经常剥夺人的快波睡眠,就会损害学习记忆能力。可见,慢波睡眠和快波睡眠都是正常人所必需的。

(三) 睡眠产生的机制

睡眠产生的机制至今仍不十分明确,一般认为睡眠不是疲劳等原因诱发的被动过程,而是由中枢启动的一个主动过程。低频电刺激延髓网状结构中的孤束核、中缝核和蓝斑等,动物可出现同步化慢波睡眠。如果在脑桥中部离断脑干,动物处于觉醒状态,出现睡眠障碍。有人将脑干尾端网状结构称为上行抑制系统,对抗脑干网状结构上行激动系统的作用,从而调节睡眠与觉醒的相互转化。研究还发现睡眠的产生与中枢内某些神经递质也有密切的关系,如 5- 羟色胺能引起和维持睡眠,乙酰胆碱则抑制睡眠。

三、学习与记忆

学习和记忆是两个密切联系的神经活动过程,是人类思维活动的基本环节。学习是指人和动物获取外界信息,改变自身行为以适应环境的神经活动过程。记忆是把学习到的信息进行储存和读出的神经活动过程。

(一)学习的形式

学习分为非联合型学习和联合型学习两大类。非联合型学习不需要在刺激和反应之间形成某种明确的联系,又称简单学习,有习惯化和敏感化两种表现形式。联合型学习是两个事件在发生时间上非常接近,最后在脑内逐渐形成联系的过程。联合型学习过程其实是条件反射建立和消退的过程。

(二)记忆的形式及过程

1. 记忆的形式 根据信息在脑中储存和回忆的方式,记忆被分为陈述性记忆和非陈述性记忆两类。陈述性记忆储存的信息是事件或事实,非陈述性记忆储存的是操作技能的信息。两种记忆形式可以相互转化,相互促进。记忆又可按记忆保留的时间被划分为:①短时程记忆,记忆保留数秒至几分钟,如打电话时,拨号后电话号码的记忆随即消失。②中时程记忆,记忆保留几分钟至几天,如考试前的突击记忆。③长时程记忆,记忆保留数天至数年,有些信息如自己的名字,可终生保持记忆。

2. 记忆的过程 人类的记忆过程可以分成四个阶段,即感觉性记忆、第一级记忆、第二级记忆和第三级记忆。任何记忆都是从感觉性记忆开始的,记忆时间很短,一般在 1 秒钟以内,若未经处理很快会丢失。如果信息经过加工处理,把记忆片段整合成新的连续印象时,就会转入第一级记忆。但是,第一级记忆中的信息仍很不牢固,平均停留几秒钟时间。如果进入第一级记忆中的信息得到反复循环运用,就可延长其停留时间,信息就容易转入第二级记忆。第二级记忆是一个大而持久的储存系统,但其信息也会由于各种干扰而被遗忘。有的信息通过长年累月的运用,将长期保留,而不易被遗忘,这种记忆就属于第三级记忆。

(三)遗忘

遗忘是指部分或完全失去回忆和再认知的能力,是一种正常的生理现象。遗忘在学习后即已开始,最初遗忘速度很快,以后逐渐减慢。遗忘不等于记忆的消失,因为复习已经遗忘的知识比学习新知识要容易得多。遗忘的原因,一是条件刺激长期不予强化、久不复习所引起的消退抑制;二是后来信息的干扰。临床上将疾病情况下发生的遗忘称为遗忘症。

四、大脑皮质的语言功能

语言是人类最重要的交流工具,是人类区别于其他动物的典型特征。人脑每天要处理加工大量的语言文字符号。在长期的进化过程中,人脑逐渐分化出了不同的语言功能系统。

(一)大脑皮质的语言中枢

大脑皮质不同的语言功能区损伤,可导致各种不同的语言活动障碍。临床上常见的语言活动障碍表现有:①运动性失语症,主要是中央前回底部前方的 Broca 三角区受损,患者可以看懂文字,能听懂别人的谈话,但自己却不会讲话,也不能用词语口头表达自己的思想。②失写症,因损伤额中回后部接近中央前回的手部代表区所致,病人可以听懂别人讲话,看懂文字,自己也会说话,但丧失书写与绘画能力。③感觉性失语症,由颞上回后部的损伤所致,患者可以讲话和书写,也能看懂文字，但听不懂别人谈话的意思。④失读症，由角回受损伤所致，患者看不懂文字的含义，但视觉和其他语言功能良好。

（二）大脑皮质功能的一侧优势现象

人类两侧大脑半球的功能是不对称的，语言活动功能主要集中在大脑左侧半球；而右侧半球则在空间的辨认、深度的知觉和触觉以及音乐欣赏等非词语性认知功能上占优势。一般将语言活动功能占优势的半球称为优势半球或主要半球。这种优势现象为人类所特有，它的出现除与遗传因素有一定关系外，主要与人类习惯用右手进行劳动有密切关系。人类语言活动功能的左侧优势从 10~12 岁起逐步建立，此前若发生左侧半球的损伤，尚有可能在右侧大脑皮质重新建立起语言活动中枢；如果成年后发生左侧半球损伤，在右侧就很难再建立语言中枢。习惯用左手的人，其优势半球可在右侧也可在左侧大脑半球。

虽然存在一侧优势现象，但人类两侧大脑皮质的功能通过连合纤维（胼胝体）相联系。如右手学会了一种技巧运动，左手虽然没有经过训练，但在一定程度上也会完成这种技巧运动；如果事先切断动物的胼胝体，此现象就不会发生。

（张承玉　张　鹏）

思考与练习

1. 特异投射系统和非特异投射系统的功能和特点有何异同？
2. 内脏痛有哪些特点？
3. 小脑的主要生理功能有哪些？

ER 10-8

练习题

第十一章 | 内 分 泌

教学课件

思维导图

学习目标

知识目标：

1. 掌握激素的概念，生长激素、甲状腺激素、糖皮质激素、胰岛素和胰高血糖素的生理作用；

2. 熟悉激素作用的一般特征，生长激素、甲状腺激素、糖皮质激素、胰岛素分泌的调节；

3. 了解激素的分类，下丘脑与垂体的功能联系，催乳素、甲状旁腺激素、降钙素、肾上腺髓质激素的生理作用。

能力目标：

1. 能运用本章知识分析侏儒症、巨人症、呆小症、单纯性甲状腺肿、糖尿病等疾病产生的原因；

2. 能运用所学知识对甲状腺功能亢进、糖尿病等疾病进行健康指导。

素质目标：

1. 培养知识迁移和思维拓展能力，建立初步的医学逻辑思维习惯；

2. 树立大健康意识，培养珍爱生命、认真负责的职业素养。

第一节 概 述

一、内分泌和内分泌系统

（一）内分泌

> **温故知新**
>
> 人体主要内分泌腺的组成、形态和位置

　　腺上皮组织的分泌形式分为外分泌和内分泌两种。外分泌（exocrine）是腺细胞产生的物质通过导管分泌到体腔或体外的分泌形式；内分泌（endocrine）是指腺细胞分泌的生物活性物质（即激素）直接进入血液或细胞外液中，并且对靶细胞产生调节效应的一种分泌形式。具有这种功能的细胞称为内分泌细胞。内分泌细胞集中的腺体统称内分泌腺。

　　激素（hormone）是由内分泌腺或散在的内分泌细胞分泌的高效能生物活性物质。它以体液为媒介，在细胞之间传递调节信息。接受激素调节的器官、组织、细胞，分别称为靶器官、靶组织、靶细胞。大多数激素经血液循环运输到达远距离部位发挥调节作用，这种方式称为**远距分泌**（telecrine）；某些激素不进入血液循环而是通过组织液的扩散作用于邻近细胞，这种方式称为**旁分泌**（paracrine）；有些内分泌细胞分泌的激素可返回作用于该细胞自身而发挥反馈作用，这种方式称为**自分泌**（autocrine）；下丘脑有许多神经细胞既能产生和传导神经冲动，又能合成和释放激素，称为神经内分泌细胞。这些神经激素通过轴浆流动运送至轴突末梢而释放入血的方式称为**神经分泌**（neurocrine）。

神经分泌

（二）内分泌系统

内分泌系统（endocrine system）由内分泌腺和散在的内分泌细胞构成。人体内主要的内分泌腺包括垂体、甲状腺、甲状旁腺、肾上腺、胰岛等；散在的内分泌细胞分布于下丘脑、心脏、血管内皮、消化道黏膜、肾脏等器官组织中。内分泌系统与神经系统的功能活动相辅相成，共同调节和维持机体内环境的稳态。

二、激素的分类

根据激素的化学结构可将其分为含氮激素和类固醇激素。

（一）含氮激素

含氮激素包括胺类、肽类和蛋白质类。体内大多数激素属于含氮激素，如胰岛素、腺垂体激素、甲状旁腺激素、肾上腺素、去甲肾上腺素、甲状腺激素等。这类激素（除甲状腺激素外）易被消化酶破坏，故临床应用时不宜口服给药。

（二）类固醇激素

类固醇激素包括肾上腺皮质激素和性激素，如皮质醇、醛固酮、雌激素、孕激素和胆钙化醇等。类固醇激素不易被消化酶破坏，临床上可口服给药。

三、激素作用的一般特征

（一）信息传递作用

在激素对靶细胞调节过程中，只是将调节信息传递给靶细胞，使细胞原有的生物学效应增强或减弱。在这个过程中，激素并不产生新的信息，也不提供靶细胞反应所需要的能量，而只是信息的传递者，起着"信使"的作用。激素在传递信息后，即被分解失去活性。

（二）相对特异性作用

各种激素只选择性作用于与其亲和力高的特定靶细胞、靶组织、靶器官，称为激素作用的特异性。各种激素的作用范围存在很大差异，有些激素仅局限作用于较少的特定目标，如腺垂体分泌的促甲状腺激素，只作用于甲状腺；有些激素作用比较广泛，如生长激素、胰岛素、甲状腺激素等，几乎对全身的多种组织细胞都有作用。激素作用的特异性也不是绝对的，有些激素可以与多种受体结合，只是亲和力有所差异，例如糖皮质激素既可以与糖皮质激素受体结合也可以与盐皮质激素受体结合。

ER 11-4

激素的"信使"
作用和特异性
作用

（三）高效能生物放大作用

在生理状态下，激素在血液中的浓度很低，多在 nmol/L 或 pmol/L 数量级。激素与受体结合后，通过引发细胞内信号转导程序，经逐级放大，可产生效能极高的生物放大效应。例如，1 分子胰高血糖素，最终能激活 1 万分子以上的磷酸化酶。1 分子肾上腺素能使肝产生 1 亿分子以上的 1-磷酸葡萄糖。因此，当体内某种激素稍有过多或不足，便可引起相应生理功能明显异常。

（四）激素之间的相互作用

各种激素间往往能够相互影响，主要表现为三个方面：①协同作用。多种激素联合作用时对某一生理功能所产生的效应大于各激素单独作用所产生效应的总和，称协同作用。如肾上腺素、糖皮质激素、胰高血糖素等具有升高血糖效应，在升高血糖效应上发挥协同作用。②拮抗作用。不同激素对某一生理功能的作用相反，称拮抗作用，如胰岛素降低血糖效应与上述升糖激素升血糖效应相拮抗。③允许作用。某些激素本身对某些器官、组织或细胞没有直接作用，但它的存在可使另一种激素的作用明显增强，此现象称为激素的**允许作用**（permissive action），如糖皮质激素并不能直接使血管平滑肌收缩，但只有它存在时，去甲肾上腺素才能更有效地发挥收缩血管的作用。

四、激素的作用机制

激素对靶细胞发挥调节作用需要经过受体识别、信号转导、细胞反应和效应终止四个环节，激素的作用机制与其化学性质有关。

(一)含氮激素的作用机制—第二信使学说

含氮激素与靶细胞膜上的特异性受体结合后，激活细胞膜上的鸟苷酸结合蛋白(简称 G 蛋白)，继而激活膜上的腺苷酸环化酶(AC)，后者在 Mg^{2+} 的参与下，催化胞质内 ATP 转变为环-磷酸腺苷 (cAMP)。cAMP 可激活细胞内无活性的蛋白激酶，催化细胞内多种蛋白质发生磷酸化反应，进而引起靶细胞各种生理功能的改变，如肌细胞收缩、腺细胞分泌等(图 11-1)。

上述过程包含两次信息传递，第一次是激素把信息传至靶细胞膜，第二次是 cAMP 将此信息由靶细胞表面传递到细胞内。因此激素是第一信使，cAMP 则为第二信使，激素作用的这种学说称为第二信使学说。除了 cAMP 外，环磷酸鸟苷(cGMP)、三磷酸肌醇(IP_3)、二酰甘油(DG)、Ca^{2+}、前列腺素等均可作为第二信使。

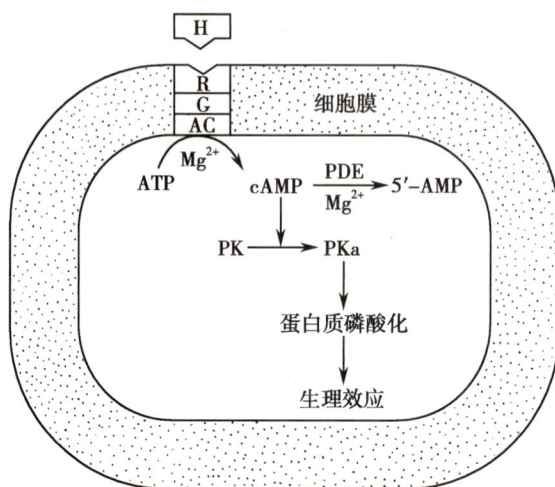

图 11-1　含氮激素作用机制示意图

H：激素；R：受体；AC：腺苷酸环化酶；PDE：磷酸二酯酶；PKa：活化蛋白激酶；cAMP：环磷酸腺苷；G：鸟苷酸调节蛋白。

(二)类固醇激素的作用机制—基因表达学说

类固醇激素分子量小、脂溶性强，可通过细胞膜进入细胞内，与胞质内特异性受体结合成激素-胞质受体复合物。该受体复合物在 Ca^{2+} 参与下变构，获得穿过核膜的能力，进入核内与核受体结合，形成激素-核受体复合物，通过与染色体非组蛋白的特异位点结合，启动或抑制该部位的 DNA 转录，促进或抑制 mRNA 的形成，结果诱导或减少某种蛋白质的合成，从而改变细胞相应的生理功能(图 11-2)。

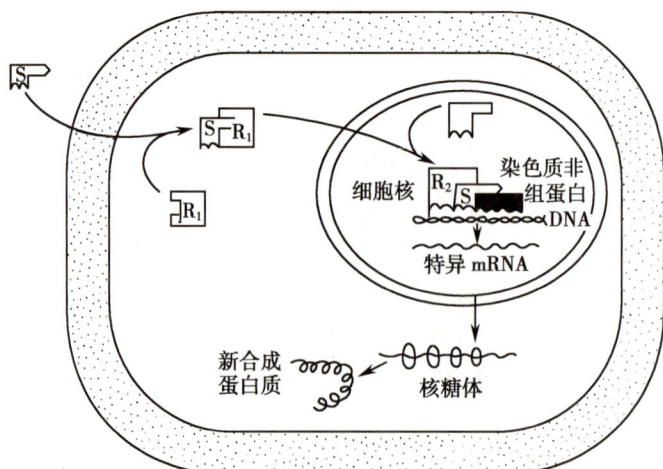

图 11-2　类固醇激素作用机制示意图

S：激素信号；R_1：胞质受体；R_2：核受体。

患者，女，42岁。一年来发现手指、脚趾不断增粗，而且视力逐渐减退，于是到医院就诊。通过查体、化验和头部 CT 扫描等辅助检查，医生告诉她得了垂体瘤，手指、脚趾不断增粗是肢端肥大症。

请思考：

1. 肢端肥大症与哪种激素有关？
2. 肢端肥大症与巨人症有何区别？

第二节　下丘脑与垂体内分泌

一、下丘脑与垂体的功能联系

下丘脑和垂体位于大脑基底部，两者在结构和功能上都有密切联系。下丘脑的一些神经元具有内分泌功能，能将神经活动的电信号转变为化学信号，合成并分泌激素，它们通过与垂体联系，将神经调节与体液调节整合起来，共同参与机体功能的调节。垂体按其结构和功能分为腺垂体和神经垂体两部分，分别与下丘脑构成下丘脑 - 腺垂体系统和下丘脑 - 神经垂体系统（图 11-3）。

（一）下丘脑 - 腺垂体系统

下丘脑与腺垂体之间的功能联系是通过垂体门脉系统实现的。下丘脑内侧基底部存在一个"促垂体区"，包括正中隆起、弓状核、腹内侧核、视交叉上核、室周核、室旁核内侧等，都分布有神经内分泌细胞，其胞体较小，称为小细胞神经元。这些小细胞神经元能合成和分泌多种激素，通过垂体门脉系统作用于腺垂体，调节其分泌活动，构成下丘脑 - 腺垂体系统（图 11-3）。

（二）下丘脑 - 神经垂体系统

下丘脑与神经垂体之间存在直接的神经联系。下丘脑视上核和室旁核等部位的大细胞神经元的轴突向下延伸投射到神经垂体，构成下丘脑 - 垂体束。这些大细胞神经元能合成抗利尿激素和催产素，经过下丘脑 - 垂体束，以轴浆运输的方式运送到神经垂体储存，当机体需要时再由神经垂体释放入血发挥调节作用，构成下丘脑 - 神经垂体系统（图 11-3）。

二、下丘脑的内分泌功能

下丘脑"促垂体区"的小细胞神经元分泌的调节腺垂体活动的激素称为下丘脑调节激素。这些激素从功能上可分为两类："促释放激素"和"释放抑制激素"，分别从促进和抑制两方面调节腺垂体的内分泌活动。已经明确结构的下丘脑调节激素大多数为多肽类激素，因此称为**下丘脑调节肽**

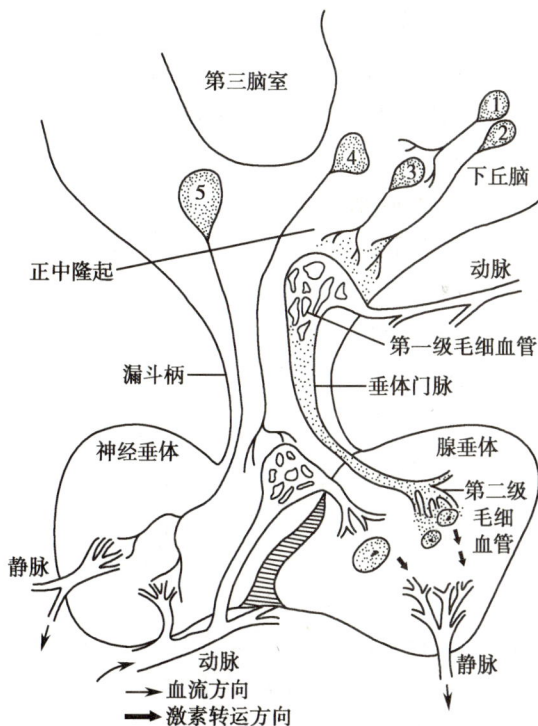

图 11-3　下丘脑与垂体功能联系示意图
1. 单胺能神经元；2、3、4、5. 下丘脑各类肽能神经元。

（hypothalamic regulatory peptide, HRP），尚未明确的活性物质称为调节因子（表 11-1）。

表 11-1　下丘脑调节肽（因子）的主要作用

下丘脑调节肽（因子）	缩写	主要作用
促甲状腺激素释放激素	TRH	促进促甲状腺激素的分泌
促性腺激素释放激素	GnRH	促进黄体生成素、卵泡刺激素的分泌
促肾上腺皮质激素释放激素	CRH	促进促肾上腺皮质激素的分泌
生长激素释放激素	GHRH	促进生长激素的分泌
生长抑素	SS	抑制生长激素的分泌
催乳素释放因子	PRF	促进催乳素的分泌
催乳素释放抑制因子	PIF	抑制催乳素的分泌

三、腺垂体的内分泌功能

腺垂体是人体最重要的内分泌腺，能合成并分泌的激素有：促甲状腺激素（TSH）、促肾上腺皮质激素（ACTH）、卵泡刺激素（FSH）、黄体生成素（LH）、生长激素（GH）、催乳素（PRL）等。其中 TSH、ACTH、FSH 与 LH 均特异性作用于各自的靶腺，属于促激素，参与构成下丘脑 - 腺垂体 - 靶腺轴系统，主要生理作用是促进靶腺增生和激素的合成与分泌（图 11-4）。

（一）生长激素

生长激素（growth hormone, GH）由 191 个氨基酸残基组成，是腺垂体中含量最多的激素。人生长激素具有较强的种属特异性，除猴的生长激素外，其他哺乳动物的生长激素对人体无效。近年来，利用 DNA 重组技术已经能大量生产并应用于临床。

1. 生长激素的生理作用

（1）促进生长发育：生长激素几乎对所有组织和器官都有促进生长的作用，特别是对骨骼、肌肉和内脏器官的作用最为显著，所以又被称为躯体刺激素。生长激素能促进骨、软骨、肌肉和其他组织细胞的增殖，增加细胞中蛋白质的合成，促进全身多数器官细胞的大小和数量增加。若幼年时期生长激素分泌不足，患儿生长停滞，身材矮小，称为侏儒症；相反，如果幼年时期生长激素分泌过多，则生长过快，可引起巨人症；如果成年人生长激素分泌过多，由于骨骺已闭合，长骨不再生长，但肢端的短骨、颅骨和面部软组织可出现异常生长，表现为手足粗大、指趾末端如杵状、鼻大唇厚，下颌突出和内脏器官增大等现象，称为肢端肥大症。

（2）调节物质代谢：生长激素对物质代谢的作用主要表现为：①促进蛋白质合成，促进氨基酸向细胞内转运，减少蛋白质分解，特别是促进肝外组织的蛋白质合成。②生长激素通过抑制外周组织摄取和利用葡萄糖，减少葡萄糖的消耗，升高血糖水平。生长激素分泌过多时，可因血糖升高而引起糖尿，造成垂体性糖尿。③生长激素促进脂肪分解，增强脂肪酸氧化供能，使组织特别是肢体的脂肪量减少。

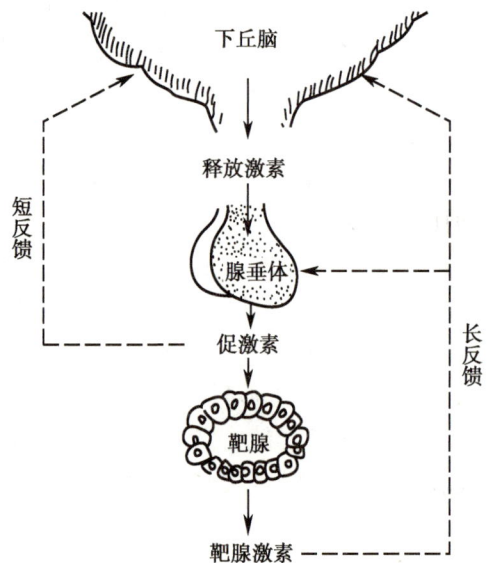

图 11-4　促激素分泌的调节轴
——▶表示促进；┈┈▶表示抑制。

重点提示

生长激素的生理作用

2. 生长激素分泌的调节　生长激素的分泌受下丘脑生长激素释放激素与生长抑素的双重调节。生长激素释放激素可特异性地刺激腺垂体合成和分泌生长激素，而生长抑素则抑制其分泌。在整体条件下，生长激素释放激素对生长激素的调节作用占优势。此外，低血糖、饥饿、运动、慢波睡眠、甲状腺激素、性激素等都能刺激生长激素的分泌。在青春期，血中雌激素或睾酮浓度升高，显著促进腺垂体分泌生长激素，引起青春期迅速生长。与其他垂体激素一样，生长激素对下丘脑和腺垂体均有负反馈调节作用。

（二）催乳素

催乳素（prolactin，PRL）是一种含有 199 个氨基酸残基的蛋白质，其序列结构与生长激素的同源性为 35%，两者的作用有一定的交叉重叠，即生长激素有较弱的泌乳始动作用，而催乳素也有较弱的促生长作用。成人垂体中的催乳素含量极少，仅为生长激素的 1/100，妊娠和哺乳期明显升高。

1. 催乳素的生理作用

(1) 对乳腺的作用：催乳素可促进乳腺发育，发动并维持乳腺泌乳。但在女性青春期、妊娠期和哺乳期其作用有所不同：①在女性青春期可促进乳腺的发育，但主要还是依赖于生长激素对乳腺间质和脂肪组织的作用。②在妊娠期可使乳腺的腺泡组织进一步发育、成熟。但此时血中雌激素与孕激素浓度较高，可抑制催乳素的泌乳作用，因此乳腺虽已具备泌乳能力却并不泌乳。③分娩后，血中雌激素和孕激素水平显著降低，催乳素才发挥其始动和维持乳腺分泌的作用。

(2) 对性腺的作用：实验表明，催乳素对卵巢活动有双重调节作用，小剂量低水平的催乳素可促进女性卵巢雌孕激素的分泌，而大剂量的催乳素对卵巢活动有抑制作用。在睾酮存在的条件下，催乳素可促进男性前列腺及精囊的生长，还可增强黄体生成素对间质细胞的作用，使睾酮合成增加，促进性成熟。

(3) 其他作用：在应激状态下，血中催乳素水平可有不同程度的升高。催乳素还可以促进淋巴细胞增殖及 B 淋巴细胞分泌 IgM 和 IgG，从而发挥免疫调节作用。

> **重点提示**
>
> 催乳素的生理作用

2. 催乳素分泌的调节　催乳素的分泌受下丘脑催乳素释放因子与催乳素释放抑制因子的双重调节，两者分别起促进和抑制催乳素分泌的作用。哺乳期、婴儿吸吮乳头，可反射性引起垂体分泌催乳素增多，促进乳腺泌乳。

（三）促激素

腺垂体分泌的 TSH、ACTH、FSH 和 LH 四种激素均作用于各自的靶腺，再通过靶腺分泌激素调节全身组织细胞的活动。TSH 的靶器官是甲状腺，构成下丘脑 - 腺垂体 - 甲状腺轴；ACTH 的靶器官是肾上腺皮质，构成下丘脑 - 腺垂体 - 肾上腺皮质轴；FSH 和 LH 的靶器官是性腺（卵巢和睾丸），构成下丘脑 - 腺垂体 - 性腺轴。

1. 促甲状腺激素（TSH）　刺激甲状腺滤泡上皮细胞增生和腺体增大，同时促进甲状腺激素的合成和分泌。

2. 促肾上腺皮质激素（ACTH）　刺激肾上腺皮质细胞增生，并促进其合成和分泌糖皮质激素。

3. 促性腺激素　促性腺激素包括卵泡刺激素（FSH）与黄体生成素（LH）。在男性，FSH 又称精子生成素，LH 又称间质细胞刺激素，促进性腺的正常生长发育与性激素的合成和分泌。

四、神经垂体的内分泌功能

神经垂体是下丘脑的向下延伸结构，并非腺组织，也不含腺细胞，不能合成激素，只能储存和释放激素。神经垂体释放的激素有抗利尿激素和催产素（oxytocin，OXT），前者主要来源于视上核，后者主要来源于室旁核。

（一）抗利尿激素

抗利尿激素是由9个氨基酸组成的肽类激素，在生理情况下，血浆中抗利尿激素的浓度很低，主要表现为抗利尿作用（详见第八章）。大剂量时，可引起全身小动脉收缩，使血压升高，故又称为血管升压素（详见第四章）。在机体脱水或失血等病理情况下，血管升压素释放明显增加，可使皮肤、肌肉、内脏等处的血管广泛收缩，血压升高，对保持体液和维持动脉血压具有一定的生理意义。

（二）催产素

催产素的化学结构与抗利尿激素相似，生理作用也有部分重叠，主要作用是在妇女分娩时刺激子宫平滑肌强烈收缩和在哺乳期促进乳腺排乳。

1.对子宫的作用　催产素促进子宫平滑肌收缩的作用与子宫功能状态和雌激素水平有关。催产素对非孕子宫作用较弱，而对妊娠末期子宫作用较强。在分娩时，子宫颈和阴道受到胎头的牵拉和压迫刺激，可反射性地引起催产素释放，通过正反馈加强子宫平滑肌的收缩，促使胎儿娩出，起到催产的作用，这个反射过程称为催产反射。

2.对乳腺的作用　催产素是分娩后刺激乳腺排放乳汁的关键激素。催产素可促进哺乳期的乳腺腺泡和导管周围肌上皮细胞收缩，使腺泡内压力增高，促进乳汁排出并维持乳腺泌乳，防止乳腺萎缩。当婴儿吸吮乳头时，感觉信息沿传入神经传至下丘脑，引起催产素神经元兴奋，释放催产素入血，促进乳腺排乳，这个反射过程称为射乳反射。在哺乳过程中，催产素的释放增加对加速子宫复原也有作用，因此母乳喂养对母婴健康具有重要的积极作用。

> **重点提示**
>
> 催产素的生理作用

> **情景导入**
>
> 患者，男，46岁。以消瘦、心悸、出汗增加就诊。一年来虽然食量增加，但是体重降低10kg，并且伴有肌无力。体格检查心动过速，甲状腺弥漫性肿大。实验室检查表明总血清 T_4 水平为135μg/dl（正常为5~12μg/dl），血清 TSH 浓度为 0.03mIU/ml（正常为 0.5~5mIU/ml）。初步诊断为甲状腺功能亢进。
>
> **请思考：**
> 1. 甲状腺功能亢进患者出现易饥、多食、消瘦的原因是什么？
> 2. 分析甲状腺功能亢进患者 TSH 降低的原因。

第三节　甲状腺和甲状旁腺内分泌

一、甲状腺内分泌

甲状腺是人体最大的内分泌腺，正常成年人平均重约 20~25g。甲状腺由许多甲状腺滤泡组成，滤泡上皮细胞可以合成和释放甲状腺激素。甲状腺激素是调节新陈代谢与生长发育的重要激素。

（一）甲状腺激素的合成与代谢

甲状腺激素（thyroid hormones，TH）主要有两种，即四碘甲腺原氨酸（T_4）和三碘甲腺原氨酸（T_3），其中 T_4 约占分泌总量的 90%，T_3 约占 9%，但 T_3 的生物学活性最强，约是 T_4 的 5 倍，T_3 是甲状腺激素发挥生理作用的主要形式。此外，血液中还含有极少量的逆 - 三碘甲腺原氨酸（rT_3），rT_3 不具有生物学活性。

1.甲状腺激素的合成　甲状腺激素由甲状腺球蛋白中的碘化酪氨酸残基缩合而成，故合成甲状腺激素的主要原料是碘和甲状腺球蛋白。人体合成 TH 所需的碘 80%~90% 来自食物，其余来自饮水和空气。WHO推荐成年人碘的适宜供给量为150μg/d，其中约1/3被甲状腺摄取。故甲状腺和碘的代谢关系密切。甲状腺激素合成的基本过程有三个步骤：

(1) **甲状腺滤泡聚碘**：甲状腺滤泡上皮细胞有主动摄取和聚集碘的能力。甲状腺内I^-浓度约为血浆中的30倍，因此，由机体肠道吸收的碘，是逆着电 - 化学梯度主动转运到甲状腺滤泡上皮细胞内的。甲状腺功能亢进时，聚碘能力超过正常，滤泡上皮细胞碘的摄入量增多；甲状腺功能减退时，聚碘能力降低，碘的摄入量减少。故临床工作中，常把甲状腺摄取放射性碘的能力作为检查甲状腺功能的方法之一。

(2) **碘的活化**：I^-的活化是指由滤泡上皮细胞摄取的I^-，在有H_2O_2存在的条件下，过氧化物酶催化I^-活化成有机碘I^0。如果过氧化物酶生成障碍，会影响碘的活化，导致甲状腺激素合成发生障碍，进而引起甲状腺肿或甲状腺功能减退。硫脲类药物可抑制过氧化物酶的活性，进而抑制甲状腺激素的合成，临床上常用于治疗甲状腺功能亢进。

(3) **酪氨酸的碘化和甲状腺激素的合成**：I^0取代甲状腺球蛋白分子中酪氨酸残基上的氢原子，生成一碘酪氨酸（MIT）和二碘酪氨酸（DIT），这个过程称为酪氨酸的碘化。一个MIT和一个DIT耦联生成T_3，两个DIT耦联生成T_4。甲状腺球蛋白分子T_4和T_3之比为5:1。

2. 甲状腺激素的储存、释放、转运与代谢

(1) **储存**：甲状腺激素合成后以胶质形式储存于甲状腺的滤泡腔内，且储存量很大，可以供机体利用50~120天。因此，在临床应用抗甲状腺类药物治疗甲状腺功能亢进时，需要较长时间用药才能奏效。

(2) **释放**：在腺垂体TSH的作用下，滤泡上皮细胞顶端的微绒毛伸出伪足，将滤泡腔中含有T_3、T_4的甲状腺球蛋白胶质小滴吞饮入细胞内，形成胶质小泡。胶质小泡与溶酶体融合，在蛋白酶作用下，甲状腺球蛋白被水解，释放出游离的T_3、T_4及MIT和DIT。MIT和DIT被滤泡上皮细胞内的脱碘酶迅速脱碘，释出的碘大部分被重新利用。T_3、T_4对细胞内的脱碘酶不敏感，可被迅速分泌入血。

(3) **转运**：T_3、T_4释放入血后，99%以上是与血浆蛋白结合的形式运输，其余呈游离形式存在，只有游离型的甲状腺激素才能进入组织细胞内，发挥生理效应。结合型与游离型的甲状腺激素可以互相转化，以保持动态平衡。

(4) **代谢**：血浆中T_4的半衰期为6~7天，T_3的半衰期为1~2天。甲状腺激素主要在肝、肾、骨骼肌等部位降解，降解方式包括脱碘、与葡萄糖醛酸结合、脱氨基和羧基等，其中脱碘是甲状腺激素最主要的降解方式。80%的T_4在外周组织中脱碘生成T_3，这是血液中T_3的主要来源（占80%），所脱下的碘可由甲状腺再摄取。T_3进一步脱碘而失活。

(二) 甲状腺激素的生理作用

甲状腺激素的主要作用为促进机体新陈代谢与生长发育。

1. 对代谢的影响

(1) **增强能量代谢**：甲状腺激素能提高体内绝大多数组织的耗氧量，使产热量增加，基础代谢率升高，特别是心、肝、骨骼肌及肾脏最为明显。甲状腺功能亢进时产热增多，患者喜凉怕热，多汗、体重下降；而甲状腺功能减退时产热减少，患者喜热畏寒，体重增加。

(2) **调节物质代谢**

1) **蛋白质代谢**：甲状腺激素对蛋白质代谢的影响与剂量有关。生理剂量的甲状腺激素能促进蛋白质合成，有利于机体的生长发育，表现为正氮平衡；但分泌过多时，则促进蛋白质的分解，表现为负氮平衡。因此，甲状腺功能亢进时，以骨骼肌为主的外周组织蛋白质分解加速，导致肌肉消瘦和乏力。而甲状腺功能减退时，则出现蛋白质合成减少，组织间黏蛋白沉积，引起黏液性水肿。

2) **糖代谢**：甲状腺激素对糖代谢具有双重作用。生理剂量的甲状腺激素能促进小肠黏膜对葡萄糖的吸收，促进肝糖原分解，增强肝脏糖异生作用，并能增强肾上腺素、胰高血糖素、皮质醇和生长激素的升糖效应,使血糖升高;同时也促进外周组织对葡萄糖的利用而使血糖降低,但升高血糖的作用较强,故甲状腺功能亢进时常出现血糖升高,甚至糖尿。

3)脂类代谢:甲状腺激素对脂类代谢的作用,主要是影响胆固醇代谢。正常时,甲状腺激素既促进胆固醇合成,同时又加速胆固醇的降解,总的效应以分解为主。故甲状腺功能亢进时血胆固醇降低,而甲状腺功能减退的患者血胆固醇升高,易发生动脉粥样硬化。

2. 对生长发育的影响　甲状腺激素是促进机体正常生长发育必不可少的激素,对胎儿和新生儿脑的发育尤为关键。甲状腺激素和生长激素协同作用共同调控幼年期的生长发育,促进长骨与牙齿的生长。先天性甲状腺发育不全的婴儿,出生时身长可基本正常,但脑的发育已受累,一般在出生后数周至 3~4 个月才表现出明显的智力迟钝和长骨生长迟滞,称为"呆小症"。故缺碘地区的孕妇特别需要适时补充碘,保证足够的甲状腺激素合成,以减少呆小症的发病率。

ER 11-5
呆小症

3. 其他作用

(1)对神经系统的作用:甲状腺激素可提高中枢神经系统的兴奋性。故甲状腺功能亢进的患者易出现喜怒无常、失眠多梦、烦躁不安等症状;而甲状腺功能减退的患者则表现为记忆力减退、言语减少、少动嗜睡等症状。

(2)对心血管系统的作用:甲状腺激素可使心率加快,心肌收缩力增强,心输出量和心肌耗氧量增加,故甲状腺功能亢进的患者易出现心动过速、心律失常甚至心力衰竭。此外,甲状腺激素还可以直接或间接引起小血管平滑肌舒张,外周阻力降低,脉压增大。

(3)对消化系统的作用:甲状腺激素能促进消化道的运动和消化腺的分泌,故甲状腺功能亢进的患者可表现为食欲亢进,胃肠运动增强,易发生腹泻;甲状腺功能减退的患者可表现为食欲减退,易出现腹胀和便秘。

重点提示

甲状腺激素的生理作用

(三)甲状腺激素分泌的调节

甲状腺激素主要受下丘脑 - 腺垂体 - 甲状腺轴的调节,此外,还存在一定程度的自身调节机制。

1. 下丘脑 - 腺垂体 - 甲状腺轴的调节　下丘脑分泌的 TRH 通过垂体门脉系统,进入腺垂体,促进腺垂体合成与释放 TSH,TSH 促进甲状腺滤泡上皮细胞增生,腺体增大,促进甲状腺激素的合成和释放。当血液中 T_3、T_4 浓度升高,可负反馈抑制 TRH 和 TSH 的合成和分泌。相反,当血液中 T_3、T_4 浓度长期降低时,对腺垂体的负反馈抑制作用减弱(图 11-5)。如食物中长期缺碘,致使甲状腺激素合成和分泌减少,使血液中 T_3、T_4 长期降低,对腺垂体的负反馈抑制作用减弱,引起腺垂体 TSH 分泌增多,刺激甲状腺代偿性增生肿大,临床上称为单纯性甲状腺肿。

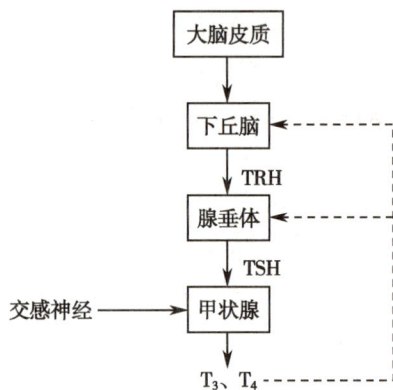

2. 甲状腺功能的自身调节　甲状腺能根据血碘水平,改变自身对碘的摄取能力和对 TSH 的敏感性,从而维持甲状腺激素合成和释放的相对稳定,称甲状腺功能的自身调节。即当食物中碘缺乏使血碘降低时,甲状腺摄取碘的能力增强,对甲状腺

图 11-5　甲状腺激素分泌调节示意图
TRH:促甲状腺激素释放激素;TSH:促甲状腺激素。
——▶表示促进;┈┈▶表示抑制。

ER 11-6
甲状腺激素
分泌调节

重点提示

甲状腺激素分泌的调节

激素的合成与释放不致因碘供应不足而减少,反之亦然。

与后续知识的联系

甲状腺疾病的护理

二、甲状旁腺与甲状腺C细胞内分泌

甲状旁腺位于甲状腺侧叶的后方,上、下各一对,分泌甲状旁腺激素(parathyroid hormone,PTH)。在甲状腺滤泡旁还有一类细胞,称甲状腺 C 细胞(也称滤泡旁细胞),分泌降钙素(calcitonin,CT)。两者的靶器官主要是骨与肾,生理作用主要是调节机体的钙磷代谢,维持血液中钙磷水平的相对恒定。

(一)甲状旁腺激素的生理作用与分泌的调节

1.甲状旁腺激素的生理作用 PTH 是由 84 个氨基酸残基组成的多肽激素,主要生理作用是升高血钙和降低血磷。血钙是维持神经、肌肉正常兴奋性的重要物质,临床上在进行甲状腺手术时,如果不慎误切了甲状旁腺,患者可出现血钙水平下降,神经和肌肉的兴奋性异常升高,发生手足抽搐,严重时可引起呼吸肌痉挛而窒息。

(1)对骨的作用:PTH 作用于各种骨细胞,调节骨转换,既促进骨形成,又促进骨吸收。PTH 对骨的作用取决于应用方式和剂量。大量、持续应用 PTH 主要是加强破骨细胞活动,加速骨基质溶解,同时将骨钙、骨磷释放到细胞外液中,使血钙、血磷浓度升高,最终可导致骨量减少,骨质疏松;小量、间歇应用 PTH,则主要表现为成骨细胞活动加强,促进骨形成,骨量增加。

(2)对肾的作用:PTH 促进肾远曲小管和集合管对钙的重吸收,减少尿钙排泄,使血钙升高;同时抑制近端小管和远端小管对磷的重吸收,促进尿磷的排泄,使血磷降低。

(3)对小肠的间接作用:PTH 具有激活肾内 1α- 羟化酶的作用,1α- 羟化酶可催化 25- 羟维生素 D_3 转变为有活性的 1,25- 二羟维生素 D_3,通过 1,25- 二羟维生素 D_3 的作用间接促进小肠上皮细胞对钙的吸收,使血钙升高。

2.甲状旁腺激素的分泌调节 PTH 的分泌主要受血钙浓度的调节。血钙降低可促进 PTH 合成和分泌增加,使血钙迅速回升;反之,PTH 分泌减少,血钙下降。

(二)降钙素的生理作用与分泌的调节

1.降钙素的生理作用 CT 是由 32 个氨基酸残基组成的多肽激素,主要生理作用是降低血钙和血磷。

(1)对骨的作用:CT 有抑制破骨细胞活动、增强成骨细胞活动的作用,故使溶骨过程减弱,减少骨钙、磷的释放,钙磷沉积于骨,促进骨的形成和钙化过程。

(2)对肾的作用:CT 抑制肾小管对钙、磷、钠、氯等离子的重吸收,增加这些离子从尿中的排出量,使血钙和血磷降低。

2.降钙素分泌的调节 CT 的分泌主要受血钙浓度的调节。血钙升高,CT 分泌增多;血钙降低,CT 分泌则减少。

重点提示

甲状旁腺激素、降钙素的生理作用及分泌调节

第四节 肾上腺内分泌

肾上腺位于肾的上方,是人体重要的内分泌腺,由皮质和髓质两部分构成。两者在胚胎发育、组织结构和所分泌激素等方面各不相同,但在功能上有一定的联系。

一、肾上腺皮质激素

肾上腺皮质由外向内依次分为球状带、束状带和网状带。球状带主要合成并分泌盐皮质激素,如醛固酮;束状带主要合成并分泌糖皮质激素,如皮质醇;网状带主要合成并分泌性激素,包括少量雄激素和微量雌激素。在此,主要介绍糖皮质激素。

(一)糖皮质激素生理作用

1. 在应激反应中的作用 当机体受到各种有害刺激时,如麻醉、感染、中毒、缺氧、饥饿、创伤、手术、疼痛、寒冷、恐惧等,血中 ACTH 的浓度和糖皮质激素分泌迅速增加,引起机体发生非特异性的适应反应,称为**应激反应**(stress reaction)。在应激反应时,下丘脑 - 腺垂体 - 肾上腺皮质系统功能增强,提高机体对有害刺激的耐受力,维持生命。实验表明,切除肾上腺髓质保留皮质的动物,可以抵抗有害刺激,不产生严重后果;但切除肾上腺皮质保留髓质的动物,在给予其生理剂量的糖皮质激素情况下,在安静环境中可以正常生存,一旦遭遇有害刺激,则易于死亡。同时,在应激反应中生长激素、催乳素、抗利尿激素、胰高血糖素和醛固酮等的分泌也明显增加,所以,应激反应以 ACTH 与糖皮质激素分泌增多为主,各种激素共同参与的一种非特异性适应反应。

此外,大剂量的糖皮质激素还具有抗炎、抗毒、抗过敏、抗休克等药理作用。

2. 对物质代谢的作用

(1)**糖代谢**:糖皮质激素能促进糖异生,增加肝糖原的储存;抑制肝外组织对葡萄糖的摄取和利用,发挥抗胰岛素作用,使血糖升高。故临床上肾上腺皮质功能亢进或大量应用糖皮质激素类药物的患者,可出现血糖升高,尿糖阳性,称为肾上腺糖尿病。

(2)**蛋白质代谢**:糖皮质激素促进肝外组织,特别是肌肉组织蛋白质分解;抑制肝外组织对氨基酸的摄取,减少蛋白质的合成;加速氨基酸转移至肝脏生成肝糖原。故当糖皮质激素分泌过多时,患者表现肌肉萎缩、骨质疏松、皮肤变薄、淋巴组织萎缩和创口愈合延迟等现象。

(3)**脂肪代谢**:糖皮质激素能提高四肢部位的脂肪酶活性,促进脂肪分解,增强脂肪酸在肝内的氧化,有利于糖异生。在饥饿和应激状态下,糖皮质激素也能加强细胞内脂肪酸氧化供能。面、颈、肩、背和腹部的脂肪对糖皮质激素的敏感性较低。故长期过多使用糖皮质激素或肾上腺皮质功能亢进时,会出现体内脂肪重新分布,四肢脂肪分解增强,面、颈、肩、背和腹部的脂肪增多,以致出现"满月脸""水牛背",躯干部肥胖,四肢消瘦的"向心性肥胖"的特殊体征。

(4)**水盐代谢**:糖皮质激素有较弱的保钠排钾作用,还能降低肾小球入球小动脉阻力,增加肾血浆流量,使肾小球滤过率增加,有利于排水。当肾上腺皮质功能不全时,肾排水能力显著降低,严重时可出现"水中毒",如补充糖皮质激素可以缓解。

3. 对组织器官的作用

(1)**血液系统**:糖皮质激素几乎对所有血细胞都有作用。①红细胞和血小板:糖皮质激素能增强骨髓造血功能,使血液中红细胞、血小板数量增加。②中性粒细胞:糖皮质激素能动员附着在血管壁上的边缘型中性粒细胞进入血液循环,使血液中的中性粒细胞数量增加。③淋巴细胞:糖皮质激素可抑制胸腺和淋巴组织细胞的有丝分裂,使淋巴组织萎缩、淋巴细胞和浆细胞减少。④嗜酸性粒细胞:糖皮质激素可使巨噬细胞系统吞噬和分解嗜酸性粒细胞的活动增强,血液中嗜酸性粒细胞的数量减少。因此,临床上常用糖皮质激素治疗再生障碍性贫血、血小板减少性紫癜、淋巴细胞性白血病等。

(2)**心血管系统**:糖皮质激素是维持正常血压必要的激素。①增加血管平滑肌对儿茶酚胺的敏感性(允许作用),增强儿茶酚胺的缩血管效应,有利于维持血压。②抑制前列腺素的合成,降低毛细血管壁的通透性,减少血浆滤过,有利于维持血容量。因此,糖皮质激素分泌不足的患者,在发生应激反应时易出现低血压性休克。

(3)**消化系统**:糖皮质激素能增高胃腺细胞对迷走神经及促胃液素的敏感性,促进胃酸及胃蛋白酶原的分泌。因此,长期大量应用糖皮质激素易诱发或加重消化性溃疡。

(4)**神经系统**:糖皮质激素有提高中枢神经系统兴奋性的作用。肾上腺皮质功能亢进或大量应用糖皮质激素的患者可出现注意力不集中、烦躁、失眠等现象。

(5)**其他**:糖皮质激素能促进胎儿肺泡Ⅱ型上皮细胞的形成及肺表面活性物质的分泌,防止新生儿呼吸窘迫综合征的发生。

（二）糖皮质激素分泌的调节

糖皮质激素主要受下丘脑-腺垂体-肾上腺皮质轴的调节。下丘脑合成释放的CRH，通过垂体门脉系统到达腺垂体，促进腺垂体分泌ACTH，ACTH可促进肾上腺皮质合成分泌糖皮质激素，并维持肾上腺皮质的正常结构。当血液中糖皮质激素浓度升高时，可负反馈抑制下丘脑和腺垂体，使CRH和ACTH合成释放减少（长反馈）（图11-6）；而ACTH浓度升高，也可负反馈抑制下丘脑，使其自身的浓度降低（短反馈）。人体处于应激状态时，负反馈效应暂时解除，目的是提高机体对有害刺激的耐受力。临床上长期大剂量使用糖皮质激素治疗的患者，外源性糖皮质激素也可通过负反馈作用，使CRH和ACTH的合成和分泌减少，从而引起肾上腺皮质萎缩、功能减退。此时，如果骤然停药，患者可出现急性肾上腺皮质功能减退，甚至引起肾上腺危象，危及患者生命。故长期大剂量使用糖皮质激素治疗的患者，应采取逐渐减量直至停药或在治疗过程中间断补充ACTH的方法，以防止肾上腺皮质萎缩。

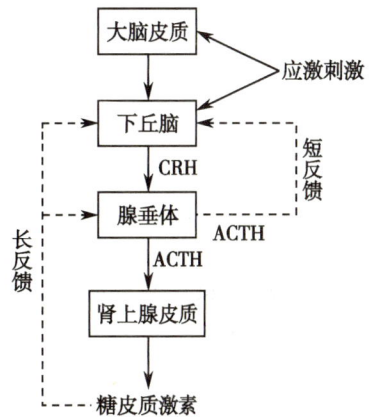

图11-6　糖皮质激素分泌调节示意图
CRH：促肾上腺皮质激素释放激素；
ACTH：促肾上腺皮质激素。
——▶表示促进；······▶表示抑制。

二、肾上腺髓质激素

肾上腺髓质嗜铬细胞分泌的激素主要有肾上腺素和去甲肾上腺素，还有少量多巴胺，它们都属于儿茶酚胺类化合物。

（一）肾上腺髓质激素的生理作用

1. 对器官及系统的作用　肾上腺素和去甲肾上腺素的作用非常广泛，其主要作用如下（表11-2）。

2. 对代谢的作用　肾上腺素和去甲肾上腺素可以促进肝糖原和肌糖原分解，加快脂肪的分解，促进肝糖异生，抑制胰岛素分泌，升高血糖。还能增加耗氧量与机体产热量（表11-2）。

表11-2　肾上腺素和去甲肾上腺素的主要生理作用

项目	肾上腺素	去甲肾上腺素
心脏	心率加快，心肌收缩力增强，心输出量增多	心率减慢（降压反射的作用）
血管	皮肤、胃肠、肾血管收缩	冠状动脉舒张，其他血管均收缩
	冠状动脉、骨骼肌血管舒张	外周总阻力明显升高
	外周总阻力变化不明显	
血压	升高	明显升高
支气管平滑肌	舒张	舒张（作用弱）
内脏平滑肌	舒张	舒张（作用弱）
瞳孔	扩大	扩大（作用弱）
血糖	升高（糖异生↑，糖原分解↑）	升高（作用弱）
脂肪酸	升高（脂肪分解↑，酮体生成↑）	升高（作用强大）

注：↑表示升高或增加。

3. 参与应急反应　机体在紧急情况下，如剧烈运动、焦虑、恐惧、寒冷、剧痛、失血、窒息等，交感神经兴奋，肾上腺髓质大量分泌肾上腺素和去甲肾上腺素，提高中枢神经系统兴奋性，使机体处于警觉状态,反应灵敏;心率增快,心肌收缩力增强,心输出量增多,血压升高;内脏血管收缩,骨骼肌血管舒张,血液重新分配,以保证重要器官(如心脏、脑和骨骼肌等)的血液供应;支气管扩张,呼吸加深加快,肺通气量增加;肝糖原分解,血糖升高;脂肪分解,血中脂肪酸增多,提供机体充足的能源物质。这种在紧急情况下,交感 - 肾上腺髓质系统活动增强所发生的适应性反应,称为**应急反应**(emergency reaction)。

"应急"与"应激"的概念不同,两者既有联系又有区别。引起应急反应和应激反应的各种刺激相同,在受到有害刺激时,这两种反应往往同时发生。但应急反应主要是交感 - 肾上腺髓质系统活动的加强,使血液中肾上腺髓质激素浓度明显升高,从而充分调动机体储备的潜能,提高"战斗力",克服环境变化对机体造成的困难;而应激反应主要是下丘脑 - 腺垂体 - 肾上腺皮质系统活动加强,使血液中 ACTH 和糖皮质激素浓度明显升高,以增加机体对有害刺激的"耐受力"。两者相辅相成,在防御有害刺激和保护机体方面发挥着重要的作用。

(二) 肾上腺髓质激素分泌的调节

1. 交感神经的调节 交感神经兴奋时,其节前纤维末梢释放 ACh 促进肾上腺髓质合成和分泌肾上腺素和去甲肾上腺素。交感神经和肾上腺髓质在结构和功能上密切联系,往往作为一个整体进行功能活动,故称为交感 - 肾上腺髓质系统。

2. 促肾上腺皮质激素的调节 ACTH 可直接作用于肾上腺髓质嗜铬细胞促进肾上腺素和去甲肾上腺素分泌,也可通过糖皮质激素间接刺激肾上腺髓质促进肾上腺素和去甲肾上腺素的分泌。

3. 反馈调节 当肾上腺素和去甲肾上腺素分泌达一定量时,均可抑制其自身合成的限速酶(酪氨酸羟化酶),使合成速度减慢,量减少。

情景导入

患者,男,46 岁。以烦渴、多饮、多食、多尿、消瘦就诊。空腹及餐后血糖均升高,尿糖(++)。初步诊断:糖尿病。

请思考:
1. 糖尿病患者出现"三多一少"的原因是什么?
2. 导致该患者血糖升高的原因是什么?

第五节　胰岛内分泌

胰岛是散在于胰腺腺泡之间的许多内分泌细胞群,约占胰腺体积的 1%。在胰岛内至少有 5 种内分泌细胞,分别是 α(A)、β(B)、δ(D)、D_1(H) 和 PP 细胞,其中 α 细胞约占 25%,分泌胰高血糖素;β 细胞占 60%~70%,分泌胰岛素。

一、胰岛素

胰岛素(insulin)是由 51 个氨基酸残基组成的小分子蛋白质。胰岛素在血液中以与血浆蛋白结合和游离两种形式存在,两者之间保持动态平衡,只有游离的胰岛素具有生物活性。人血中胰岛素的半衰期仅 5~6min,主要在肝内灭活。

(一) 胰岛素的生理作用

胰岛素是体内促进合成代谢的重要激素。胰岛素对物质代谢的调节主要是通过与组织细胞膜上的受体结合发挥作用,胰岛素受体几乎遍布所有的组织,但各类细胞分布的数量差异较大,其中肝细胞、肌细胞及脂肪细胞分布较多。

1. 对糖代谢的作用 胰岛素是调节血糖浓度最为重要的激素,其作用是降低血糖。作用途径是:①促进全身各类组织细胞对葡萄糖的摄取和利用。②加速肝细胞和肌细胞摄取葡萄糖合成糖原并储存。③促进脂肪细胞摄取葡萄糖转变为脂肪。④抑制糖原的分解和糖异生作用。总之,胰岛素通过增加血糖的去路,减少血糖来源,使血糖降低,故胰岛素分泌减少可引起血糖升高,若超过肾糖阈,即出现糖尿。

2. 对脂肪代谢的作用 胰岛素促进葡萄糖进入脂肪细胞合成脂肪并加以储存;同时抑制脂肪的分解,降低血中脂肪酸的浓度。当胰岛素缺乏时,脂肪分解增加,储存减少,血脂升高,易发生动脉粥样硬化,再者,脂肪酸在肝脏氧化为酮体,可引起酮症酸中毒。

3. 对蛋白质代谢的作用 胰岛素促进氨基酸进入组织细胞,促进蛋白质合成;同时抑制蛋白质分解,有利于机体生长发育和组织损伤修复。当胰岛素缺乏时,蛋白质合成不足,抗感染能力下降,组织的再生与修复能力减弱,表现为伤口愈合延迟。

(二)胰岛素分泌的调节

1. 血糖浓度 血糖浓度是调节胰岛素分泌最重要的因素。血糖浓度升高时,可直接刺激胰岛 β 细胞,促进胰岛素分泌;血糖浓度降低时,胰岛素分泌减少。通过这一负反馈调节,使血糖维持在正常水平。此外,血液中氨基酸和脂肪酸的浓度对胰岛素的分泌也有类似血糖的调节作用,只是作用较弱。如果长时间的高血糖、高氨基酸和高脂血症对胰岛持续刺激,增加胰岛素分泌,会致使胰岛 β 细胞功能衰竭而引起糖尿病。

2. 激素作用 胃肠激素均可促进胰岛素分泌;胰高血糖素既可通过旁分泌直接刺激 β 细胞分泌胰岛素,也可通过升高血糖间接刺激胰岛素分泌;生长激素、甲状腺激素、糖皮质激素、雌激素、孕激素等均可通过升高血糖浓度间接刺激胰岛素分泌;肾上腺素、去甲肾上腺素和生长抑素等可抑制胰岛素分泌。

3. 神经调节 胰岛素受迷走神经和交感神经的双重支配。迷走神经兴奋时,可直接引起胰岛素分泌,也可通过引起胃肠激素的分泌,间接促进胰岛素分泌;交感神经兴奋时,则抑制胰岛素分泌。

ER 11-7

胰岛素分泌
调节示意图

重点提示

胰岛素的生理作用及
分泌的调节

知识拓展

人工合成结晶牛胰岛素

结晶牛胰岛素(crystallized bovine insulin)是牛的胰岛素结晶。牛胰岛素是牛胰腺中胰岛 B 细胞所分泌的一种调节糖代谢的蛋白质激素。从 1958 年开始,中国科学院上海生物化学研究所、中国科学院上海有机化学研究所和北京大学生物系三个单位联合,以钮经义为首,由龚岳亭、邹承鲁、杜雨花、季爱雪、邢其毅、汪猷、徐杰诚等人共同组成一个协作组,在前人对胰岛素结构和肽链合成方法研究的基础上,开始探索用化学方法合成胰岛素。经过周密研究,他们确立了合成牛胰岛素的程序。并在 1965 年 9 月 17 日完成了结晶牛胰岛素的全合成。经过严格鉴定,它的结构、生物活力、物理化学性质、结晶形状都和天然的牛胰岛素完全一样。这是世界上第一个人工合成的蛋白质。实现了世界上首次人工合成蛋白质的壮举。

二、胰高血糖素

胰高血糖素(glucagon)是由胰岛 α 细胞分泌的含 29 个氨基酸残基的多肽激素。

（一）胰高血糖素的生理作用

胰高血糖素的作用与胰岛素相反，是一种促进分解代谢的激素。

1. 对糖代谢的作用　胰高血糖素具有很强的促进肝糖原分解及糖异生的作用，使血糖明显升高。

2. 对脂肪代谢的作用　胰高血糖素减少肝内脂肪酸合成甘油三酯，促进脂肪酸的分解，使酮体生成增加。

3. 对蛋白质代谢的作用　胰高血糖素促进蛋白质的分解并抑制其合成，能使氨基酸迅速进入肝细胞，加速氨基酸转化为葡萄糖，使糖异生增加。

（二）胰高血糖素分泌的调节

血糖浓度是影响胰高血糖素分泌的重要因素。

1. 血糖浓度　血糖浓度降低时，胰高血糖素分泌增加，反之则减少。

2. 胰岛素　胰岛素可通过降低血糖浓度而间接促进胰高血糖素的分泌；也可通过旁分泌直接作用于胰岛 α 细胞，抑制胰高血糖素的分泌。

3. 神经调节　交感神经兴奋时，胰高血糖素分泌增加；迷走神经兴奋时，则分泌减少。

（杨志宏　路 艳）

思考与练习

1. 激素之间的相互作用主要表现是什么？
2. 生长激素的生理作用是什么？

ER 11-8

练习题

第十二章 | 生 殖

ER 12-1　ER 12-2

教学课件　　思维导图

ER 12-1　ER 12-2

学习目标

知识目标：

1.掌握睾酮及雌、孕激素的主要作用,月经周期的概念、分期及其产生机制,月经周期各期卵巢激素和子宫内膜的周期性变化;

2.熟悉睾丸生精和卵巢生卵的过程,受精、着床的概念及胎盘的内分泌功能;

3.了解睾丸、卵巢功能的调节。

能力目标：

1.能运用本章所学知识,解释男、女两性青春期后生理变化产生的原因,并能正确认识自身的变化;

2.能根据男、女两性生殖的相关理论对受孕、避孕进行相关指导。

素质目标：

1.养成健康的生活方式和良好的卫生习惯,树立自我保护意识,关注和促进生殖健康;

2.感悟生命不易,珍惜生命,感恩父母。

生物体生长发育成熟后,产生与自己相似的子代个体的过程,称为**生殖**(reproduction)。生殖是维持种系繁衍和生命延续的重要生命活动。人类的生殖是通过两性生殖器官的共同活动实现的,包括生殖细胞(卵子和精子)的形成、交配、受精、着床、胚胎发育以及分娩等重要环节。

温故知新

男性和女性生殖系统的基本结构

情景导入

一对夫妇因结婚多年没有生育,到医院咨询。男方坚持认为是女方有问题。女方查体显示一切正常。后经反复沟通,男方终于同意做不育检查,结果显示精子成活率和活动度低、畸形率高。医生在交谈中了解到男方平时嗜烟酒,经常熬夜。

请思考：

1.这对夫妇多年未育的主要原因是什么?

2.对这对夫妇应该做哪些方面的健康宣教?

第一节　男性生殖

男性的主性器官是睾丸,具有生精和内分泌的功能。附性器官有附睾、输精管、前列腺、精囊、尿道球腺和阴茎等,具有使精子成熟、储存、运输和排放的功能。

一、睾丸的功能

睾丸主要由生精小管和间质细胞组成,生精小管是精子的生成部位,间质细胞具有合成和分泌雄激素的功能。

(一) 睾丸的生精功能

生精小管由支持细胞和生精细胞构成。精子由最原始的生精细胞即精原细胞历经初级精母细胞、次级精母细胞、精子细胞和精子几个阶段发育形成。整个生精过程大约需要两个半月。精子生成过程中,支持细胞对各级生精细胞起支持、保护和营养作用。

精子在生精小管生成后,在附睾储存并进一步成熟,获得运动能力。精子与附睾、精囊、前列腺和尿道球腺的分泌物混合形成精液,在性高潮时射出体外。正常男性每次射出的精液 3~6ml,每毫升精液含精子 2 000 万~4 亿个,每毫升精液所含精子少于 2 000 万个时,不易使卵子受精。精子生成需要适宜的温度,阴囊内温度较腹腔温度低 2℃,适宜精子的生成。因某种原因睾丸滞留于腹腔,称为隐睾症,可导致生精障碍。另外,某些疾病和药物、吸烟、酗酒、吸毒等也可影响精子生成的数量和活力。精子在女性体内或体温环境下其功能活性可保持 24~48 小时,此段时间内与卵子相遇可发生受精。

> **重点提示**
>
> 精子的生成部位

(二) 睾丸的内分泌功能

睾丸间质细胞分泌雄激素,支持细胞分泌抑制素。

1. 雄激素 雄激素主要包括脱氢表雄酮、雄烯二酮和睾酮,其中睾酮的生物活性最强。睾酮的生理作用主要有:

(1)**影响胚胎性别分化**:胚胎时期睾丸分泌的睾酮诱导男性内、外生殖器发育。

(2)**维持生精作用**:睾酮进入生精小管后可促进精子的生成。

(3)**刺激男性附性器官生长发育**:睾酮刺激男性附睾、输精管、前列腺、精囊、尿道球腺和阴茎等附性器官的生长发育,维持正常性欲。若成年后切除睾丸,男性的附性器官逐渐萎缩,性欲显著降低。

(4)**促进男性副性征的出现并维持其正常状态**:两性从青春期开始会出现一系列与性有关的特征,称为副性征或第二性征。男性表现为喉结突出、声音低沉,骨骼粗壮、肌肉发达,阴毛、胡须生长等。若在青春期前切除睾丸,则男性副性征将不会出现,成年后体貌近似女性。

(5)**影响代谢**:睾酮对代谢过程的影响总的趋势是促进合成代谢。①促进蛋白质尤其是肌肉和生殖器官蛋白质的合成,加速机体生长;②促进骨骼生长及钙、磷沉积;③参与水盐代谢,使体内水、钠潴留;④影响脂代谢,使血中低密度脂蛋白增加,而高密度脂蛋白减少。

> **重点提示**
>
> 睾酮的生理作用

(6)**其他**:睾酮可刺激肾脏产生促红细胞生成素,促进骨髓造血功能,使红细胞生成增多。

2. 抑制素 由睾丸支持细胞分泌,可抑制腺垂体合成和分泌卵泡刺激素(FSH),但对黄体生成素(LH)的分泌无明显影响。

二、睾丸功能的调节

睾丸的功能受下丘脑 - 腺垂体 - 睾丸轴的调节。睾丸内还存在复杂的局部调节机制。

(一) 下丘脑 - 腺垂体对睾丸功能的调节

下丘脑分泌的促性腺激素释放激素(GnRH)经垂体门脉系统作用于腺垂体,促进其合成和分泌卵泡刺激素（FSH）与黄体生成素（LH）。FSH 作用于生精小管，对生精过程有启动作用；LH 刺激间质细胞发育并分泌睾酮，而睾酮对生精过程有维持作用。

（二）睾丸对下丘脑 - 腺垂体的反馈作用

血中睾酮可通过负反馈调节下丘脑分泌 GnRH 和腺垂体分泌 LH，从而使血中睾酮浓度稳定在一定水平。此外，抑制素对 FSH 的分泌有负反馈作用（图 12-1）。

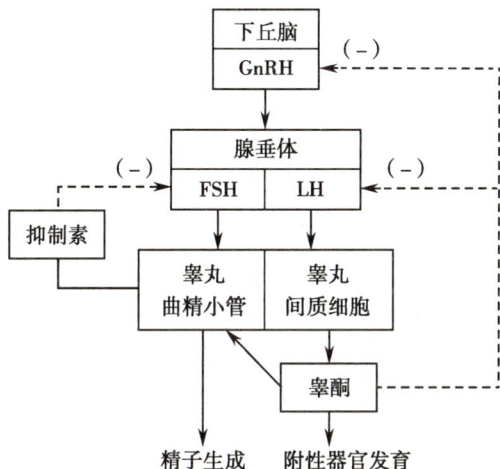

图 12-1　下丘脑 - 腺垂体 - 睾丸轴的功能调节
GnRH：促性腺激素释放激素；FSH：卵泡刺激素；LH：黄体生成素。
——▶：促进作用；┈┈▶：抑制作用；（−）：负反馈。

（三）睾丸的局部调节

睾丸内各种细胞分泌的局部调节因子，如生长因子、胰岛素样因子、免疫因子等，以自分泌或旁分泌的形式参与睾丸功能的调控。

重点提示

下丘脑 - 腺垂体 - 睾丸轴的功能调节

第二节　女性生殖

女性的主性器官是卵巢，附性器官有输卵管、子宫、阴道、外阴等。

一、卵巢的功能

卵巢的基本结构和功能单位是卵泡，卵泡由一个卵母细胞及其周围的颗粒细胞（卵泡细胞）组成，具有产生卵子和内分泌的功能。

（一）卵巢的生卵功能

1. 卵泡的生长发育　卵子由卵巢内的原始卵泡发育而成。新生儿期卵巢内约有 200 万个未发育的原始卵泡，到性成熟期减少到约 40 万个。自青春期起，原始卵泡开始生长发育，经过初级卵泡与次级卵泡阶段，发育为成熟卵泡。

一般每月卵巢内有 15~20 个原始卵泡同时开始发育，但通常只有一个卵泡发育为优势卵泡并成熟，其他卵泡都在发育的不同阶段退化成为闭锁卵泡。故卵巢中可见到大小不等、处于各个不同发育阶段的卵泡。

2. 排卵　成熟卵泡在 LH 分泌高峰的作用下，卵泡壁破裂，次级卵母细胞与透明带、放射冠随同卵泡液一起从卵巢排出，此过程称为**排卵**（ovulation）。卵巢平均 28 天排卵一次，一般左、右卵巢交替排卵，每次只排出 1 个卵子，偶尔可见一次排出双卵或多个卵子。正常女性一生中，两侧卵巢共能排卵 400~500 个。

ER 12-3

卵巢及各级卵泡结构示意图

3. 黄体的形成及退化 排卵后，排出的卵子随即被输卵管伞拾取并送入输卵管，残余卵泡壁在 LH 作用下形成黄体。在 FSH 和 LH 的作用下，黄体可分泌大量孕激素，同时也分泌雌激素。若排出的卵子未受精，则黄体在排卵后第 9~10 天开始退化，最后被结缔组织取代形成白体；若排出的卵子受精，黄体则继续生长发育成为妊娠黄体，直至妊娠 3 个月时胎盘形成替代其内分泌功能。

ER 12-4

卵巢卵泡的发育、排卵和黄体生成

重点提示

排卵的概念，卵泡的发育及黄体的形成过程

（二）卵巢的内分泌功能

卵巢主要分泌雌激素和孕激素。排卵前，卵泡主要分泌雌激素，包括雌酮和雌二醇（E_2）等，雌二醇活性最强；排卵后，黄体主要分泌孕激素和雌激素，孕激素主要是孕酮（又称黄体酮，P）。

1. 雌激素的生理作用

（1）**促进女性生殖器官的生长发育**：①促进卵泡发育，诱导和促进排卵。②促进子宫发育，使子宫内膜呈现增生期变化；促进子宫和输卵管收缩，使宫颈腺体分泌大量稀薄的黏液，有利于精子运行。③刺激阴道上皮细胞增生、角化，糖原含量增加使阴道呈酸性，进而增强阴道的抗菌能力。绝经妇女因雌激素分泌减少，阴道抵抗力降低而易患老年性阴道炎。

（2）**促进女性副性征的出现并维持其正常状态**：①促进乳腺发育，使乳腺导管和结缔组织增生。②促进全身脂肪和毛发分布呈现女性特征，使骨盆宽大、音调变高等。

（3）**对骨骼生长发育的影响**：增强成骨细胞的活动，加速骨的生长和骨中钙、磷的沉积，促进骨骺愈合。因此，女性在青春期早期，身高增长速度快，但往往较男性更早停止生长。绝经期后，由于雌激素水平的降低，骨骼中的钙容易流失，因而容易发生骨质疏松，甚至骨折。

（4）**其他作用**：增加血浆高密度脂蛋白含量，具有一定抗动脉硬化作用；高浓度雌激素可致水、钠潴留，增加细胞外液量，可能与妇女经前期水肿有关。

2. 孕激素的生理作用 孕激素通常在雌激素作用的基础上发挥效应，主要为受精卵着床做准备并维持妊娠。

（1）**对子宫的作用**：①使子宫内膜呈现分泌期改变，为胚泡着床和发育提供适宜环境。②降低子宫平滑肌的兴奋性，保证胚胎有一个安静的生长发育环境。临床常用孕酮治疗先兆流产。③使宫颈黏液分泌量减少、变稠，不利于精子穿透。

（2）**对乳腺的作用**：孕激素促进乳腺腺泡发育、成熟，为分娩后泌乳做准备。

（3）**产热作用**：女性基础体温在排卵日最低，排卵后因孕激素的分泌增加可使其升高 0.2~0.5℃。临床上常将这种双相体温变化作为判断排卵的标志之一。

（4）**其他作用**：孕激素使血管和消化道肌张力下降。因此，妊娠期妇女易发生静脉曲张、痔、便秘、输卵管积液等。

重点提示

雌激素和孕激素的生理作用

与后续知识的联系

性激素类药与抗生育药

二、卵巢功能的调节

卵巢的功能受下丘脑 - 腺垂体 - 卵巢轴的调节（图 12-2）。

（一）下丘脑－腺垂体对卵巢活动的调节

女性进入青春期后，下丘脑分泌 GnRH 增加，经垂体门脉系统到达腺垂体，促进腺垂体分泌 FSH 和 LH。FSH 主要促进卵泡的生长、发育、成熟及分泌雌激素；LH 主要促使成熟卵泡排卵，促进黄体生成及分泌雌、孕激素。

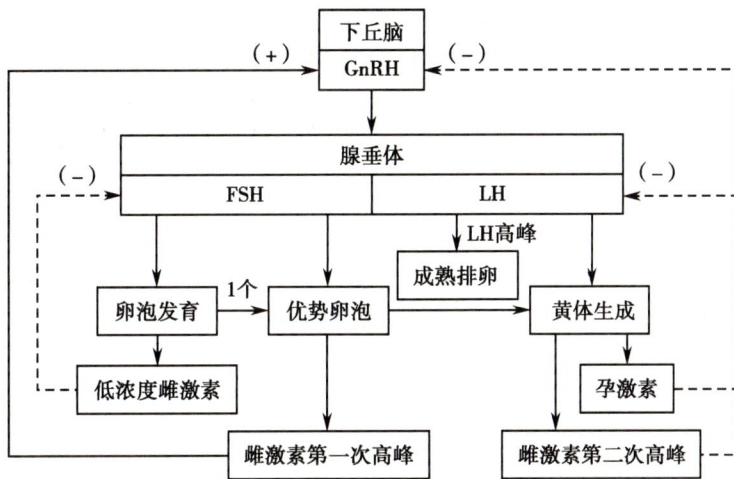

图 12-2　下丘脑 - 腺垂体 - 卵巢轴的功能调节

GnRH：促性腺激素释放激素；FSH：卵泡刺激素；LH：黄体生成素。

——→：促进作用；……→：抑制作用；(+)：正反馈；(−)：负反馈。

(二) 卵巢激素对下丘脑 - 腺垂体的反馈作用

在卵泡期开始时，卵泡生长发育分泌一定浓度的雌激素，对下丘脑 - 腺垂体产生负反馈作用，使腺垂体分泌 FSH 减少，血中 FSH 的浓度仅能满足一个卵泡继续生长发育成为优势卵泡，其余卵泡则因得不到 FSH 的支持而闭锁。排卵前一天，卵泡分泌大量雌激素对下丘脑 - 腺垂体产生正反馈作用，形成排卵前 LH 高峰，促使成熟卵泡排卵。排卵后，黄体分泌大量孕激素和雌激素，对下丘脑 - 腺垂体产生负反馈作用，抑制 FSH 和 LH 的合成和分泌。

三、月经周期

女性自青春期起，子宫内膜每月出现一次剥脱和出血现象，称为**月经**(menstruation)。月经形成的周期性过程称为**月经周期**(menstrual cycle)，成熟女性的月经周期一般为 21~35 天，平均 28 天。第一次月经称为初潮，一般年龄为 12~14 岁。

(一) 月经周期的分期

月经周期中，卵巢、卵巢激素及子宫内膜均发生周期性变化。根据子宫内膜的变化将月经周期分为三期(表 12-1)。

表 12-1　月经周期分期及各期卵巢、卵巢激素和子宫内膜的周期性变化

分期	时间	卵巢	卵巢激素	子宫内膜
增生期	第 5~14 天	卵泡生长发育 —→	雌激素增加 —→	内膜增生变厚 血管和腺体增生
		此期末排卵 ←— LH 高峰 ←—	雌激素第一次高峰	
分泌期	第 15~28 天	黄体生成 —→	雌、孕激素增加 —→	内膜进一步增生变厚 血管扩张充血 腺体分泌
		←— LH 下降 ←—	雌激素第二次高峰 孕激素高峰	
月经期	第 1~4 天	黄体退化、萎缩 —→	雌、孕激素水平迅速下降 —→	内膜血管痉挛、缺血 内膜坏死、脱落、出血

1. **增生期** 从月经停止之日起至排卵日止，相当于月经周期的第 5~14 天。在此期，卵泡发育并分泌雌激素，子宫内膜逐渐增厚，血管、腺体增生，但腺体尚不分泌。此期末，卵巢内优势卵泡发育成熟并在 LH 峰的作用下排卵。

2. **分泌期** 从排卵日起到下次月经到来日止，相当于月经周期的第 15~28 天。排卵后的残余卵泡发育成黄体，分泌雌、孕激素，促使子宫内膜进一步增生变厚、血管扩张、腺体呈现高度分泌状态，子宫内膜变得松软并富有营养物质，为胚泡着床和发育做好准备。在此期内，如果受孕，黄体则发育成妊娠黄体继续分泌雌、孕激素，月经周期停止，进入妊娠状态；如未受孕，黄体则退化、萎缩，进入月经期。

3. **月经期** 从月经出血开始到出血停止，即月经周期的第 1~4 天。此期内，由于黄体退化、萎缩，血中雌、孕激素水平迅速下降，子宫内膜因失去激素支持而发生缺血、坏死、脱落、出血，即月经来潮。正常情况下月经出血量为 50~100ml，因其富含纤溶酶而不易凝固。月经期因子宫内膜剥落形成创伤面，细菌容易入侵引起感染。因此，应注意经期卫生，并避免剧烈运动。

（二）月经周期的形成机制

月经周期是下丘脑 - 腺垂体 - 卵巢轴密切配合，共同活动的结果。

1. **增生期的形成** 自青春期开始，下丘脑分泌的 GnRH 增多，使腺垂体分泌 FSH 和 LH 也增多，FSH 促使卵泡生长发育成熟，并与 LH 配合，使卵泡分泌雌激素。在雌激素作用下，子宫内膜发生增生期变化。在增生期末，成熟卵泡分泌的雌激素达到第一次高峰，通过正反馈使 LH 分泌量明显增加，产生 LH 高峰，诱发成熟卵泡排卵。

2. **分泌期的形成** 排卵后，LH 促使残余卵泡发育成黄体，并分泌大量雌激素和孕激素。两种激素共同作用，尤其是孕激素使子宫内膜呈现分泌期变化。

3. **月经期的形成** 随着黄体的发育，雌、孕激素分泌量不断增加，至排卵后第 8~10 天，高浓度孕激素和雌激素第二次高峰通过负反馈使 GnRH、FSH 和 LH 分泌量减少，黄体开始退化、萎缩，血液中雌、孕激素浓度迅速下降，子宫内膜因失去这两种激素的支持而脱落出血，形成月经。随着血中雌、孕激素浓度的降低，对下丘脑 - 腺垂体的负反馈作用减弱，FSH 和 LH 的分泌再次开始增加，于是又进入下一个月经周期。

四、卵巢功能的衰退

女性性成熟期持续约 30 年。一般情况下，40~50 岁女性的卵巢功能开始衰退，雌激素分泌减少，子宫内膜不再呈现规律的周期性变化。从卵巢功能开始衰退至完全丧失后一年称为**围绝经期**（ perimenopause ）。此后，卵巢功能进一步衰退，卵巢中的卵泡几乎完全耗竭，生殖功能丧失，进入**绝经期**（ menopause ）。

围绝经期是女性的自然生理过程，因雌激素水平下降，可能出现以自主神经功能紊乱为主的一系列症候群，称为**围绝经期综合征**（ perimenopausal syndrome ）。大多数女性可通过神经内分泌的自我调节适应这种变化，但也有少数女性症状明显，必要时可在专科医生的指导下适当补充雌激素以缓解症状。

第三节　妊娠与避孕

一、妊娠

妊娠(pregnancy)是新个体产生的过程,包括受精、着床、妊娠的维持及分娩。临床上,妊娠时间一般以最后一次月经的第一天开始算起,整个妊娠持续时间约为280天。

(一)受精

受精(fertilization)是指精子和卵子融合的过程,一般于排卵后的6~7天发生在输卵管的壶腹部。

正常男性每次射精射出上亿个精子进入女性阴道,但在经过子宫颈、子宫腔、输卵管等女性生殖道屏障后,只有极少数活动力强的精子(一般不超过200个)能到达受精部位,而其中通常只有一个精子可与卵子受精。

附睾中成熟的精子须在女性生殖道停留一段时间才能获得使卵子受精的能力,称为精子获能。精子获能也可在人工条件下实现。获能的精子在输卵管壶腹部与卵子相遇后,通过顶体反应释放出顶体酶,溶解卵子外围,协助精子由此进入卵子。随即卵子释放出特殊酶封锁外围,阻止其他精子进入。其后卵子雌原核与精子雄原核融合形成受精卵。

ER 12-7

精子与卵子相互作用示意图

(二)着床

着床(implantation)是指胚泡植入子宫内膜的过程,一般开始于受精后的第6天到第7天。胚泡进入子宫后逐渐植入子宫内膜,并与母体血液循环产生联系形成胎盘。

着床成功的关键在于胚胎的发育与子宫内膜的增殖同步。着床是同种异体植入过程,须克服母体免疫系统的排斥反应。胎盘分泌的人绒毛膜促性腺激素(hCG)可抑制母体淋巴细胞的活动,防止对胎儿的免疫排斥作用。

ER 12-8

受精卵的形成、运行和着床示意图

(三)妊娠的维持

妊娠10周以内由妊娠黄体分泌的雌激素和孕激素维持妊娠,胎盘形成后则替代妊娠黄体维持中后期妊娠。

1.胎盘的功能　母体和胎儿两个各自独立的循环系统,通过胎盘使母体和胎儿的血液不相互混合又能进行选择性物质交换。母体血液中的水分、电解质、氧气以及其他营养物质可以通过胎盘提供给胎儿,满足其生理需要。

胎盘是妊娠期一个重要的内分泌器官,可分泌多种激素,主要包括:

(1)人绒毛膜促性腺激素(hCG),可降低母体对胎儿的免疫排斥反应,促进妊娠黄体形成并维持其功能。胚泡着床后,母体血中hCG的浓度升高并从尿排出,临床上通过检测母体血液或尿液中的hCG可帮助诊断早期妊娠。

(2)人绒毛膜促生长激素(hCS),可促进胎儿生长。

(3)雌激素,主要是雌三醇,可调控胎盘、子宫、乳腺和胎儿器官的生长。其生成需胎儿、胎盘的共同参与,故母体血中雌三醇水平若突然降低,则提示胎儿有危险或发生宫内死亡。

(4)孕激素,胎盘从妊娠第6周开始分泌孕酮,维持妊娠期子宫处于安静状态。

2.母体的适应性生理变化　妊娠期间,在各种激素和逐渐增大的子宫影响下,母体会出现一系列适应性生理变化,包括血容量和心输出量增加,但血压并不升高;垂体、肾上腺、甲状腺、甲

与后续知识的联系

妊娠诊断

重点提示

胎盘分泌的激素及其作用

状旁腺的活动增强；肺通气功能增强；肾脏增大；基础代谢率升高等。

（四）分娩

分娩（parturition）是指胎儿和胎盘通过母体子宫和阴道排出体外的过程。自然分娩的过程可分为三个阶段：①子宫底部向子宫颈的收缩波推动胎儿头部紧抵子宫颈；②子宫颈变软并开放，胎儿由宫腔经子宫颈和阴道娩出体外；③胎盘与子宫分离并排出母体。分娩是正反馈调节过程，子宫平滑肌节律性收缩是分娩的主要动力，但临产发动的原因及确切机制尚不清楚。

二、避孕

避孕（contraception）是指采用一定的方法使女性暂时不受孕。避孕的主要措施包括：①抑制精子与卵子的生成；②阻止精子与卵子结合；③使女性生殖道内环境不利于精子获能和生存或宫内环境不适宜胚泡着床等。目前常用的避孕方法有药物避孕、屏障避孕、宫内放置节育环等。

（肖 骞）

思考与练习

1. 诱发排卵的 LH 峰是如何形成的？
2. 为何妊娠后的女性既不来月经也不会再受孕？

ER 12-9

练习题

[1] 杨桂染. 生理学 [M]. 2 版. 北京：人民卫生出版社，2018.

[2] 杨桂染，周晓隆. 生理学 [M]. 2 版. 北京：人民卫生出版社，2019.

[3] 王庭槐. 生理学 [M]. 9 版. 北京：人民卫生出版社，2018.

[4] 白波，王福青. 生理学 [M]. 8 版. 北京：人民卫生出版社，2018.